ΕΓΚΥΚΛΟΠΑΙΔΕΙΑ
ΑΥΤΟΑΝΟΣΩΝ ΝΟΣΗΜΑΤΩΝ

3η Έκδοση 2010
συμπληρωμένη

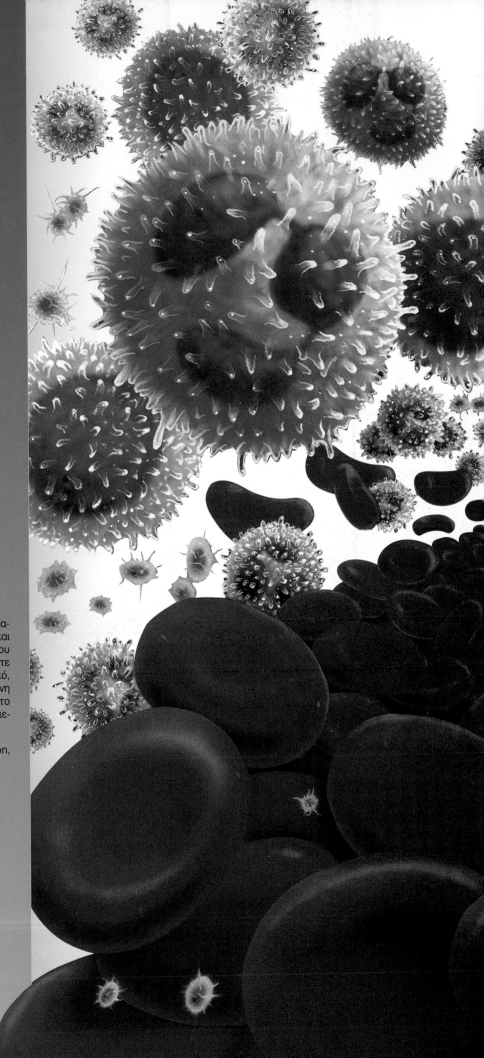

Φωτογραφία Εξωφύλλου: Christer Eriksson,
Visual Dictionary, Weldon Owen Pty Ltd

Α΄ ΕΚΔΟΣΗ 2005
Β΄ ΕΚΔΟΣΗ 2007
Γ΄ ΕΚΔΟΣΗ 2010
© 2010 Χαράλαμπος Μουτσόπουλος
        Εκδόσεις Καπόν
ISBN 978-960-6878-35-0

ΕΚΔΟΣΕΙΣ ΚΑΠΟΝ
Μακρυγιάννη 23-27, 117 42 Αθήνα
τηλ. 210 9235098
e-mail: kapon_ed@otenet.gr
www.kaponeditions.gr

ΧΑΡΑΛΑΜΠΟΥ Μ. ΜΟΥΤΣΟΠΟΥΛΟΥ
Παθολόγου - Ανοσολόγου - Ρευματολόγου
Καθηγητή Ιατρικής Σχολής Πανεπιστημίου Αθηνών

ΕΓΚΥΚΛΟΠΑΙΔΕΙΑ ΑΥΤΟΑΝΟΣΩΝ ΝΟΣΗΜΑΤΩΝ

ΤΡΙΤΗ ΕΚΔΟΣΗ ΣΥΜΠΛΗΡΩΜΕΝΗ

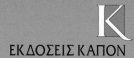

ΕΚΔΟΣΕΙΣ ΚΑΠΟΝ

ΣΥΝΕΡΓΑΤΕΣ

Χαράλαμπος Αλεξόπουλος
Νευροανοσολόγος

Επιστημονικός Συνεργάτης Τμήματος
Παθολογικής Φυσιολογίας Ιατρικής Σχολής
Πανεπιστημίου Αθηνών, Μονάδα Νευροανοσολογίας

Δημήτριος Βασιλόπουλος
Παθολόγος – Ρευματολόγος

Αναπληρωτής Καθηγητής Παθολογίας – Ρευματολογίας
Ιατρικής Σχολής Πανεπιστημίου Αθηνών – Β΄ Πανεπιστημιακή
Παθολογική Κλινική, Ιπποκράτειο Γενικό Νοσοκομείο Αθηνών

Παναγιώτης Γ. Βλαχογιαννόπουλος
Παθολόγος – Ανοσολόγος

Αναπληρωτής Καθηγητής Παθολογικής Φυσιολογίας,
Ιατρικής Σχολής Πανεπιστημίου Αθηνών

Μιχάλης Βουλγαρέλης
Αιματολόγος

Επίκουρος Καθηγητής Παθολογικής Φυσιολογίας
Ιατρικής Σχολής Πανεπιστημίου Αθηνών

Αλέξανδρος Α. Δρόσος
Παθολόγος – Ρευματολόγος

Καθηγητής Παθολογίας – Ρευματολογίας
Ιατρικής Σχολής Πανεπιστημίου Ιωαννίνων

Μερόπη Κοντογιάννη
Δρ. Διαιτολόγος

Γενικό Νοσοκομείο Αθηνών «Λαϊκό»

Μενέλαος Ν. Μανουσάκης
Ρευματολόγος – Ανοσολόγος

Αναπληρωτής Καθηγητής Παθολογικής Φυσιολογίας
Ιατρικής Σχολής Πανεπιστημίου Αθηνών

Κυριακή Μποκή
Ρευματολόγος

Διευθύντρια Ρευματολογικού Τμήματος
Σισμανόγλειου Νοσοκομείου Αθηνών

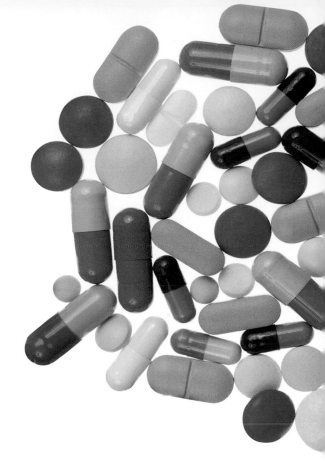

ΣΗΜΕΙΩΜΑ ΓΙΑ ΤΗΝ ΤΡΙΤΗ ΕΚΔΟΣΗ

Η «Εγκυκλοπαίδεια Αυτοανόσων Νοσημάτων», Έκδοσεις Καπόν, 2005, έτυχε ευμενέστατης υποδοχής. Η πρώτη έκδοσή της εξαντλήθηκε σε χρόνο ρεκόρ. Το ίδιο και η δεύτερη στην οποία είχαμε προσθέσει νοσήματα όπως το Ρευματικό Πυρετό και το Αντιφωσφολιπιδικό Σύνδρομο, ομάδες νοσημάτων όπως τα αυτοάνοσα νοσήματα του αίματος, του πνεύμονα και του οφθαλμού και εκσυγχρονίσαμε τα κεφάλαια Αγγειίτιδες και θεραπευτική παρέμβαση των αυτοανόσων νοσημάτων. Ερχόμαστε, τώρα, με την τρίτη έκδοση για να παρουσιάσουμε επιπρόσθετα στο αναγνωστικό κοινό αυτοάνοσα νοσήματα που αφορούν το δέρμα, το ήπαρ και τους νεφρούς. Επίσης έγιναν προσθήκες στα κεφάλαια των αγγειίτιδων και των αυτοανόσων νοσημάτων των οφθαλμών. Τέλος, το κεφάλαιο των αυτοανόσων νοσημάτων του νευρικού συστήματος ξαναγράφηκε.

Πιστεύουμε ότι η νέα έκδοση είναι πληρέστερη. Παρέχει εύπεπτη γνώση για ασθενείς, μη ειδικούς γιατρούς και όλους τους επιστήμονες υγείας που θα ήθελαν να κατατοπιστούν στα νοσήματα αυτά.

Είμαστε σίγουροι ότι θα τύχει της ίδιας ή και καλύτερης αποδοχής από αυτή της πρώτης και της δεύτερης έκδοσης.

Από τη θέση αυτή θέλω να ευχαριστήσω τους συνεργάτες της εγκυκλοπαίδειας για την ουσιαστική συμβολή τους στη διάδοση της γνώσης και τον Εκδοτικό οίκο «Καπόν» για τη σχολαστική δουλειά του που συνέβαλε ουσιαστικά στην καλαίσθητη και χωρίς λάθη εμφάνιση της εγκυκλοπαίδειας.

ΧΑΡΑΛΑΜΠΟΣ Μ. ΜΟΥΤΣΟΠΟΥΛΟΣ

ΠΡΟΛΟΓΟΣ

Στις μέρες μας έχει πλέον εγκατασταθεί πλήρως η νέα ιδεολογία της ιατρικής. Μια ιδεολογία που δια-μορφώθηκε προοδευτικά τα τελευταία 30-40 χρόνια.

Τα βασικά χαρακτηριστικά της είναι η μετατόπιση από τη δημόσια υγεία στην ατομική ευθύνη, από την υπο-χρέωση διατήρησης της ζωής στο δικαίωμα του αξιοπρεπούς θανάτου, από τον ιατρικό πατερναλισμό στις συμμετοχικές αποφάσεις γιατρού-αρρώστου, από την εκρίζωση των νόσων στη συμβίωση μαζί τους.

Αν υπάρχει μία κατηγορία νόσων που η συμβίωση μαζί τους δεν είναι απλά θέμα ιατρικής ιδεολογίας αλλά συν-δυασμού ιατρικής, κοινωνικής, μορφωτικής προόδου και ανθρώπινης ανάγκης, είναι τα αυτοάνοσα νοσήματα.

Ο καθηγητής κ. Χαράλαμπος Μουτσόπουλος, παράλληλα με τη μεγάλη και πρωτοποριακή ερευνητική συμβολή του στην εξιχνίαση των πολύπλοκων παθογενετικών μηχανισμών των νόσων αυτών, συμβολή διεθνώς αναγνωρισμένη, πρώιμα κατενόησε τη θεμελιώδη συμβολή τού ίδιου του αρρώστου στην αντιμετώπιση της νόσου του.

Η εγκυκλοπαίδεια αυτοανόσων νοσημάτων, που συνέγραψε με τη συνεισφορά στενών συνεργατών του, προσφέρει θησαυρό γνώσεων. Η επιστημονική πολυπλοκότητα των γνώσεων αυτών θα ήταν απρόσιτη και στον πλέον μορφωμένο αναγνώστη, αν δεν προσφερόταν με απαράμιλλη δεξιοτεχνία. Προϋποθέσεις για να μετουσιωθεί το πολύπλοκο σε απλό, χωρίς ίχνος όμως απλοϊκότητας, είναι η απόλυτη κυριαρχία του συγγρα-φέα σε κάθε πτυχή, βιοϊατρική, ανθρώπινη, κοινωνική, των αυτοανόσων νοσημάτων.

Η εγκυκλοπαίδεια αυτή, εξίσου πολύτιμη για γιατρούς, ασθενείς και τις οικογένειές τους, νοσηλευτές και κάθε μορφωμένο άνθρωπο, αποτελεί μοναδικό εργαλείο στην κατανόηση της τελεολογικά ακατανόητης βιο-λογικής εκτροπής, της παθολογικής αυτοανοσίας και των δεινών που προκαλεί στον άνθρωπο.

Πέρα από την έξοχη κλινική περιγραφή, πορεία, πρόγνωση και θεραπεία των νόσων, υπάρχουν τέσσερα ιδιαίτερα σημεία που αξίζει να επισημανθούν και να εξαρθούν:

- Οι συνήθεις αλλά και ασυνήθεις ερωτήσεις που ενδέχεται να γεννηθούν στον άρρωστο σε οποιαδήποτε φάση της μακρόχρονης συμπόρευσης με την αρρώστιά του. Οι απαντήσεις που δίνονται είναι σαφείς, ειλικρινείς, απόλυτα κατανοητές.

- Οι πρακτικές οδηγίες αυτοπροστασίας και ειδικότερης φροντίδας που απαιτεί η αντιμετώπιση συγκεκριμένων προβλημάτων.

- Ελπίδα για το μέλλον. Ο μεγάλος προστάτης της ψυχικής υγείας του αρρώστου περιγράφεται με συγκεκριμένες, επιστημονικά στερεές προοπτικές για βελτίωση των σημερινών θεραπευτικών μεθόδων.

- Το γλωσσάριο είναι ιατρικό λεξικό, μοναδικό στην ακριβολογία, που καλύπτει απολύτως οτιδήποτε σχετίζεται με τα αυτοάνοσα νοσήματα.

Ενημερωμένος ασθενής είναι σωματικά και ψυχικά ισχυρός αντίπαλος της νόσου. Ο καθηγητής κ. Μουτσόπουλος και οι συνεργάτες του πρόσφεραν, πρόσθεσαν με την εγκυκλοπαίδεια αυτή, ένα νέο θεραπευτικό όπλο στη βελτίωση της ποιότητας ζωής όσων πάσχουν από αυτοάνοσα νοσήματα.

ΝΙΚΟΛΑΟΣ ΜΑΤΣΑΝΙΩΤΗΣ
Ομότιμος Καθηγητής Παιδιατρικής
Γενικός Γραμματέας Ακαδημίας Αθηνών

ΕΙΣΑΓΩΓΗ

Ο 21ος αιώνας χαρακτηρίζεται από πλούτο σημαντικών πληροφοριών και νέας γνώσης που μπορούν να μεταδοθούν ταχύτατα. Έτσι, η γνώση είναι εύκολα προσβάσιμη σε κάθε άνθρωπο. Η ιατρική γνώση έπαψε πλέον να αποτελεί προνόμιο των ειδικών, αφού διαχέεται συνεχώς μέσω του Τύπου, των μέσων μαζικής πληροφόρησης και του Διαδικτύου. Μ' αυτόν τον τρόπο, ο κάθε ασθενής ενημερώνεται για τη νόσο του και τις μεθόδους αντιμετώπισής της. Αυτή η γνώση τον καθιστά περισσότερο συνεργάσιμο με τους θεράποντες ιατρούς του, συμβάλλοντας έτσι στην καλύτερη αντιμετώπιση του προβλήματος.

Τα αυτοάνοσα νοσήματα προσβάλλουν ένα ποσοστό της τάξης του 5 με 8% του πληθυσμού και γι' αυτόν το λόγο μπορούν να χαρακτηριστούν ως «συχνά» νοσήματα. Η συχνότητα εμφάνισης της νόσου στις γυναίκες είναι μεγαλύτερη απ' ό,τι στους άνδρες. Στις μέρες μας, η διεθνής κοινότητα έχει εντοπίσει και έχει καταγράψει περισσότερα από 80 αυτοάνοσα νοσήματα. Η εμφάνιση αυτών οφείλεται στο ό,τι το ανοσολογικό (αμυντικό) σύστημα των νοσούντων, αντί να στραφεί εναντίον των ξένων προς τον οργανισμό εισβολέων, στρέφεται εναντίον ενός ή περισσοτέρων οργάνων του με αποτέλεσμα να προκαλείται το αυτοάνοσο νόσημα. Η ενδελεχής και εκτεταμένη μελέτη της παθογένειας των προαναφερθέντων νοσημάτων συνέβαλε στο να γίνει κατανοητή η φυσική τους πορεία, να προσδιοριστεί η πρόγνωση όσον αφορά στην εξέλιξή τους και να αναπτυχθούν θεραπευτικές αγωγές παρέμβασης, προκειμένου να αντιμετωπιστούν με μεγαλύτερη επιτυχία και με λιγότερες παρενέργειες.

Επειδή θεωρούμε ότι οι σωστά ενημερωμένοι ασθενείς αντιμετωπίζουν πιο αποτελεσματικά το πρόβλημά τους, εκδώσαμε, σε πρώτη φάση, φυλλάδια που αναφέρονταν στην εμφάνιση των συχνότερων μορφών αυτοανόσων νοσημάτων. Τα φυλλάδια αυτά έγιναν αποδεκτά με ενθουσιασμό. Τα σχόλια των ασθενών ήταν θετικότατα και η ζήτησή τους πολύ μεγάλη. Έτσι, πολύ γρήγορα, η πρώτη έκδοση εξαντλήθηκε.

Σήμερα, είμαστε στην ευχάριστη θέση να παρουσιάσουμε ένα εγχειρίδιο, το οποίο αναφέρεται στις σύγχρονες γνώσεις που υπάρχουν για τα περισσότερα αυτοάνοσα νοσήματα. Πηγή δημιουργίας του εγχειριδίου αυτού αποτέλεσαν αντίστοιχα δημοσιεύματα που έχουν ήδη κυκλοφορήσει από τα Εθνικά Ινστιτούτα Υγείας των Ηνωμένων Πολιτειών της Αμερικής, καθώς και από εταιρείες ασθενών των Ηνωμένων Πολιτειών της Αμερικής και της Ευρώπης.

Θα ήθελα να εκφράσω τις θερμές ευχαριστίες στους συνεργάτες μου για τη σημαντική συνεισφορά τους στην έκδοση του ανά χείρας πονήματος.

Επίσης, ευχαριστούμε θερμά το Δάσκαλό μας Ακαδημαϊκό, κ. Νικόλαο Ματσανιώτη, ο οποίος με ιδιαίτερη φροντίδα και επιμέλεια διάβασε τα δοκίμια της εγκυκλοπαίδειας και δέχθηκε με προθυμία να την προλογίσει.

Πιστεύουμε ότι το βιβλίο που έχετε στα χέρια σας θα αποτελέσει σημαντικό βοήθημα όχι μόνο για κάθε Έλληνα και Ελληνίδα που θα ήθελε να μάθει τι είναι και πώς αντιμετωπίζονται τα αυτοάνοσα νοσήματα, αλλά και για κάθε μη ειδικευμένο γιατρό ή επιστήμονα υγείας που θα ήθελε να εμπλουτίσει τις γνώσεις του σχετικά με το θέμα αυτό.

Τέλος, ευχαριστώ θερμά την κ. Ραχήλ Καπόν και τους συνεργάτες της που με υπομονή, επιμονή και αγάπη συνετέλεσαν τα μέγιστα στην παρουσίαση αυτού του πονήματος.

Αθήνα 2005   ΧΑΡΑΛΑΜΠΟΣ Μ. ΜΟΥΤΣΟΠΟΥΛΟΣ

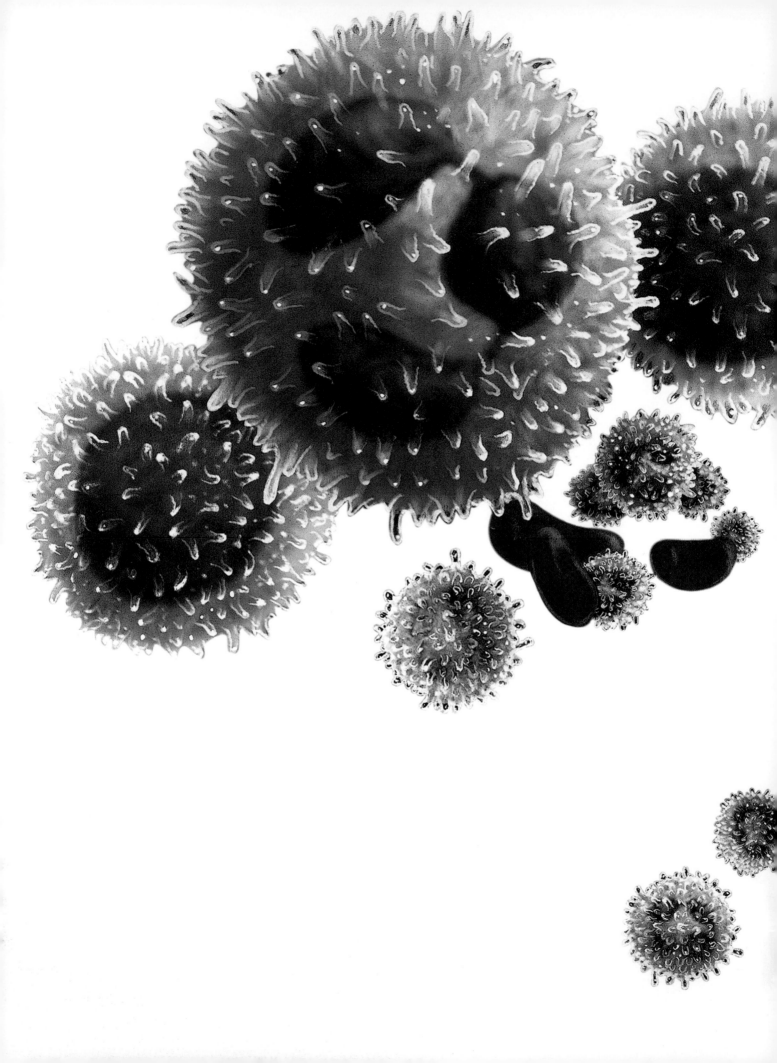

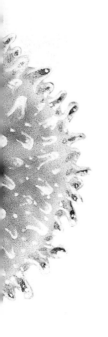

ΕΝΟΤΗΤΑ I
ΑΥΤΟΑΝΟΣΑ ΝΟΣΗΜΑΤΑ

- Το Ανοσολογικό Σύστημα

- Έμφυτη και ειδική ανοσία

- Όργανα – κύτταρα και διαβιβαστές
  του ανοσολογικού συστήματος

- Νοσήματα του ανοσολογικού
  συστήματος

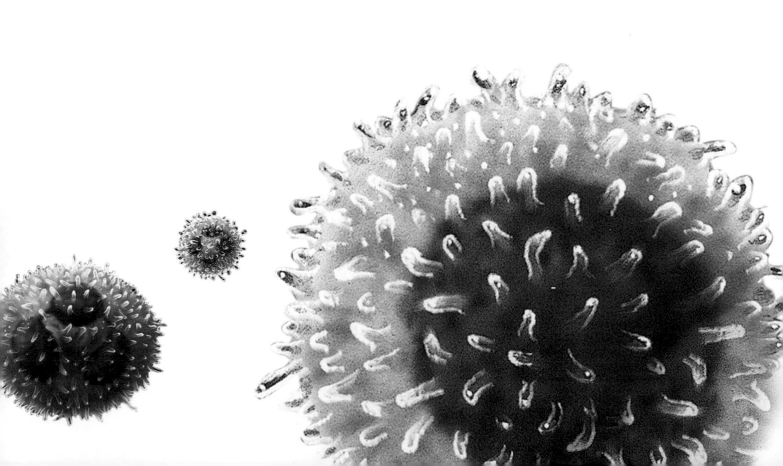

ΤΟ ΑΝΟΣΟΛΟΓΙΚΟ ΣΥΣΤΗΜΑ

Το ανοσολογικό σύστημα είναι ένα πολύπλοκο σύνολο οργάνων, κυττάρων και μορίων, που συνεργάζονται στενά μεταξύ τους για να προστατεύσουν τον οργανισμό από επιβλαβείς παράγοντες, όπως είναι τα μικρόβια, οι ιοί, οι μύκητες και τα παράσιτα. Η λειτουργία αυτή ονομάζεται **ανοσία** και ο όρος χρησιμοποιήθηκε για πρώτη φορά το 1910, για να δηλώσει την προστασία του οργανισμού από τα λοιμώδη νοσήματα. Αργότερα, έγινε αντιληπτό ότι οι μηχανισμοί της ανοσίας αφορούν όχι μόνο στους λοιμογόνους παράγοντες, αλλά και σε μη λοιμογόνους, όπως είναι οι νεοπλασίες (όγκοι), οι μεταμοσχευμένοι ιστοί (όπου μπορούν να προκαλέσουν απόρριψη του μοσχεύματος), αλλά και σε ιστούς του ίδιου του οργανισμού (φαινόμενο που, υπό ορισμένες συνθήκες, οδηγεί στην εμφάνιση των αυτοανόσων νοσημάτων).

ΕΜΦΥΤΗ ΚΑΙ ΕΙΔΙΚΗ ΑΝΟΣΙΑ

Η ανοσία διακρίνεται: στη μη ειδική, που ονομάζεται και φυσική ή έμφυτη και στην ειδική ή επίκτητη. Η **έμφυτη (φυσική) ανοσία** υπάρχει από τη γέννηση του οργανισμού και δεν εξελίσσεται. Περιλαμβάνει τους φυσιολογικούς φραγμούς του δέρματος και των βλεννογόνων που αποτρέπουν την είσοδο λοιμογόνων παραγόντων στον οργανισμό, καθώς και μηχανισμούς άμυνας, που ενεργοποιούνται αμέσως μετά την επίδραση βλαπτικού ερεθίσματος. Οι μηχανισμοί αυτοί δεν διακρίνουν τους διάφορους λοιμογόνους παράγοντες μεμονωμένα, αλλά αντιλαμβάνονται τις διαφορές που δημιουργεί η παρουσία ξένου παράγοντα μέσα στον οργανισμό. Αντίθετα, η **ειδική ανοσία** εμφανίζεται και εξελίσσεται μετά την επαφή με το βλαπτικό παράγοντα και αναπτύσσεται αργά, αρκετές μέρες ή εβδομάδες αργότερα. Τα δύο προαναφερθέντα είδη ανοσίας συνεργάζονται στενά μεταξύ τους.

Η ειδική ανοσία έχει τις εξής ιδιότητες:

α) έχει ειδικότητα, δηλαδή στρέφεται κατά συγκεκριμένων αντιγόνων

β) έχει μνήμη, δηλαδή αντιδρά ταχύτερα και πιο έντονα σε παράγοντες με τους οποίους ο οργανισμός έχει ξαναέρθει σε επαφή. Η λειτουργία της εξασφαλίζεται από ειδικά κύτταρα που ονομάζονται μνημονικά λεμφοκύτταρα

γ) δεν αντιδρά σε ό,τι ανήκει στον ίδιο οργανισμό

Η τελευταία αυτή ιδιότητα καλείται ανοσολογική ανοχή. Η ανοσολογική ανοχή επιτυγχάνεται μετά από «εκπαίδευση» των Τ-λεμφοκυττάρων στο θύμο αδένα.

Η κατάργηση αυτής της βασικής ιδιότητας του ανοσολογικού συστήματος οδηγεί στην αυτοανοσία. Στο σημείο αυτό, θα πρέπει να ξεχωρίσουμε την αυτοανοσία από την **αυτοάνοση νόσο**. Η πρώτη χαρακτηρίζεται από την παρουσία εργαστηριακών γνωρισμάτων της αυτοανοσίας, όπως είναι τα αυτοαντισώματα, δηλαδή τα αντισώματα που αναγνωρίζουν στοιχεία του ίδιου του οργανισμού, χωρίς όμως αυτά να προκαλούν βλάβες στους ιστούς. Αντίθετα, η αυτοάνοση νόσος χαρακτηρίζεται από την παρουσία αυτοαντισωμάτων και αυτοδραστικών Τ-λεμφοκυττάρων, καθώς και βλάβες των ιστών μέσω ανοσολογικών μηχανισμών, που προκαλούν τις διάφορες εκδηλώσεις της νόσου.

ΟΡΓΑΝΑ – ΚΥΤΤΑΡΑ ΚΑΙ ΔΙΑΒΙΒΑΣΤΕΣ ΤΟΥ ΑΝΟΣΟΛΟΓΙΚΟΥ ΣΥΣΤΗΜΑΤΟΣ

Α. Όργανα

Τα όργανα του ανοσολογικού συστήματος διακρίνονται σε πρωτογενή και δευτερογενή. Πρωτογενή λεμφικά όργανα είναι ο μυελός των οστών και ο θύμος αδένας. Στα όργανα αυτά παράγονται και ωριμάζουν τα κύτταρα του ανοσολογικού συστήματος που ονομάζονται λεμφοκύτταρα. Τα λεμφοκύτταρα που θα ωριμάσουν και θα βγουν από τα πρωτογενή όργανα στην κυκλοφορία δεν έχουν συναντήσει κάποιο ξένο παράγοντα κατά τη διάρκεια της ζωής τους και ονομάζονται αθώα ή «παρθένα» λεμφοκύτταρα. Η αναγνώριση του ξένου ερεθίσματος και η ενεργοποίηση των λεμφοκυττάρων γίνεται στα δευτερογενή λεμφικά όργανα, που είναι κυρίως οι λεμφαδένες και ο σπλήνας. Στα όργανα αυτά μεταφέρονται μέσω της λέμφου, (ένα παράπλευρο σύστημα κυκλοφορίας με αυτό του αίματος), τόσο τα κύτταρα του ανοσολογικού συστήματος, όσο και τα αντιγόνα που κυκλοφορούν στον οργανισμό. Οι λεμφαδένες και ο σπλήνας φιλτράρουν τη λέμφο και κατακρατούν τα αντιγόνα που μεταφέρονται μέσω αυτής και τα εκθέτουν στα λεμφοκύτταρα, τα οποία στη συνέχεια ξαναμπαίνουν στην κυκλοφορία του αίματος (συστηματική κυκλοφορία). Με τη διαδικασία αυτή, όταν στο μέλλον τα λεμφοκύτταρα αυτά συναντήσουν το αντιγόνο, θα το αναγνωρίσουν και θα του «επιτεθούν».

Β. Κύτταρα του Ανοσολογικού Συστήματος

Τ και Β λεμφοκύτταρα

Οι δυο αυτοί τύποι κυττάρων είναι υπεύθυνοι για τη δημιουργία της ειδικής προς το αντιγόνο ανοσολογικής απάντησης.

Τα Τ-λεμφοκύτταρα παράγονται στο μυελό των οστών και μεταναστεύουν στο θύμο αδένα κατά τη διάρκεια της εμβρυϊκής και νεογνικής ζωής του ατόμου. Εκεί γίνεται η ωρίμανση και η διαφοροποίησή τους σε ώριμα Τ-λεμφοκύτταρα που κυκλοφορούν στο αίμα και στη λέμφο. Τα ώριμα Τ-λεμφοκύτταρα αποτελούν το 80 με 90% των λεμφοκυττάρων του αίματος. Η κυριότερη δράση των Τ-λεμφοκυττάρων είναι η ρύθμιση της λειτουργίας τόσο των ιδίων, όσο και άλλων κυττάρων του ανοσολογικού συστήματος, όπως είναι τα Β-λεμφοκύτταρα και τα μακροφάγα. Η ρύθμιση αυτή επιτυγχάνεται με ουσίες, τις οποίες παράγουν και εκκρίνουν τα Τ-λεμφοκύτταρα και ονομάζονται κυτταροκίνες. Υπάρχουν διάφορες υποκατηγορίες Τ-λεμφοκυττάρων. Κάθε μια απ' αυτές επιτελεί διαφορετική λειτουργία. Έτσι, άλλα Τ-λεμφοκύτταρα συμβάλλουν στην εμφάνιση φλεγμονής στους ιστούς, άλλα απομακρύνουν τους ιούς και άλλα βοηθούν τα Β-λεμφοκύτταρα να παράγουν αντισώματα.

Τα Β-λεμφοκύτταρα αποτελούν το 10 με 15% των λεμφοκυττάρων του αίματος. Παράγονται στο μυελό των οστών και η κύρια λειτουργία τους είναι η παραγωγή αντισωμάτων, δηλαδή μορίων που μπορούν να αναγνωρίσουν τους ξένους εισβολείς.

Με τη βοήθεια των Τ και Β-λεμφοκυττάρων ο οργανισμός μπορεί να διακρίνει με μεγάλη ακρίβεια δύο διαφορετικά ερεθίσματα. Και αυτό γιατί τα κύτταρα αυτά διαθέτουν εξαιρετικά εξειδικευμένους υποδοχείς για πολλά (και διαφορετικά) ερεθίσματα, τα οποία ουσιαστικά αποτελούν συστατικά των λοιμογόνων παραγόντων ή κυττάρων και ονομάζονται «αντιγόνα». Κατά συνέπεια, τα Τ και Β-λεμφοκύτταρα διεγείρονται από αντιγόνα. Η αντίδραση των λεμφοκυττά-ρων με τα αντιγόνα γίνεται με ειδικούς υποδοχείς τους οποίους αυτά διαθέτουν. Οι υποδοχείς αυτοί είναι: ο κυτταρικός υποδοχέας των Τ-λεμφοκυττάρων και οι ανοσοσφαιρίνες (αντισώ-ματα) που παράγονται από τα Β-λεμφοκύτταρα. Κάθε Β-λεμφοκύτταρο φέρει στην επιφάνεια του ανοσοσφαιρίνες που είναι όλες ίδιες μεταξύ τους και αναγνωρίζουν ένα και μόνο αντιγόνο. Το δε Β-λεμφοκύτταρο, όταν δεσμευτεί με το αντιγόνο, μετατρέπεται σε πλασματοκύτταρο και παράγει πολλές ανοσοσφαιρίνες πανομοιότυπες με αυτές της επιφανείας του. Το χαρακτηρι-στικό και των δυο αυτών μορίων, που βιολογικά ανήκουν στην ίδια μεγάλη οικογένεια μορίων (οικογένεια των ανοσοσφαιρινών), είναι ότι διαθέτουν εξαιρετικά μεγάλη πολυμορφία. Πράγ-ματι, οι περιοχές που αναγνωρίζουν το αντιγόνο μπορούν να πάρουν πολλές διαφορετικές μορφές (πάνω από 100.000.000.000). Έτσι, το ανοσολογικό σύστημα με τους υποδοχείς που διαθέτει είναι ικανό να αναγνωρίσει μια τεράστια ποικιλία αντιγόνων.

Το ανοσολογικό σύστημα αναπτύσσει κύτταρα μνήμης, τα οποία αφορούν τόσο στα Τ-, όσο και στα Β-λεμφοκύτταρα, είναι μακρόβια και μπορούν κατά τη διάρκεια της ζωής τους ν' ανα-γνωρίζουν το ίδιο ερέθισμα/αντιγόνο.

Μακροφάγα και ουδετερόφιλα

Τα μακροφάγα και τα ουδετερόφιλα (υποκατηγορίες λευκών αιμοσφαιρίων) κυκλοφορούν στο αίμα και επιβλέπουν για τυχόν εισβολή ξένων μικροοργανισμών στον οργανισμό. Μόλις τους ανακαλύψουν, τους φαγοκυτταρώνουν και τους καταστρέφουν, εκκρίνοντας ορισμένες τοξικές ουσίες, όπως είναι διάφορα ένζυμα ή ελεύθερες ρίζες οξυγόνου. Αν η παραγωγή αυτών των τοξικών ουσιών συνεχιστεί ανεξέλεγκτα, τότε, εκτός από τα ξένα αντιγόνα, καταστρέφονται και οι παρακείμενοι ιστοί. Για παράδειγμα, στα άτομα που πάσχουν από μια αυτοάνοση νόσο που ονο-μάζεται κοκκιωμάτωση Wegener, μακροφάγα και ουδετερόφιλα που υπερλειτουργούν, διεισ-δύουν στα αιμοφόρα αγγεία και παράγουν μεγάλο αριθμό τοξικών μορίων καταστρέφοντας, έτσι, το τοίχωμα των αγγείων.

Γ. Διαβιβαστές: Κυτταροκίνες και Χημειοκίνες

Μία από τις βασικές ιδιότητες του ανοσολογικού συστήματος είναι η ικανότητα επικοινωνίας, συντονισμού και μετακίνησης των επιμέρους συστατικών του, προκειμένου να επιτευχθεί η ανοσολογική απόκριση. Η «συνομιλία» των κυττάρων του ανοσολογικού συστήματος μεταξύ τους γίνεται μέσω μικρών πρωτεϊνικών μορίων, τα οποία παράγονται από διαφορετικούς τύπους κυττάρων. Τα μόρια αυτά ονομάζονται κυτταροκίνες. Οι κυτταροκίνες μπορούν να δράσουν σε τρία επίπεδα: σε ένα μακρινό κύτταρο-στόχο (ενδοκρινική δράση), σε ένα πα-ρακείμενο κύτταρο (παρακρινική δράση) ή ακόμη και στο ίδιο το κύτταρο που τις παράγει (αυτοκρινής δράση).

Η πρώτη κατηγορία περιλαμβάνει αναπτυξιακούς παράγοντες. Τέτοιου είδους κυτταροκί-νες ευνοούν την ανάπτυξη και την ωρίμανση ορισμένων κυττάρων. Παράδειγμα αποτελεί η ερυθροποιητίνη, η οποία είναι υπεύθυνη για την παραγωγή και ωρίμανση των ερυθρών αιμο-σφαιρίων και οι παράγοντες ωρίμανσης των μακροφάγων και μονοκυττάρων.

Η δεύτερη κατηγορία περιλαμβάνει τις ανοσορρυθμιστικές κυτταροκίνες, οι οποίες επιδρούν στην ωρίμανση και ανάπτυξη ορισμένων υποομάδων των Τ-λεμφοκυττάρων. Τέτοιου είδους κυτταροκίνες είναι η ιντερλευκίνη-2, η ιντερλευκίνη-4, η ιντερφερόνη-γ κ.ά.

Η τρίτη ομάδα περιλαμβάνει τις προφλεγμονώδεις κυτταροκίνες, οι οποίες είναι απαραίτητες για την έναρξη και διαιώνιση της φλεγμονής. Κύριοι εκπρόσωποι αυτών είναι ο παράγοντας νέκρωσης των όγκων (tumor necrosis factor, TNF-α), η ιντερλευκίνη-1 και η ιντερλευκίνη-6.

Τέλος, η τέταρτη κατηγορία περιλαμβάνει τις αντιφλεγμονώδεις κυτταροκίνες, που ελέγχουν (καταστέλλουν) τη δράση των κυτταροκινών της προηγούμενης ομάδας. Τέτοιου είδους κυτταροκίνες είναι ο αυξητικός παράγοντας μετασχηματισμού (transforming growth factor-β, TGF-β) και η ιντερλευκίνη-10.

Για να μεταναστεύσουν τα κύτταρα του ανοσολογικού συστήματος στο σημείο του οργανισμού που έχει υποστεί βλάβη, απαραίτητο ρόλο παίζουν οι χημειοκίνες. Οι χημειοκίνες είναι μικρά μόρια, που προσελκύουν κύτταρα του ανοσολογικού συστήματος στην περιοχή όπου εντοπίζεται η φλεγμονή και γι' αυτόν το λόγο είναι απαραίτητες για την προστασία του οργανισμού.

ΝΟΣΗΜΑΤΑ ΤΟΥ ΑΝΟΣΟΛΟΓΙΚΟΥ ΣΥΣΤΗΜΑΤΟΣ

Η δράση του ανοσολογικού συστήματος, όταν ενεργοποιούνται οι παραπάνω μηχανισμοί και τα κύτταρα που προαναφέρθηκαν σε περίπτωση λοίμωξης, είναι προστατευτική. Μερικές φορές, όμως, το ανοσολογικό σύστημα διεγείρεται από μη λοιμογόνους παράγοντες προκαλώντας ασθένειες που, συχνά, είναι πολύ σοβαρές. Οι δυο μεγάλες κατηγορίες νόσων που προκαλούνται με αυτόν τον τρόπο είναι: τα **αυτοάνοσα νοσήματα**, όταν το ανοσολογικό σύστημα στρέφεται κατά των ίδιων των στοιχείων του οργανισμού, και η **απόρριψη μοσχεύματος**.

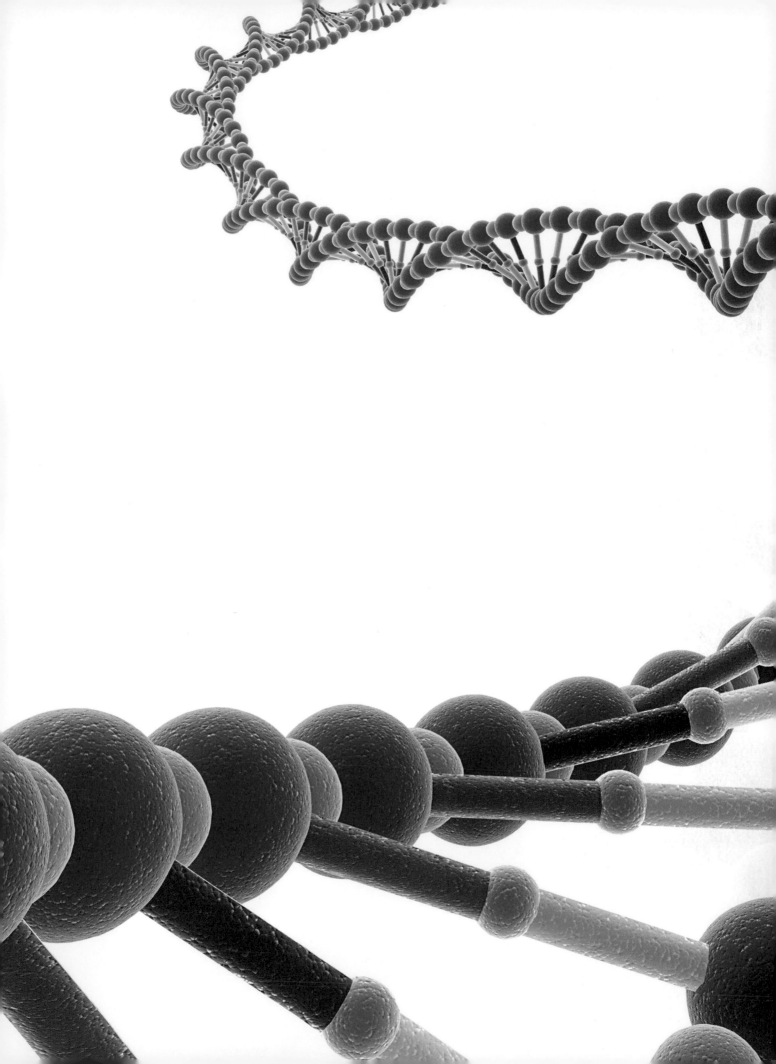

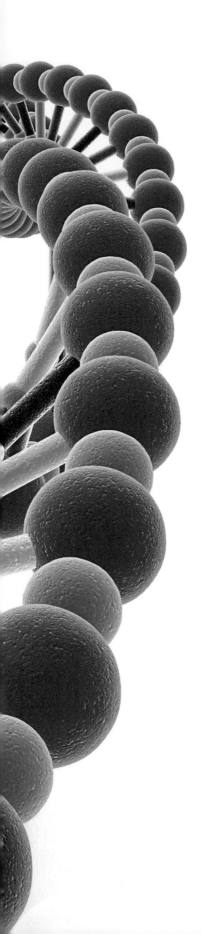

ΕΝΟΤΗΤΑ ΙΙ

ΑΥΤΟΑΝΟΣΙΑ

- Περιβαλλοντικοί παράγοντες

- Γενετικοί παράγοντες

- Ορμονικοί παράγοντες

- Ψυχικοί παράγοντες

- Αυτοάνοση νόσος - βλάβη ιστών

1. Ταξινόμηση
των αυτοανόσων
νοσημάτων.
2. Όργανα και
συστήματα που
προσβάλλονται στα
αυτοάνοσα νοσήματα.

Αυτοανοσία ονομάζεται η αντίδραση αυτοδραστικών Β- και Τ-λεμφοκυττάρων κατά των ιστών του ίδιου του οργανισμού. Με άλλα λόγια, τα κύτταρα αυτά έχουν χάσει την «ανοχή» προς τα αντιγόνα του ίδιου του οργανισμού και αντιδρούν εναντίον τους. Αυτή η αντίδραση, όμως, δε σημαίνει υποχρεωτικά και αυτοάνοση νόσο. Αυτοάνοση νόσος είναι το φαινόμενο, κατά το οποίο, η αυτοανοσία προκαλεί βλάβη του ιστού, όπως για παράδειγμα συμβαίνει στο Συστηματικό Ερυθηματώδη Λύκο, στη Ρευματοειδή Αρθρίτιδα και στο σύνδρομο Sjögren.

Το φαινόμενο αυτό (η αντίδραση, δηλαδή, του ανοσολογικού συστήματος κάποιου ατόμου με αυτοαντιγόνα που προκαλεί βλάβη στους ιστούς) έγινε αντιληπτό στις αρχές του 20ού αιώνα από τον Paul Ehrlich, ο οποίος το περιέγραψε χρησιμοποιώντας τον όρο «horror autotoxicus». Πενήντα χρόνια αργότερα, ο Burnett, για να εξηγήσει το φαινόμενο, πρότεινε την «υπόθεση επιλογής των κλώνων» σύμφωνα με την οποία, κατά τη διάρκεια της εμβρυϊκής και νεογνικής ζωής του ατόμου, το ανοσολογικό σύστημα καταστρέφει τα λεμφοκύτταρα εκείνα που αναγνωρίζουν τα αυτοαντιγόνα. Μετά από αρκετά χρόνια, όμως, διαπιστώθηκε ότι όλοι οι φυσιολογικοί οργανισμοί διαθέτουν χαμηλή συγκέντρωση αυτοαντισωμάτων με μικρή συγγένεια προς τα αυτοαντιγόνα και μικρό αριθμό αυτοδραστικών Τ-λεμφοκυττάρων, τα οποία όμως δεν οδηγούν σε βλάβη του ιστού και συνεπώς σε εμφάνιση αυτοάνοσης νόσου. Τα αντισώματα αυτά ονομάζονται φυσικά αυτοαντισώματα, οι μελέτες δε των τελευταίων ετών δείχνουν ότι αυτά παίζουν ιδιαίτερα σημαντικό ρόλο στη ρύθμιση του ανοσολογικού συστήματος. Άρα, η λυδία λίθος για τη διάγνωση της αυτοάνοσης νόσου δεν είναι η παρουσία αυτοαντισωμάτων, όπως π.χ. του ρευματοειδούς παράγοντα και των αντιπυρηνικών αντισωμάτων (ΛΝΑ), τα οποία πολλές φορές αναστατώνουν τον ασθενή και προβληματίζουν το γιατρό, αλλά η ύπαρξη βλάβης στον ιστό. Μόνο σ'αυτήν την περίπτωση θα πρέπει να θεραπεύεται ο ασθενής κατάλληλα, γρήγορα και αποτελεσματικά.

ΤΑΞΙΝΟΜΗΣΗ ΑΥΤΟΑΝΟΣΩΝ ΝΟΣΗΜΑΤΩΝ

ΟΡΓΑΝΟΕΙΔΙΚΑ
➤ Αυτοάνοσες ενδοκρινοπάθειες
➤ Πέμφιγα
➤ Πρωτοπαθής χολική κίρρωση
➤ Αυτοάνοση ηπατίτιδα
➤ Αυτοάνοσα νοσήματα νευρικού συστήματος
➤ Λεύκη

ΣΥΣΤΗΜΑΤΙΚΑ
➤ Συστηματικός Ερυθηματώδης Λύκος
➤ Αγγειίτιδες
➤ Σκληρόδερμα

ΑΥΤΟΑΝΟΣΑ ΝΟΣΗΜΑΤΑ

ΟΡΓΑΝΑ ΚΑΙ ΣΥΣΤΗΜΑΤΑ ΠΟΥ ΠΡΟΣΒΑΛΛΟΝΤΑΙ ΣΤΑ ΑΥΤΟΑΝΟΣΑ ΝΟΣΗΜΑΤΑ

Ενδοκρινολογία   Ρευματολογία
Νευρολογία   Αιματολογία
Ψυχιατρική   Γαστρεντερολογία
Δερματολογία   **ΑΥΤΟΑΝΟΣΑ ΝΟΣΗΜΑΤΑ**   Νεφρολογία
Γυναικολογία   Πνευμονολογία
Ουρολογία   Καρδιολογία
Οφθαλμολογία   ΩΡΛ

Τα αυτοάνοσα νοσήματα προσβάλλουν το 5 με 8% του γενικού πληθυσμού. Είναι δυνατόν να προσβάλουν ένα μόνο όργανο του οργανισμού, όπως για παράδειγμα το δέρμα, το ήπαρ ή κάποιον ενδοκρινή αδένα (θυρεοειδή, πάγκρεας κ.λπ.). Τα νοσήματα αυτά καλούνται οργανοειδικά. Μπορούν όμως να προσβάλουν συγχρόνως πολλά όργανα και τότε τα αποκαλούμε συστηματικά (Συστηματικός Ερυθηματώδης Λύκος, Αγγειίτιδες, Σκληρόδερμα κ.λπ.) (εικ. 1). Τα συστηματικά αυτοάνοσα νοσήματα μπορούν να διαδράμουν μια ήπια, μέτρια ή και σοβαρή κλινική πορεία.

Σήμερα, με την πρόοδο της επιστήμης, είναι δυνατόν από την πρώτη επίσκεψη του πάσχοντα, με δείκτες κλινικούς ή εργαστηριακούς να καθορίσουμε την πρόγνωση της νόσου. Άλλη ιδιαιτερότητα που χαρακτηρίζει τα νοσήματα αυτά είναι η εξέλιξή τους από τη μια κλινική οντότητα στην άλλη. Για παράδείγμα, ένας ασθενής μπορεί να παρουσιάσει, αρχικά, συμπτώματα και σημεία μιας αυτοάνοσης νόσου και στην κλινική του πορεία να εμφανίσει και άλλο αυτοάνοσο νόσημα. Λόγου χάρη, αναφέρω την περίπτωση ενός ασθενούς, που αρχικά διαγνώστηκε ότι έπασχε από Θυρεοειδίτιδα Hashimoto και κατά την πορεία της νόσου του εμφανίζει κλινική εικόνα Ρευματοειδούς Αρθρίτιδας ή συνδρόμου Sjögren. Η τρίτη ιδιαιτερότητα αυτών των νοσημάτων είναι ότι συμπτώματα και σημεία διαφόρων νοσολογικών οντοτήτων μπορεί να παρουσιάζονται στον ίδιο ασθενή. Την κλινική αυτή οντότητα την ονομάζουμε μικτή νόσο του συνδετικού ιστού ή εφιππεύον σύνδρομο.

Τα νοσήματα αυτά είναι απαραίτητο να τα γνωρίζουν γιατροί όλων των ειδικοτήτων, καθώς,

ΠΙΝΑΚΑΣ 1. ΑΥΤΟΑΝΤΙΣΩΜΑΤΑ ΜΕ ΥΨΗΛΗ ΔΙΑΓΝΩΣΤΙΚΗ ΑΞΙΑ	
ΑΝΤΙΣΩΜΑ	**ΝΟΣΗΜΑ**
Anti-Sm	Συστηματικός Ερυθηματώδης Λύκος
Anti-U1RNP	Μικτή νόσος του Συνδετικού Ιστού
Anti-Scl 70	Σκληρόδερμα
Anti-dsDNA	Συστηματικός Ερυθηματώδης Λύκος
Αντιμιτοχονδριακά	Πρωτοπαθής χολική κίρρωση
Jo-1/MI-2	Δερματομυοσίτιδα /Μυοσίτιδα
Αντι-θυρεοειδικής περοξειδάσης	Θυρεοειδίτιδα
Αντισώματα κατά κυτταροπλασματικών αντιγόνων ουδετεροφίλων	Αγγειίτιδα

3. Παθογένεια των αυτοανόσων νοσημάτων.

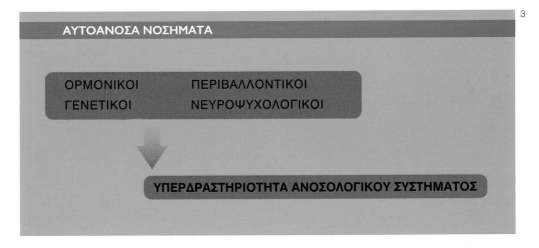

3

όπως προανέφερα, είναι δυνατόν να προσβάλουν όλα τα όργανα-συστήματα του οργανισμού (εικ. 2).

Βοηθητικό για τη διάγνωση των αυτοανόσων νοσημάτων είναι η αναγνώριση στο αίμα ή στους πάσχοντες ιστούς αντισωμάτων που στρέφονται κατά διαφόρων πρωτεϊνών, κυτταρικών στοιχείων ή οργάνου του οργανισμού. Στον πίνακα 1 παρατίθενται αυτοαντισώματα με υψηλή διαγνωστική αξία.

Η αιτιολογία των αυτοανόσων νοσημάτων είναι ακόμη άγνωστη. Ωστόσο, τα τελευταία χρόνια έχει διαπιστωθεί ότι η αλληλεπίδραση μεταξύ διαφόρων παραγόντων (περιβαλλοντικών ή εξωγενών, γενετικού υποστρώματος των ασθενών, ορμονικών αλλά και ψυχικών) συμβάλλει στην ανάπτυξη και εκδήλωση των αυτοανόσων νοσημάτων (εικ. 3).

ΠΕΡΙΒΑΛΛΟΝΤΙΚΟΙ ΠΑΡΑΓΟΝΤΕΣ

Λοιμώξεις από ιούς και βακτήρια, ορισμένα φάρμακα και η υπεριώδης ακτινοβολία αποτελούν ορισμένους από τους παράγοντες ενεργοποίησης και συντήρησης των αυτοάνοσων νοσημάτων.

- Από παλιά υπήρχαν υπόνοιες ότι οι ιοί και τα βακτήρια διαδραματίζουν σημαντικό ρόλο στην παθογένεση των αυτοάνοσων νοσημάτων. Στις περισσότερες όμως περιπτώσεις, οι λοιμογόνοι μικροοργανισμοί δεν ανιχνεύονται ούτε στο αίμα των ασθενών, αλλά ούτε και στο σημείο που έχει υποστεί βλάβη ο ιστός. Συνεπώς, η βλάβη αυτή προκαλείται από την ανοσολογική απόκριση και όχι από τον παθογόνο μικροοργανισμό, ο οποίος ενεργοποίησε το σχετικό μηχανισμό. Η τροποποίηση αυτοαντιγόνων του οργανισμού, έτσι ώστε αυτά να καταστούν «άγνωστα» για το ανοσολογικό σύστημα και η μοριακή μίμηση μεταξύ αυτοαντιγόνων και αντιγόνων του ιού ή των μικροοργανισμών είναι μέρος των μηχανισμών, μέσω των οποίων, ένας ιός ή κάποιο βακτήριο μπορεί να προκαλέσει αυτοάνοση απόκριση. Στην περίπτωση μοριακής μίμησης, το αυτοαντιγόνο μοιάζει με κάποιο αντιγόνο του μικροοργανισμού. Έτσι, είναι δυνατόν η ανοσολογική απόκριση κατά του ξένου αντιγόνου να στραφεί και εναντίον του ίδιου του οργανισμού (μέσω του αυτοαντιγόνου που μιμείται το ξένο αντιγόνο). Κλασικό παράδειγμα νόσου, που προκαλείται με μηχανισμό μοριακής μίμησης, είναι ο ρευματικός πυρετός. Στη νόσο αυτή αυτοαντιγόνα των γλωχίνων της καρδιάς μοιάζουν με αντιγόνα του στρεπτοκόκκου κι έτσι, μετά από μια λοίμωξη με στρεπτόκοκκο μπορεί να αναπτυχθεί φλεγμονή στην καρδιά. Τέλος, υπάρχουν και μικροοργανισμοί που μπορούν να διαταράξουν την ανοσορρύθμιση του ανοσολογικού συστήματος, κυρίως μέσω της παραγωγής προφλεγμονωδών κυτταροκινών συμβάλλοντας, κατ' αυτόν τον τρόπο, στην ανάπτυξη βλάβης στους ιστούς.

- Φάρμακα όπως π.χ. η υδραλαζίνη, η διφαινυλυδαντοΐνη και η D-πενικιλλαμίνη, τα οποία είναι δυνατό να προκαλέσουν την εμφάνιση ενός ιυνδρόμου που μοιάζει με το Συστηματικό Ερυθηματώδη Λύκο και ονομάζεται Φαρμακογενής Λύκος.

- Η έκθεση ασθενών που πάσχουν από Λύκο στην υπεριώδη ακτινοβολία μπορεί να προκαλέσει έξαρση του δερματικού εξανθήματος.

ΓΕΝΕΤΙΚΟΙ ΠΑΡΑΓΟΝΤΕΣ

Φαίνεται πως γενετικοί παράγοντες διαδραματίζουν εξίσου σημαντικό ρόλο στην εμφάνιση των αυτοάνοσων νοσημάτων. Ασθενείς με αυτοάνοσα νοσήματα έχουν συνήθως κληρονομικό ιστορικό, αφού κάποια μέλη της οικογένειάς τους (και όχι κατ' ανάγκη συγγενείς 1ου βαθμού) είχαν εμφανίσει και αυτοί κάποιο αυτοάνοσο νόσημα. Μελέτες σε μονοζυγωτικά δίδυμα (δηλαδή, δίδυμα από το ίδιο ωάριο που έχουν ταυτόσημο γενετικό υλικό) έδειξαν ότι όταν το ένα παιδί προσβληθεί από κάποιο αυτοάνοσο νόσημα, η πιθανότητα να προσβληθεί και το άλλο δεν υπερβαίνει το 30%, γεγονός που καταδεικνύει ότι το γενετικό υπόστρωμα από μόνο του δεν μπορεί να εξηγήσει την αυτοανοσία. Σήμερα, πιστεύεται ότι στην εκδήλωση των αυτοάνοσων νοσημάτων συμβάλλουν πολλά γονίδια, τα οποία εκφράζονται με τέτοιο τρόπο, ώστε να ευνοείται η εμφάνιση της νόσου.

ΟΡΜΟΝΙΚΟΙ ΠΑΡΑΓΟΝΤΕΣ

Οι ορμονικοί παράγοντες διαδραματίζουν μάλλον έναν εξίσου σημαντικό ρόλο. Πράγματι, τα περισσότερα από τα αυτοάνοσα συστηματικά νοσήματα εμφανίζονται κυρίως σε γυναίκες με αναλογία που πολλές φορές φτάνει το 10 προς 1 σε σχέση με τους άνδρες. Ειδικότερα, ο Συστηματικός Ερυθηματώδης Λύκος εμφανίζεται κυρίως σε γυναίκες αναπαραγωγικής ηλικίας. Σε πειραματόζωα που εμφανίζουν αυθόρμητα εικόνα, η οποία μοιάζει με αυτή του Συστηματικού Ερυθηματώδους Λύκου, έχει παρατηρηθεί ότι η νόσος συναντάται κατά κύριο λόγο στα θηλυκά και ότι η ανάπτυξή της επιβραδύνεται μετά από χορήγηση ανδρογόνων. Πάντως, δε γνωρίζουμε πλήρως τον ακριβή μηχανισμό δράσης των ορμονών τόσο στην πρόκληση, όσο και στην εκδήλωση της νόσου.

ΨΥΧΙΚΟΙ ΠΑΡΑΓΟΝΤΕΣ

Η πλειονότητα των ασθενών, που εμφανίζουν για πρώτη φορά αυτοάνοσο νόσημα ή παρουσιάζουν έξαρση προϋπάρχοντος νοσήματος, αναφέρει την ύπαρξη σημαντικών ψυχοτραυματικών γεγονότων, όπως απώλεια αγαπημένου προσώπου, οικονομική καταστροφή κ.ά., που σημειώθηκαν πριν από την εκδήλωση των συμπτωμάτων. Σήμερα, έχει διαπιστωθεί η ύπαρξη σαφούς βιολογικής σχέσης μεταξύ του στρες, του ενδοκρινικού και του ανοσολογικού συστήματος. Είναι πολύ πιθανό, στο μέλλον, η έρευνα να φέρει στο φως στοιχεία που να αιτιολογούν το ρόλο της αλληλεπίδρασης αυτών των συστημάτων στην επαγωγή των αυτοανόσων νοσημάτων.

ΑΥΤΟΑΝΟΣΗ ΝΟΣΟΣ-ΒΛΑΒΗ ΙΣΤΩΝ

Οι μηχανισμοί, μέσω των οποίων προκαλείται βλάβη στους ιστούς σε ασθενείς που πάσχουν από αυτοάνοσα νοσήματα, είναι οι εξής τρεις: α) μέσω κυτταροτοξικών αντισωμάτων, β) μέσω ανοσοσυμπλεγμάτων και γ) μέσω της κυτταρικής ανοσίας.

Στην πρώτη περίπτωση, τα αυτοαντισώματα συνδέονται με κάποιο αντιγόνο στη μεμβράνη του κυττάρου. Η σύνδεση αυτή προκαλεί την ενεργοποίηση μιας σειράς πρωτεϊνών του πλάσματος του αίματος (πρωτεΐνες συμπληρώματος), οι οποίες συνδεόμενες στη μεμβράνη του κυττάρου-στόχου προκαλούν τη λύση του και τελικά την καταστροφή του. Σε άλλη περίπτωση, η ίδια σύνδεση αντιγόνου/αντισώματος μπορεί να οδηγήσει στη φαγοκυττάρωση του συμπλέγματος αυτού. Τέτοιου είδους βλάβη σε ιστούς απαντάται στην αυτοάνοση αιμολυτική αναιμία και στο σύνδρομο Goodpasture.

Στη δεύτερη περίπτωση, αυτή δηλαδή της βλάβης των ιστών που οφείλεται σε ανοσοσυμπλέγματα, τα αυτοαντισώματα αντιδρούν με αντιγόνα που κυκλοφορούν στο αίμα και σχηματίζουν μακρομοριακά συμπλέγματα (ανοσοσυμπλέγματα). Τα συμπλέγματα αυτά ενδέχεται να υποστούν καθίζηση σε μικρά αγγεία και να ενεργοποιήσουν το προαναφερθέν σύστημα των πρωτεϊνών του συμπληρώματος καταλήγοντας σε φλεγμονή, όπως συμβαίνει, για παράδειγμα, στη μεταστρεπτοκοκκική σπειραματονεφρίτιδα.

Τέλος, στην περίπτωση της βλάβης ιστών μέσω των Τ-λεμφοκυττάρων (βλάβη μέσω της κυτταρικής ανοσίας), αυτή προκαλείται είτε με τη συμμετοχή των βοηθητικών Τ-λεμφοκυττάρων, είτε απευθείας με τη δράση κυτταροτοξικών Τ-λεμφοκυττάρων. Χαρακτηριστικό παράδειγμα νοσήματος, όπου η κυτταρική ανοσία παίζει καθοριστικό ρόλο, είναι ο Σακχαρώδης Διαβήτης, όπου κυτταροτοξικά Τ-λεμφοκύτταρα καταστρέφουν τα κύτταρα του παγκρέατος που παράγουν ινσουλίνη.

Είναι αξιοσημείωτο να τονιστεί ότι στα περισσότερα νοσήματα οι ιστικές βλάβες προκαλούνται με περισσότερους από ένα μηχανισμούς.

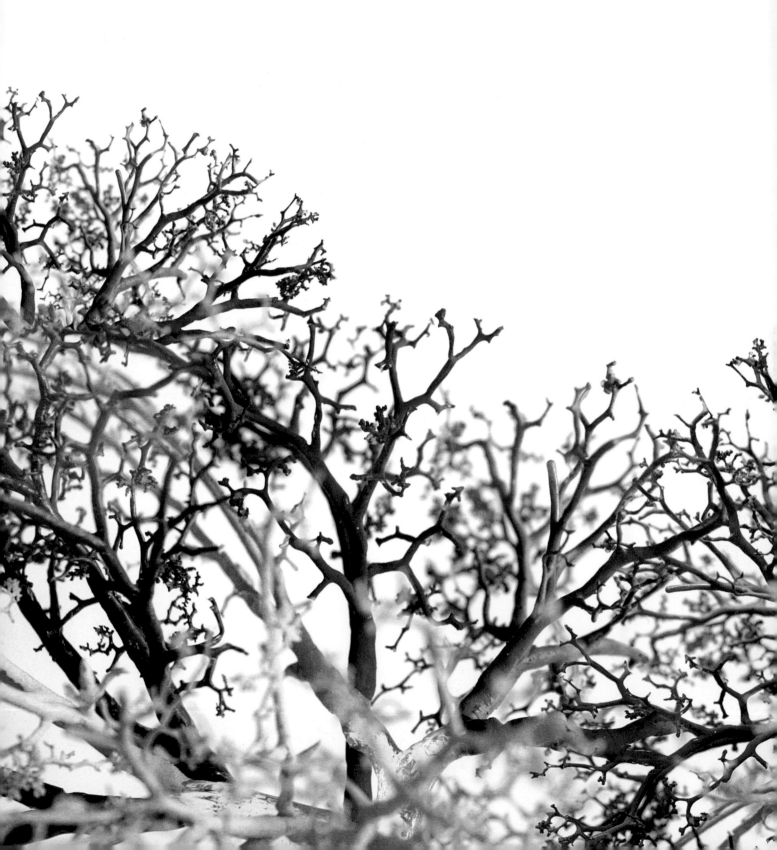

ΕΝΟΤΗΤΑ ΙΙΙ
ΣΥΣΤΗΜΑΤΙΚΑ ΑΥΤΟΑΝΟΣΑ ΝΟΣΗΜΑΤΑ

- Συστηματικός Ερυθηματώδης Λύκος

- Σύνδρομο Sjögren

- Σκληρόδερμα

- Δερματομυοσίτιδα - Πολυμυοσίτιδα

- Μικτή νόσος του συνδετικού ιστού

- Αγγειίτιδες

- Φλεγμονώδεις Αρθρίτιδες

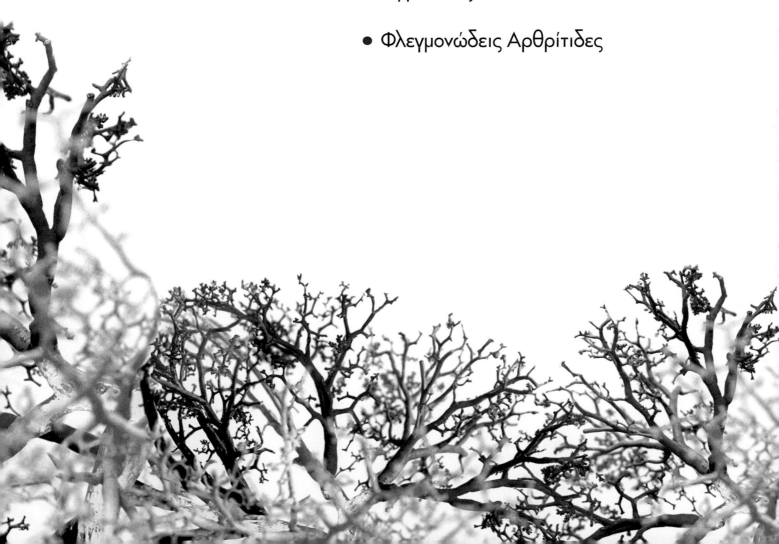

ΣΥΣΤΗΜΑΤΙΚΟΣ ΕΡΥΘΗΜΑΤΩΔΗΣ ΛΥΚΟΣ

Τι είναι ο Συστηματικός Ερυθηματώδης Λύκος;

Ο Λύκος είναι διαταραχή του ανοσοποιητικού συστήματος, η οποία είναι γνωστή ως αυτοάνοση συστηματική νόσος. Η νόσος μπορεί να προσβάλει πολλά όργανα του ανθρώπινου σώματος, όπως τις αρθρώσεις, το δέρμα, τους νεφρούς, την καρδιά, τους πνεύμονες, τα αιμοφόρα αγγεία και τον εγκέφαλο, γι' αυτό και χαρακτηρίζεται ως συστηματική. Αν και οι ασθενείς με Λύκο μπορεί να εμφανίζουν πολλά διαφορετικά συμπτώματα, μερικά από τα πιο κοινά είναι: η κακουχία, οι επώδυνες ή οιδηματώδεις αρθρώσεις (αρθρίτιδα), ο πυρετός, η αλωπεκία (έντονη τριχόπτωση), τα δερματικά εξανθήματα και η προσβολή των νεφρών (εικ. 1).

Ο Λύκος μπορεί να αντιμετωπιστεί σε πολύ ικανοποιητικό βαθμό με τη χορήγηση της κατάλληλης φαρμακευτικής αγωγής επιτρέποντας στους περισσότερους ασθενείς να ζουν φυσιολογικά. Η ασθένεια χαρακτηρίζεται από περιόδους επίτασης των συμπτωμάτων, τις καλούμενες εξάρσεις, και από περιόδους ηρεμίας ή υφέσεις. Η κατανόηση του τρόπου αποτροπής των εξάρσεων και της θεραπείας τους βοηθά στη διατήρηση της υγείας των ασθενών. Εκτενείς έρευνες βρίσκονται σε εξέλιξη και οι επιστήμονες συνεχίζουν να κάνουν μεγάλα βήματα όσον αφορά στην κατανόηση της νόσου, γεγονός που μπορεί να οδηγήσει σε ριζική θεραπεία της.

Ποιος προσβάλλεται από Λύκο και γιατί, είναι δύο από τα ερωτήματα που απασχολούν τους ερευνητές. Ο Λύκος εμφανίζεται συχνότερα στις γυναίκες απ' ό,τι στους άνδρες και συναντάται τρεις φορές περισσότερο σε Αφροαμερικανίδες απ' ό,τι σε λευκές γυναίκες. Ακόμη, μπορεί να εμφανιστεί σε μέλη της ίδιας οικογένειας, αν και ο κίνδυνος για το παιδί, τον αδελφό ή την αδελφή ασθενούς να προσβληθεί από Λύκο είναι σχετικά χαμηλός. Είναι δύσκολο να υπολογιστεί ο ακριβής αριθμός των ασθενών που πάσχουν από τη νόσο, γιατί

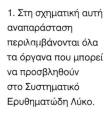

1. Στη σχηματική αυτή αναπαράσταση περιλαμβάνονται όλα τα όργανα που μπορεί να προσβληθούν στο Συστηματικό Ερυθηματώδη Λύκο.

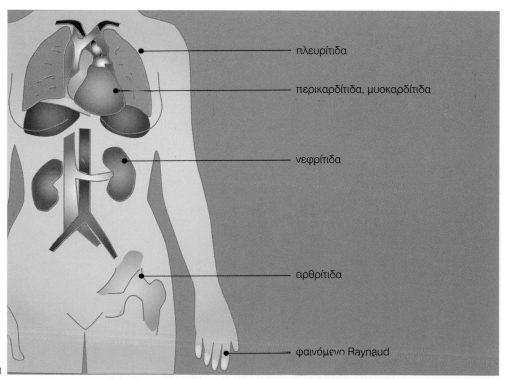

πλευρίτιδα

περικαρδίτιδα, μυοκαρδίτιδα

νεφρίτιδα

αρθρίτιδα

φαινόμενο Raynaud

τα συμπτώματά της ποικίλλουν ευρέως και η έναρξή της, συχνά, αναγνωρίζεται δύσκολα.

Αν και ο «Λύκος» χρησιμοποιείται ως όρος με την ευρύτερη έννοια, στην πραγματικότητα υπάρχουν πολλές μορφές της νόσου:

Συστηματικός Ερυθηματώδης Λύκος (ΣΕΛ): είναι η μορφή της νόσου στην οποία αναφέρονται οι περισσότεροι άνθρωποι όταν χρησιμοποιούν τον όρο «Λύκος». Τα συμπτώματα του ΣΕΛ μπορεί να είναι ήπια ή σοβαρά. Αν και ο ΣΕΛ, συνήθως, πρωτοεμφανίζεται σε ασθενείς ηλικίας μεταξύ 15 και 45 ετών, ενδέχεται να παρουσιαστεί στην παιδική ή και σε οποιαδήποτε ηλικία.

Δισκοειδής Ερυθηματώδης Λύκος: αναφέρεται σε δερματική διαταραχή, δηλαδή σε ερυθρό, ψηλαφητό εξάνθημα που εμφανίζεται στο πρόσωπο, στο τριχωτό της κεφαλής, στο στόμα ή σε άλλα σημεία του σώματος. Το εξάνθημα μπορεί να επιμένει για ημέρες ή χρόνια και πιθανώς να επανεμφανιστεί. Είναι δυνατό να προκαλέσει ουλές. Ένα πολύ μικρό ποσοστό ασθενών με Δισκοειδή Λύκο έχουν ή αναπτύσσουν ΣΕΛ.

Φαρμακογενής Λύκος: είναι μορφή Λύκου που προκαλείται από συγκεκριμένα φάρμακα. Τα συμπτώματα μοιάζουν μ' εκείνα του ΣΕΛ (αρθρίτιδα, εξάνθημα, πυρετός και θωρακικός πόνος) και τυπικά εξαφανίζονται με τη διακοπή του φαρμάκου.

Νεογνικός Λύκος: είναι εξαιρετικά σπάνια μορφή Λύκου που προσβάλλει νεογέννητα βρέφη γυναικών που πάσχουν από ΣΕΛ ή από ορισμένα άλλα αυτοάνοσα νοσήματα. Κατά τη γέννηση, τα νεογνά παρουσιάζουν δερματικό εξάνθημα, ηπατικές διαταραχές ή χαμηλό αριθμό λευκοκυττάρων, τα οποία εξαφανίζονται μετά από μερικούς μήνες. Εντούτοις, βρέφη με Νεογνικό Λύκο μπορεί να εμφανίσουν σοβαρή καρδιακή διαταραχή. Οι γιατροί έχουν τη δυνατότητα σήμερα να αναγνωρίσουν τις περισσότερες μητέρες υψηλού κινδύνου και να υποβάλουν έγκαιρα το νεογνό σε θεραπεία κατά τη γέννηση ή και πριν απ' αυτή. Ο Νεογνικός Λύκος είναι πολύ σπάνιος και τα περισσότερα νεογνά μητέρων, που πάσχουν από Λύκο, είναι απολύτως υγιή.

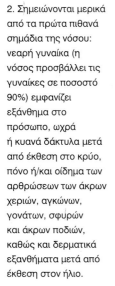

2. Σημειώνονται μερικά από τα πρώτα πιθανά σημάδια της νόσου: νεαρή γυναίκα (η νόσος προσβάλλει τις γυναίκες σε ποσοστό 90%) εμφανίζει εξάνθημα στο πρόσωπο, ωχρά ή κυανά δάκτυλα μετά από έκθεση στο κρύο, πόνο ή/και οίδημα των αρθρώσεων των άκρων χεριών, αγκώνων, γονάτων, σφυρών και άκρων ποδιών, καθώς και δερματικά εξανθήματα μετά από έκθεση στον ήλιο.

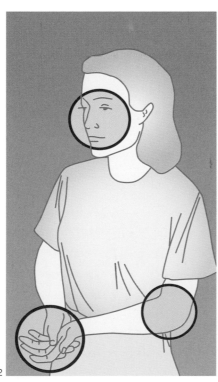

Πώς εκδηλώνεται και πώς εξελίσσεται;

Τα ενοχλήματα που εμφανίζει ο κάθε ασθενής με Λύκο είναι διαφορετικά, ωστόσο υπάρχουν πρότυπα που επιτρέπουν την ακριβή διάγνωση. Οι εκδηλώσεις ποικίλλουν από ήπιες έως σοβαρές, που συχνά εμφανίζονται περιοδικά, κατά την πορεία της νόσου. Οι επώδυνες ή οιδηματώδεις αρθρώσεις, ο πυρετός και τα δερματικά εξανθήματα συνοδευόμενα από αίσθημα κακουχίας αποτελούν συνήθεις εκδηλώσεις του Λύκου. Χαρακτηριστικό δερματικό εξάνθημα μπορεί να εμφανιστεί γύρω από τη μύτη και τις παρειές – «εξάνθημα πεταλούδας». Είναι δυνατό να εμφανιστούν εξανθήματα στο πρόσωπο, στα αυτιά, στους βραχίονες, στους ώμους, στο θώρακα και στα χέρια (εικ. 2).

Άλλα συμπτώματα και εκδηλώσεις του Λύκου είναι: τα θωρακικά άλγη, η αλωπεκία, η φωτοευαισθησία, η αναιμία και το φαινόμενο Raynaud (ωχρά ή κυανά δάχτυλα χεριών και ποδιών μετά από στρες ή από έκθεση στο ψύχος). Ορισμένοι ασθενείς παραπονιούνται για πονοκεφάλους, ναυτία και κατάθλιψη. Νέες εκδηλώσεις εμφανίζονται ακόμα και χρόνια μετά την αρχική διάγνωση, ενώ άλλες είναι δυνατό να εμφανιστούν σε διαφορετικές χρονικές περιόδους. Σε ορισμένους ασθενείς με Λύκο προσβάλλεται ένα μόνο σύστημα του οργανισμού, όπως το δέρμα ή οι αρθρώσεις, ενώ σε άλλους η συμπτωματολογία οφείλεται σε προσβολή πολλών οργάνων. Η βαρύτητα προσβολής ενός συγκεκριμένου συστήματος ποικίλλει μεταξύ των ασθενών.

Από το Λύκο μπορεί επίσης να προσβληθούν τα ακόλουθα όργανα και συστήματα του ανθρώπινου οργανισμού:

Νεφροί: Η φλεγμονή των νεφρών (νεφρίτιδα) μπορεί να επηρεάσει την ικανότητά τους να απομακρύνουν αποτελεσματικά τα άχρηστα προϊόντα του μεταβολισμού από τον οργανισμό. Επειδή οι νεφροί είναι τόσο σημαντικοί για τη συνολική υγεία του οργανισμού, η νεφρική προσβολή του Λύκου απαιτεί άμεση και εντατική φαρμακευτική αγωγή για να αποτραπούν μη αναστρέψιμες βλάβες. Η προσβολή των νεφρών, συνήθως, δε συνοδεύεται από πόνο, αν και ορισμένοι ασθενείς παραπονιούνται για οιδήματα στους αστραγάλους. Τις περισσότερες φορές μόνη ένδειξη νεφρικής προσβολής είναι η αυξημένη αρτηριακή πίεση και τα παθολογικά ευρήματα της εξέτασης του αίματος ή των ούρων.

Πνεύμονες: Ορισμένοι ασθενείς εμφανίζουν πλευρίτιδα, δηλαδή φλεγμονή του υμένα που καλύπτει το θωρακικό τοίχωμα και τους πνεύμονες. Αυτή η κατάσταση προκαλεί πόνο στο θώρακα, ιδιαίτερα κατά την αναπνοή. Σπάνια οι ασθενείς μπορεί να εμφανίσουν πνευμονία.

Νευρικό Σύστημα: Σε ορισμένους ασθενείς ο Λύκος προσβάλλει τον εγκέφαλο, το νωτιαίο μυελό και τα νεύρα. Στην περίπτωση αυτή προκαλεί κεφαλαλγία, ιλίγγους, διαταραχές μνήμης, οπτικές διαταραχές, αγγειακά εγκεφαλικά επεισόδια, μουδιάσματα στα χέρια ή στα πόδια και αλλαγές στη συμπεριφορά του ασθενούς. Η σοβαρή προσβολή του νευρικού συστήματος είναι σπάνια.

Αιμοφόρα Αγγεία: Η φλεγμονή των αιμοφόρων αγγείων (αγγειίτιδα) επηρεάζει την κυκλοφορία του αίματος στο ανθρώπινο σώμα. Η φλεγμονή μπορεί να είναι ήπια και να μη χρειάζεται θεραπεία ή να είναι βαριά και να απαιτεί άμεση αντιμετώπιση.

Αιμοποιητικό Σύστημα: Ασθενείς με Λύκο μπορεί να εμφανίσουν αναιμία, λευκοπενία (μείωση του αριθμού των λευκών αιμοσφαιρίων) ή θρομβοπενία (μείωση του αριθμού των αιμοπεταλίων). Ορισμένοι δε ασθενείς διατρέχουν αυξημένο κίνδυνο για θρομβώσεις.

Καρδιά: Σε ορισμένους ασθενείς η φλεγμονή προσβάλλει την ίδια την καρδιά (μυοκαρδίτιδα ή ενδοκαρδίτιδα) ή τον υμένα που την περιβάλλει (περικαρδίτιδα), προκαλώντας θωρακικά άλγη, ταχυκαρδία ή άλλα συμπτώματα. Ο Λύκος, καθώς και η θεραπεία του, μπορούν να επιταχύνουν την αρτηριοσκλήρυνση.

ΣΥΝΗΘΕΙΣ ΕΚΔΗΛΩΣΕΙΣ ΤΟΥ ΛΥΚΟΥ

➢ **Επώδυνες ή διογκωμένες αρθρώσεις και μυϊκός πόνος**

➢ **Πυρετός**

➢ **Εξανθήματα, συχνότερα στο πρόσωπο**

➢ **Θωρακικός πόνος κατά τη βαθιά εισπνοή**

➢ **Ασυνήθης τριχόπτωση (αλωπεκία)**

➢ **Φωτοευαισθησία (πυρετός, κακουχία, εξανθήματα μετά από έκθεση στον ήλιο)**

➢ **Ωχρά ή κυανά δάχτυλα χεριών ή ποδιών μετά από στρες ή έκθεση στο ψύχος (φαινόμενο Raynaud)**

➢ **Οιδήματα στα κάτω άκρα ή γύρω από τους οφθαλμούς**

➢ **Εύκολη κόπωση**

Τι προκαλεί το Λύκο;

Ο Λύκος είναι πολύπλοκη νόσος αγνώστου αιτιολογίας. Είναι πιθανό να μην οφείλεται σε μια μόνο αιτία, αλλά σε συνδυασμό γενετικών, περιβαλλοντικών και ίσως ορμονικών παραγόντων που συμβάλλουν στην εμφάνιση της νόσου.

Η έρευνα έδειξε ότι το γενετικό υπόστρωμα παίζει σημαντικό ρόλο. Παρόλα αυτά, δεν έχει διαπιστωθεί η ύπαρξη συγκεκριμένου «γονιδίου του Λύκου». Αντιθέτως, ενδέχεται διάφορα γονίδια μαζί ν' αυξάνουν την προδιάθεση ενός ατόμου στην ανάπτυξη αυτής της νόσου.

Το γεγονός ότι ο Λύκος μπορεί να εμφανιστεί σε μέλη της ίδιας οικογένειας υποδηλώνει ότι η εκδήλωσή του έχει γενετική βάση. Επιπλέον, μελέτες σε διδύμους έδειξαν ότι οι πιθανότητες εμφάνισης της νόσου στους πανομοιότυπους διδύμους, που μοιράζονται ακριβώς το ίδιο γενετικό υλικό, είναι μεγαλύτερες απ' ό,τι σε διαφορετικούς διδύμους ή σε δύο άλλους απογόνους. Τα γονίδια, όμως, από μόνα τους δεν καθορίζουν ποιος θα εκδηλώσει Λύκο. Μερικοί από τους παράγοντες που εξετάζονται είναι: το ηλιακό φως, το άγχος, ορισμένα φάρμακα και λοιμώδεις παράγοντες, όπως είναι οι ιοί. Ακόμη και αν κάποιος ιός ενεργοποιεί τη νόσο σε άτομα που έχουν μια προδιάθεση, ο Λύκος δεν είναι μεταδοτική νόσος (εικ. 3).

Στο Λύκο το ανοσοποιητικό σύστημα του οργανισμού δε λειτουργεί φυσιολογικά. Παράγει αντισώματα που στρέφονται κατά υγιών κυττάρων και ιστών του ίδιου του οργανισμού και συμβάλλουν στην εμφάνιση φλεγμονής, προκαλώντας βλάβη και μεταβάλλοντας τη λειτουργικότητα των ιστών και των οργάνων-στόχων (εικ. 4). Ορισμένα αυτοαντισώματα ενώνονται με ουσίες ιστών ή κυττάρων του ίδιου του οργανισμού σχηματίζοντας μεγαλύτερα μόρια που καλούνται ανοσοσυμπλέγματα. Η ανάπτυξη αυτών των ανοσοσυμπλεγμάτων στον οργανισμό συμβάλλει, επίσης, στην εμφάνιση φλεγμονής και στην καταστροφή των ιστών.

3. Είναι πιθανόν, ο Λύκος να μην οφείλεται σε μία μόνο αιτία, αλλά σε συνδυασμό γενετικών, περιβαλλοντικών και, ίσως, ορμονικών παραγόντων που συμβάλλουν από κοινού στην εμφάνιση της νόσου.

3

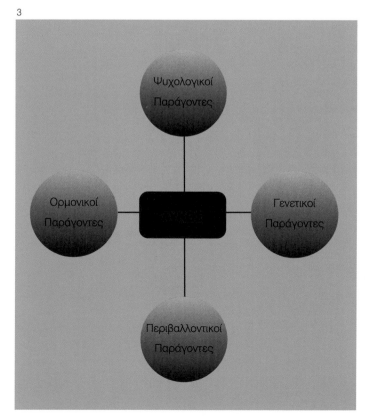

Πώς γίνεται η Διάγνωση;

Η διάγνωση του Λύκου μπορεί να είναι δύσκολη. Ίσως χρειαστούν μήνες από μη ειδικούς γιατρούς, για να συνθέσουν τα ευρήματα και να καταλήξουν σε οριστική διάγνωση της νόσου.

Η ακριβής διάγνωση του Λύκου προϋποθέτει γνώσεις από την πλευρά του γιατρού και καλή επικοινωνία από την πλευρά του ασθενούς. Η ενημέρωση του γιατρού με ένα αναλυτικό, ακριβές ατομικό ιστορικό, για παράδειγμα τι προβλήματα υγείας είχε ο ασθενής και για πόσο χρονικό διάστημα, είναι καθοριστική για τη διάγνωση. Οι πληροφορίες αυτές μαζί με την κλινική εξέταση και τα ευρήματα των εργαστηριακών εξετάσεων βοηθούν το γιατρό να αποκλείσει άλλα νοσήματα, που ενδεχομένως μιμούνται το Λύκο και να αποφανθεί εάν πράγματι ο ασθενής πάσχει ή όχι από τη νόσο.

Δεν υπάρχει μια μόνο εξέταση που να προσδιορίζει εάν ο ασθενής πάσχει από Λύκο, αλλά μια σειρά από εργαστηριακές εξετάσεις βοηθούν το γιατρό να καταλήξει στη σωστή διάγνωση. Οι χρησιμότερες εξετάσεις ανιχνεύουν συγκεκριμένα αυτοαντισώματα, συχνά παρόντα στον ορό ασθενών με Λύκο. Για παράδειγμα, η εξέταση αντιπυρηνικών αντισωμάτων (ΑΝΑ) χρησιμοποιείται για την ανίχνευση αυτοαντισωμάτων, τα οποία αναγνωρίζουν συστατικά του πυρήνα, δηλαδή του «κέντρου διοίκησης» των κυττάρων του ίδιου του οργανισμού του ασθενούς. Οι περισσότεροι ασθενείς με Λύκο έχουν θετικά ΑΝΑ. Εντούτοις, ΑΝΑ μπορούν να ανιχνευθούν και σε διάφορες άλλες καταστάσεις εκτός του Λύκου, όπως σε λοιμώξεις, σε άλλα ρευματικά ή αυτοάνοσα νοσήματα ή περιστασιακά ως τυχαίο εύρημα σε φυσιολογικούς υγιείς ενήλικες. Η εξέταση αυτή αποτελεί ένα ακόμη στοιχείο για το γιατρό στην προσπάθεια καθορισμού της διάγνωσης. Επιπλέον, υπάρχουν εξετάσεις αίματος για ειδικά αυτοαντισώματα της νόσου. Τέτοια αντισώματα είναι αυτά που στρέ-

4. Στο Συστηματικό Ερυθηματώδη Λύκο, το ανοσολογικό σύστημα αναπτύσσει αντισώματα εναντίον ποικίλων ιστών και οργάνων του ιδίου του οργανισμού. Οι ουσίες που αναγνωρίζονται από τα αυτοαντισώματα είναι δομές των κυττάρων είτε του πυρήνα είτε του κυτταροπλάσματος είτε μόρια που βρίσκονται έξω από τα κύτταρα. Αυτές οι ουσίες λέγονται «αυτοαντιγόνα».

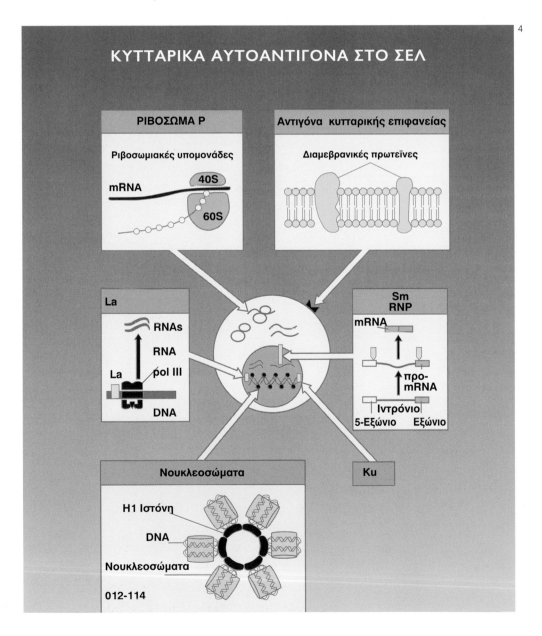

φονται κατά του DNA ή άλλων κυτταρικών στοιχείων, όπως των αντιγόνων Ro, La, Sm, UIRNPs, Scl-70 κλπ.

Ορισμένες εξετάσεις χρησιμοποιούνται λιγότερο συχνά, μπορούν όμως να αποδειχθούν χρήσιμες, εάν η κλινική εικόνα του ασθενούς παραμένει αδιευκρίνιστη. Ο γιατρός μπορεί να ζητήσει βιοψία δέρματος ή νεφρών σε περίπτωση προσβολής των παραπάνω οργάνων. Επίσης, μπορεί να ζητήσει εξέταση για σύφιλη ή για αντισώματα κατά της καρδιολιπίνης. Η θετική εξέταση για τα αντισώματα κατά καρδιολιπίνης, πιθανώς υποδηλώνει αυξημένο κίνδυνο του ατόμου αυτού για αγγειακές θρομβώσεις και αποβολές εμβρύου σε γυναίκες με Λύκο. Όλες αυτές οι εξετάσεις απλώς και μόνο χρησιμεύουν ως εργαλεία στο γιατρό, δίνοντας στοιχεία και πληροφορίες για τη σωστή διάγνωση. Ο γιατρός θα συνεκτιμήσει όλα τα στοιχεία: «ατομικό ιστορικό, συμπτωματολογία και αποτελέσματα εξετάσεων» για να αποφασίσει εάν ο ασθενής πάσχει από Λύκο και να διαγνώσει τη μορφή της νόσου.

ΔΙΑΓΝΩΣΤΙΚΑ ΕΡΓΑΛΕΙΑ ΣΤΟ ΛΥΚΟ

> **Ατομικό ιστορικό**

> **Πλήρης φυσική εξέταση**

> **Εργαστηριακές εξετάσεις – ακτινογραφία θώρακος, ΗΚΓ**

> **Γενική αίματος**

> **Ταχύτητα Καθίζησης Ερυθρών Αιμοσφαιρίων (ΤΚΕ)**

> **Γενική ούρων**

> **Βιοχημικές εξετάσεις αίματος (ηπατικής, νεφρικής λειτουργίας)**

> **Επίπεδα Συμπληρώματος (C3, C4)**

> **Αντιπυρηνικά Αντισώματα (ANA)**

> **Άλλα αυτοαντισώματα [αντι–DNA,αντι-Sm, αντι-RNP,αντι-Ro(SSA), αντι-La (SSB)]**

> **Δοκιμασία για σύφιλη (ή για ανίχνευση αντισωμάτων κατά καρδιολιπίνης)**

> **Βιοψία πάσχοντος οργάνου, π.χ. δέρματος, νεφρού κ.λ.π.**

Παράλληλα, κοινές εργαστηριακές εξετάσεις χρησιμοποιούνται για την εκτίμηση της πορείας της νόσου. Η γενική εξέταση αίματος και ούρων, οι βιοχημικές εξετάσεις και η ταχύτητα καθίζησης των ερυθρών αιμοσφαιρίων (ΤΚΕ) παρέχουν πολύτιμες πληροφορίες. Μια άλλη κοινή εξέταση προσδιορίζει στον ορό του αίματος τα επίπεδα μιας ομάδας πρωτεϊνών που ονομάζεται συμπλήρωμα. Ασθενείς με Λύκο συχνά παρουσιάζουν αυξημένη ΤΚΕ και χαμηλά επίπεδα συμπληρώματος, ιδιαίτερα κατά τις περιόδους έξαρσης της νόσου.

Πώς αντιμετωπίζεται ο Λύκος;

Η διάγνωση και θεραπεία του Λύκου προϋποθέτουν ομαδική συνεργασία μεταξύ του ασθενούς, του θεράποντος γιατρού και άλλων ειδικών λειτουργών υγείας.

Οι ασθενείς με Λύκο μπορούν να επισκεφθούν τον Παθολόγο ή το Ρευματολόγο. Ο Ρευματολόγος είναι γιατρός που ειδικεύεται στα ρευματικά νοσήματα (αρθρίτιδα και λοιπά νοσήματα των αρθρώσεων, των οστών και των μυών). Καθώς η θεραπεία εξελίσσεται, μπορούν να συνδράμουν νοσηλευτές, ψυχολόγοι, κοινωνικοί λειτουργοί και ειδικοί γιατροί, όπως Νεφρολόγοι, Αιματολόγοι, Δερματολόγοι και Νευρολόγοι.

Το εύρος και η αποτελεσματικότητα των θεραπευτικών σχημάτων στο Λύκο έχουν αναπτυχθεί ραγδαία παρέχοντας στους γιατρούς περισσότερες επιλογές στον τρόπο αντιμετώπισης της νόσου. Είναι σημαντικό για τον ασθενή να συνεργάζεται στενά με το γιατρό και να συμμετέχει ενεργά στη θεραπεία. Από τη στιγμή που ο Λύκος διαγνωσθεί, ο γιατρός καταστρώνει το θεραπευτικό σχήμα βασισμένο στην ηλικία του ασθενούς, το φύλο, τη γενική κατάσταση της υγείας, τα συμπτώματα και τον τρόπο ζωής. Το θεραπευτικό σχήμα προσαρμόζεται στις εξατομικευμένες ανάγκες του ασθενούς, ενδέχεται να μεταβάλλεται με το χρόνο και έχει ποικίλους στόχους: να αποτρέπει εξάρσεις, να τις αντιμετωπίζει όταν προκύπτουν και να ελαχιστοποιεί οργανικές βλάβες και επιπλοκές. Γιατρός και ασθενής θα πρέπει να επανεκτιμούν περιοδικά τη θεραπεία προσβλέποντας στη μέγιστη δυνατή της αποτελεσματικότητα.

Διάφορα είδη φαρμάκων χρησιμοποιούνται στη θεραπεία του Λύκου (βλ. Ενότητα V). Η θεραπεία που επιλέγει ο γιατρός βασίζεται στα εξατομικευμένα συμπτώματα και ευρήματα του ασθενούς. Σε ασθενείς με αρθρικό ή θωρακικό πόνο ή πυρετό συχνά χρησιμοποιούνται φάρμακα που ελαττώνουν τη φλεγμονή, γνωστά ως μη στεροειδή αντιφλεγμονώδη.

Τα *μη στεροειδή αντιφλεγμονώδη* χρησιμοποιούνται από μόνα τους ή σε συνδυασμό με άλλες κατηγορίες φαρμάκων για τον έλεγχο του πόνου, του οιδήματος των αρθρώσεων και του πυρετού. Οι πιο συχνές παρενέργειες των μη στεροειδών αντιφλεγμονωδών φαρμάκων είναι στομαχικές διαταραχές και διάρροια. Ορισμένοι ασθενείς εμφανίζουν, επιπλέον, ηπατική και νεφρική βλάβη και για το λόγο αυτόν είναι ιδιαίτερα σημαντικό όταν χορηγούνται, να υπάρχει στενή επικοινωνία με το γιατρό.

Τα *ανθελονοσιακά* είναι μια άλλη κατηγορία φαρμάκων που συχνά χρησιμοποιούνται στη θεραπεία του Λύκου. Τα φάρμακα αυτά χορηγήθηκαν αρχικά για τη θεραπεία της ελονοσίας, αλλά διαπιστώθηκε ότι είναι χρήσιμα και στο Λύκο. Ο τρόπος δράσης των ανθελονοσιακών στο Λύκο δεν έχει επακριβώς διευκρινιστεί, αλλά πιστεύεται ότι ίσως καταστέλλουν την ανοσολογική αντίδραση. Το πιο συχνά χρησιμοποιούμενο ανθελονοσιακό φάρμακο για τη θεραπεία του Λύκου είναι η υδροξυχλωροκίνη (Plaquenil). Μπορεί να χορηγηθεί μόνο του ή σε συνδυασμό με άλλα φάρμακα και γενικά χρησιμοποιείται για την αντιμετώπιση της καταβολής, του αρθρικού πόνου, των δερματικών εξανθημάτων και της πλευρίτιδας. Παρενέργειες των ανθελονοσιακών φαρμάκων είναι οι στομαχικές διαταραχές και εξαιρετικά σπάνια η προσβολή του αμφιβληστροειδούς χιτώνα του οφθαλμού.

Βάση της θεραπευτικής αγωγής στο Λύκο αποτελεί η χορήγηση κορτικοστεροειδών, όπως πρεδνιζολόνη (Prezolon), μεθυλπρεδνιζολόνη (Medrol) και δεξαμεθαζόνη (Decadron). Τα κορτικοστεροειδή, όπως η φυσική ενδογενής ορμόνη κορτιζόλη, δρουν καταστέλλοντας δραστικά τη φλεγμονή. Μπορούν να ληφθούν από το στόμα, με ένεση ή να χορηγηθούν με τη μορφή κρέμας. Επειδή πρόκειται για ισχυρά φάρμακα, ο γιατρός επιδιώκει το καλύτερο δυνατό αποτέλεσμα με την ελάχιστη δυνατή δόση. Οίδημα κυρίως στα πόδια, αύξηση της ορέξεως και του σωματικού βάρους, καθώς και ψυχικές διαταραχές είναι μερικές από τις άμεσες παρενέργειες των κορτικοστεροειδών, που όμως υποχωρούν μετά τη διακοπή χορήγησης του φαρμάκου. Η απότομη διακοπή των κορτικοστεροειδών μπορεί να είναι επικίνδυνη. Γι' αυτό, είναι εξαιρετικά σημαντική η συνεργασία του γιατρού με τον ασθενή, προκειμένου να τροποποιηθεί η δόση των κορτικοστεροειδών. Μερικές φορές, οι γιατροί χορηγούν μεγάλες ποσότητες κορτικοστεροειδών ενδοφλεβίως για μικρό χρονικό διάστημα λίγων ημερών (θεραπεία «ώσεων»). Με αυτόν τον τρόπο, οι συνήθεις παρενέργειες είναι λιγότερο πιθανές.

Οι ραβδώσεις στο δέρμα, η υπερβολική τριχοφυΐα, η οστική αραίωση ή καταστροφή (οστεοπόρωση ή άσηπτη νέκρωση), η υπέρταση, η προσβολή αρτηριών, ο σακχαρώδης διαβήτης, οι λοιμώξεις και ο καταρράκτης είναι μεταγενέστερες παρενέργειες των κορτικοστεροειδών. Γενικά, όσο μεγαλύτερη η δόση τους και μακροχρόνια η λήψη τους τόσο πιο σοβαρές είναι οι παρενέργειες.

Ασθενείς που πάσχουν από Λύκο και λαμβάνουν κορτικοστεροειδή θα πρέπει να συμβουλευτούν το γιατρό τους για το ενδεχόμενο λήψης συμπληρωμάτων ασβεστίου και βιταμίνης D ή άλλων φαρμάκων που μειώνουν τον κίνδυνο οστεοπόρωσης.

Σε εξαιρετικές περιπτώσεις, ίσως χρειαστούν ισχυρότερα φάρμακα για την καταπολέμηση των συμπτωμάτων του Λύκου:

α) Σε ορισμένους ασθενείς η μεθοτρεξάτη ενδείκνυται για τη ρύθμιση της νόσου.

β) Σε ασθενείς με πολυσυστηματική προσβολή μπορεί να χορηγηθεί ενδοφλεβίως γ-σφαιρίνη, μια πρωτεΐνη του αίματος που βοηθά στην καταπολέμηση της φλεγμονής. Η γ-σφαιρίνη μπορεί, επίσης, να χρησιμοποιηθεί σε ασθενείς με θρομβοπενία για την αύξηση των αιμοπεταλίων και την αποτροπή της οξείας αιμορραγίας ή πριν από το χειρουργείο.

γ) Σε ασθενείς, στους οποίους έχουν προσβληθεί οι νεφροί ή το Κεντρικό Νευρικό Σύστημα, ενδείκνυται η χορήγηση *ανοσοκατασταλτικών φαρμάκων.*

Τα *ανοσοκατασταλτικά,* όπως η αζαθειοπρίνη (Azathioprine), το μυκοφαινολικό οξύ (Cellcept) και η κυκλοφωσφαμίδη (Endoxan), περιορίζουν την ενεργοποίηση του ανοσοποιητικού συστήματος αναστέλλοντας την παραγωγή κάποιων ανοσοκυττάρων και ανακόπτοντας τη δράση άλλων. Τα φάρμακα αυτά μπορούν να χορηγηθούν από το στόμα ή ενδοφλεβίως. Ναυτία, έμετος, τριχόπτωση, κυστικά ενοχλήματα, υπογονιμότητα και αυξημένος κίνδυνος εμφάνισης καρκίνου ή λοιμώξεων είναι μερικές από τις παρενέργειες αυτών των φαρμάκων. Όσο μεγαλύτερη είναι η διάρκεια θεραπείας, τόσο αυξάνει ο κίνδυνος εμφάνισης παρενεργειών. Όπως συμβαίνει και με άλλα φάρμακα, μετά τη διακοπή της χορήγησης των ανοσοκατασταλτικών υπάρχει ο κίνδυνος υποτροπής του Λύκου.

Η στενή συνεργασία με το γιατρό εξασφαλίζει τη μεγαλύτερη δυνατή επιτυχία της θεραπείας. Επειδή με κάποια θεραπευτικά σχήματα ενδέχεται να εμφανιστούν σοβαρές παρενέργειες, είναι σημαντικό να αναφέρεται έγκαιρα οποιοδήποτε νέο σύμπτωμα στο γιατρό. Είναι εξίσου σημαντικό να μη διακόπτεται η αγωγή ή να γίνεται δοκιμή φαρμάκων προτού συμβουλευτεί ο ασθενής το γιατρό.

Λόγω της φύσης και του κόστους των χρησιμοποιούμενων φαρμάκων, των πιθανών σοβαρών παρενεργειών και της ενδεχόμενης αποτυχίας της θεραπείας, πολλοί ασθενείς αναζητούν άλλους τρόπους θεραπείας της νόσου. Ειδικές δίαιτες, λήψη συμπληρωμάτων διατροφής, κατανάλωση ιχθυελαίων, επάλειψη με αλοιφές και κρέμες, χειροπρακτική ή ομοιοπαθητική θεραπεία είναι κάποιες από τις εναλλακτικές βοηθητικές θεραπευτικές προσεγγίσεις που χρησιμοποιούνται. Αν και οι παραπάνω μέθοδοι μπορεί να μην είναι επιβλαβείς από τη φύση τους και, ίσως, έχουν συμπτωματικά, ψυχολογικά ή κοινωνικά οφέλη, καμιά πρόσφατη έρευνα δεν αποδεικνύει ότι επηρεάζουν την πορεία και την εξέλιξη της νόσου ή ότι αποτρέπουν τη βλάβη των οργάνων. Κάποιες εναλλακτικές ή συμπληρωματικές προσεγγίσεις μπορεί να βοηθήσουν τον ασθενή στην καταπολέμηση του άγχους που συνοδεύει τη ζωή όσων πάσχουν από χρόνιο νόσημα. Εάν ο γιατρός εκτιμήσει ότι κάποια εναλλακτική θεραπεία έχει καλά αποτελέσματα και δεν είναι επιζήμια, μπορεί να την ενσωματώσει στο θεραπευτικό του σχέδιο. Εντούτοις, είναι σημαντικό να μην παραμελείται η τακτική φροντίδα υγείας ή η αντιμετώπιση των σοβαρών συμπτωμάτων. Ο ειλικρινής διάλογος μεταξύ του ασθενούς και του γιατρού γύρω από τα σχετικά οφέλη της συμπληρωματικής εναλλακτικής και της πιο κλασικής θεραπείας είναι σημαντικός και παρέχει στον ασθενή μια σφαιρική εικόνα των θεραπευτικών επιλογών.

ΠΡΟΕΙΔΟΠΟΙΗΤΙΚΑ ΣΗΜΕΙΑ ΕΞΑΡΣΕΩΝ

➤ **Αυξημένη κόπωση**

➤ **Πόνος αρθρώσεων ή μυών**

➤ **Εξάνθημα**

➤ **Πυρετός**

➤ **Κοιλιακές ενοχλήσεις**

➤ **Κεφαλαλγία/ζάλη**

ΠΩΣ ΘΑ ΑΠΟΤΡΕΨΟΥΜΕ ΤΙΣ ΕΞΑΡΣΕΙΣ

➤ **Μαθαίνουμε να αναγνωρίζουμε τα προειδοποιητικά σημεία.**

➤ **Διατηρούμε στενή επικοινωνία με το γιατρό.**

Λύκος και ποιότητα ζωής

Παρά τις εκδηλώσεις του Λύκου και τις ενδεχόμενες παρενέργειες της θεραπείας, οι ασθενείς μπορούν να εξασφαλίσουν πολύ καλή ποιότητα ζωής. «Κλειδί» στη συμβίωση με το Λύκο είναι η κατανόηση της νόσου και των επιπτώσεών της. Μαθαίνοντας να αναγνωρίζει τα πρώιμα σημεία των εξάρσεων, ο ασθενής μπορεί να παίρνει εγκαίρως μέτρα για την προφύλαξή του ή τη μείωση της έντασης των συμπτωμάτων. Εύκολη κόπωση, πόνος, εξάνθημα, πυρετός, κοιλιακές ενοχλήσεις, κεφαλαλγία ή ζάλη συχνά αποτελούν πρώιμα σημεία εξάρσεων.

Είναι, επίσης, σημαντικό να παρέχεται τακτική παρακολούθηση στους ασθενείς και όχι αυτοί να αναζητούν βοήθεια από τους γιατρούς μόνο όταν τα συμπτώματα χειροτερεύουν. Η κλινική εξέταση και ο εργαστηριακός έλεγχος σε τακτική βάση επιτρέπουν στο γιατρό να επισημαίνει αλλαγές και να προλαμβάνει τις εξάρσεις της νόσου. Εάν νέα συμπτώματα αναγνωριστούν έγκαιρα, η αντιμετώπιση μπορεί να είναι πιο αποτελεσματική. Ο γιατρός συστήνει επίσης χρήση αντιηλιακών, καταπολέμηση του άγχους, προγράμματα άσκησης και ανάπαυσης, έλεγχο γεννήσεων και οικογενειακό προγραμματισμό. Επειδή οι ασθενείς με Λύκο είναι περισσότερο επιρρεπείς σε λοιμώξεις, ο γιατρός ενδέχεται να συστήσει εμβολιασμό για τη γρίπη ή τον πνευμονιόκοκκο.

Οι ασθενείς θα πρέπει να κάνουν προληπτικά γυναικολογική εξέταση και εξέταση μαστού. Συχνή οδοντιατρική φροντίδα βοηθά στο να αποφευχθούν επικίνδυνες λοιμώξεις. Εάν κάποιος λαμβάνει κορτικοστεροειδή ή ανθελονοσιακά φάρμακα, επιβάλλεται η ετήσια οφθαλμολογική εξέταση.

Για να παραμείνουν υγιείς, οι ασθενείς με Λύκο χρειάζονται ιδιαίτερη προσπάθεια και φροντίδα. Έτσι, αποκτά ιδιαίτερη σημασία η ανάπτυξη στρατηγικών για τη διατήρηση της ευεξίας σώματος, νου και πνεύματος. Ένας από τους πρωταρχικούς στόχους της θεραπείας τους είναι η καταπολέμηση του άγχους που συνοδεύει κάθε χρόνιο νόσημα. Η αποτελεσματικότητα ελέγχου του άγχους ποικίλλει από άτομο σε άτομο. Κάποιες προσεγγίσεις, που ίσως βοηθήσουν περιλαμβάνουν: άσκηση, τεχνικές χαλάρωσης – όπως ο διαλογισμός – και καθορισμό προτεραιοτήτων στην εκμετάλλευση του χρόνου και της ενέργειας. Είναι σημαντική η ανάπτυξη και διατήρηση ενός υποστηρικτικού δικτύου, το οποίο μπορεί να περιλαμβάνει την οικογένεια, τους φίλους, λειτουργούς υγείας, οργανισμούς και οργανωμένες ομάδες υποστήριξης ασθενών. Η συμμετοχή σε ομάδες υποστήριξης παρέχει συναισθηματική κάλυψη, προαγωγή αυτοεκτίμησης και ηθικού, καθώς και ανάπτυξη διαφόρων ικανοτήτων. Οι ασθενείς μπορούν να βοηθηθούν μαθαίνοντας περισσότερα για τη νόσο τους. Μελέτες έχουν δείξει ότι καλά ενημερωμένοι ασθενείς, που συμμετέχουν ενεργά στη θεραπεία τους, αισθάνονται λιγότερο πόνο, πραγματοποιούν λιγότερες επισκέψεις στο γιατρό, αποκτούν αυτοπεποίθηση και παραμένουν περισσότερο δραστήριοι.

ΣΥΜΒΟΥΛΕΣ ΓΙΑ ΣΥΝΕΡΓΑΣΙΑ ΜΕ ΤΟ ΓΙΑΤΡΟ ΣΑΣ

➢ **Αναζητήστε λειτουργό υγείας που θα σας ακούει προσεκτικά και θα ενδιαφερθεί για τα προβλήματά σας.**

➢ **Πρέπει να σας παρέχονται πλήρεις και ακριβείς ιατρικές πληροφορίες.**

➢ **Προετοιμάστε τις ερωτήσεις και τους προβληματισμούς σας.**

➢ **Να είστε ειλικρινείς και να μοιράζεστε τις απόψεις σας με το λειτουργό υγείας.**

➢ **Ζητάτε περισσότερες διευκρινίσεις.**

➢ **Απευθυνθείτε σε άλλα μέλη της ομάδας φροντίδας υγείας, όπως νοσηλευτές, θεραπευτές ή φαρμακοποιούς.**

➢ **Μη διστάζετε να συζητήσετε ευαίσθητα θέματα (για παράδειγμα έλεγχο γεννήσεων, σχέσεις) με το γιατρό σας.**

➢ **Συζητήστε οποιεσδήποτε θεραπευτικές αλλαγές με το γιατρό σας πριν τις πραγματοποιήσετε.**

Είναι επικίνδυνη η εγκυμοσύνη στο Λύκο;

Μολονότι η κύηση στο Λύκο θεωρείται υψηλού κινδύνου, οι περισσότερες γυναίκες με Λύκο φτάνουν στον τοκετό με ασφάλεια. Όμως, οι αποβολές στις γυναίκες με Λύκο είναι πιο συχνές από τον υπόλοιπο πληθυσμό. Η εγκυμοσύνη θα πρέπει να σχεδιαστεί από πριν κατάλληλα. Στην ιδανικότερη περίπτωση η γυναίκα δε θα πρέπει να έχει σημεία ή συμπτώματα της νόσου και να έχει διακόψει τη λήψη ορισμένων φαρμάκων πριν μείνει έγκυος.

Σε ορισμένες ασθενείς κατά τη διάρκεια της κύησης ή αμέσως μετά, κατά τη λοχεία, ίσως, παρατηρηθεί ήπια έξαρση της νόσου. Οι έγκυες γυναίκες που πάσχουν από Λύκο, ειδικά όσες λαμβάνουν κορτικοστεροειδή, είναι περισσότερο πιθανό να εμφανίσουν υπέρταση ή διαβήτη κύησης και νεφρικές διαταραχές. Τακτική φροντίδα και καλή διατροφή, κατά τη διάρκεια της κύησης, είναι απαραίτητες. Επιπλέον, συνιστάται να είναι προγραμματισμένη η δυνατότητα ταχείας πρόσβασης σε μονάδα νεογνών κατά την ώρα του τοκετού, σε περίπτωση που αυτό χρειαστεί. Το 25% περίπου (1 στα 4) των νεογνών, γυναικών με Λύκο, γεννιούνται πρόωρα, χωρίς όμως να πάσχουν από γενετικές ανωμαλίες.

Συνηθισμένα ερωτήματα ασθενών για το Λύκο

▶ *Από πού προέρχεται η λέξη «Λύκος»;*

Η προέλευση του όρου έχει σχετισθεί με τη νόσο από την αρχή του 20ου αιώνα. Ερυθηματώδης σημαίνει κοκκινωπός. Φαίνεται ότι το όνομα δόθηκε για να περιγράψει τις δερματοπάθειες που είναι κόκκινες και εκείνη την περίοδο τουλάχιστον θύμιζαν το δάγκωμα του λύκου. Σήμερα, γνωρίζουμε ότι δεν παρουσιάζουν όλοι οι πάσχοντες από Λύκο εξάνθημα και πολύ περισσότερο ότι οι βλάβες, όταν υπάρχουν, δε θυμίζουν δάγκωμα λύκου.

▶ *Είναι ο Λύκος κληρονομικός; Πρέπει να εξετάσω τα παιδιά μου;*

Υπάρχει κάποια κληρονομική προδιάθεση. Όμως, δεν είναι βέβαιο εάν τα παιδιά πασχόντων θα εκδηλώσουν την ασθένεια. Έτσι, δε συνιστάται ο έλεγχος των παιδιών, εάν αυτά δεν έχουν συμπτώματα.

▶ *Μοιάζει ο Λύκος με το AIDS;*

Όχι. Στο AIDS (Σύνδρομο Επίκτητης Ανοσολογικής Ανεπάρκειας) το ανοσολογικό σύστημα υπολειτουργεί. Αντιθέτως, στο Λύκο το ανοσολογικό σύστημα υπερλειτουργεί.
Το AIDS είναι μεταδοτική νόσος, ενώ ο Λύκος όχι.

▶ *Αληθεύει ότι ο Λύκος μπορεί να προκληθεί από την ασπαρτάμη (υποκατάστατο της ζάχαρης); Τα προθέματα σιλικόνης στους μαστούς προκαλούν Λύκο;*

Δεν υπάρχει μέχρι τώρα καμία συσχέτιση με την ασπαρτάμη ως προς την εμφάνιση ή την επιδείνωση του Λύκου. Ομοίως, δεν υπάρχουν επιστημονικά στοιχεία που να συσχετίζουν αιτιολογικά τα προθέματα σιλικόνης με το Λύκο.

▶ *Τα χέρια και τα πόδια μου γίνονται «μπλε» όταν κάνει κρύο. Μπορώ να κάνω κάτι γι' αυτό;*

Αυτό το πρόβλημα ονομάζεται φαινόμενο Raynaud και οφείλεται σε σπασμό των αγγείων των χεριών και των ποδιών. Φροντίστε να διατηρείτε τα χέρια και τα πόδια σας ζεστά και να φοράτε, ιδιαίτερα το χειμώνα, γάντια και ζεστές κάλτσες. Η Νιφεδιπίνη (ένα αγγειοδιασταλτικό φάρμακο, π.χ. Adalat) πιθανώς να βοηθήσει, αν τα συμπτώματα είναι έντονα.

▶ *Ο καιρός επηρεάζει τη νόσο;*

Οι κλιματικές συνθήκες δε μεταβάλλουν την πορεία της νόσου. Μερικές από τις πιο άσχημες μορφές της παρουσιάζονται σε ασθενείς που ζουν στα τροπικά κλίματα. Παρόλο που ο κρύος και υγρός καιρός μπορεί φαινομενικά να επιδεινώνει τη νόσο, στην πραγματικότητα δεν την προκαλεί, ούτε επηρεάζει την πορεία της.

▶ *Τι είναι φωτοευαισθησία και τι οι αντιδράσεις φωτοευαισθησίας;*

Φωτοευαισθησία είναι η ευαισθησία στην υπεριώδη ακτινοβολία (UV) του ηλιακού φωτός και άλλων πηγών υπεριώδους ακτινοβολίας. Οι αντιδράσεις φωτοευαισθησίας χαρακτηρίζονται από εξάνθημα, που συχνά συνοδεύεται από πυρετό, αδυναμία, αρθραλγίες και άλλα συμπτώματα.

▶ *Υπάρχει κάτι που θα μπορούσα να κάνω, έτσι ώστε να καλύψω τις δερματικές βλάβες στο πρόσωπό μου;*

Ναι. Υπάρχουν καλλυντικά που μπορούν να καλύψουν τις βλάβες και ταυτόχρονα να λειτουργούν ως αντηλιακά.

▶ *Πώς μπορώ να ξέρω ότι ο «Λύκος» μου είναι σε έξαρση;*

Θα εμφανίσετε συμπτώματα που είχατε και στο παρελθόν (αν και μερικές φορές εμφανίζονται και κάποια νέα συμπτώματα). Μερικά από αυτά είναι:

- Πυρετός. Θερμοκρασία πάνω από 37. 5˚ C που διαρκεί πάνω από 5-7 ημέρες
- Πόνος και οίδημα των αρθρώσεων
- Επιδείνωση του αισθήματος κόπωσης
- Δερματικά εξανθήματα
- Πληγές στο στόμα και στη μύτη

▶ *Υπάρχει συσχέτιση μεταξύ των εξάρσεων της νόσου και των ορμονών;*

Έχει παρατηρηθεί ότι σε μερικές περιπτώσεις η έξαρση του Λύκου εμφανίζεται κατά την κύηση, την έμμηνο ρύση, τη λήψη αντισυλληπτικών και τη θεραπεία υποκατάστασης με οιστρογόνα. Οι συσχετισμοί αυτοί υποδηλώνουν ότι οι ορμόνες παίζουν κάποιο ρόλο στην παθογένεια της νόσου. Επιπρόσθετα, το γεγονός ότι οι γυναίκες προσβάλλονται πολύ πιο συχνά από τους άνδρες ενισχύει την παραπάνω συσχέτιση.

▶ *Πότε πρέπει να καλέσω το γιατρό;*

Πρέπει να επικοινωνήσετε με το γιατρό σας σε κάθε αλλαγή ή επιδείνωση των συμπτωμάτων σας. Πρέπει, επίσης, να γνωρίζετε ότι υπάρχουν συγκεκριμένα συμπτώματα που θα πρέπει να σας παρακινήσουν να επισκεφθείτε επειγόντως το γιατρό σας. Μερικά από αυτά είναι:

- Υψηλός πυρετός που διαρκεί περισσότερο από 4-7 ημέρες
- Πόνος στο θώρακα με την αναπνοή
- Επιληπτικοί σπασμοί
- Σύγχυση ή αλλαγές στη διάθεση
- Έντονος πόνος στην κοιλιά
- Αίμα στα κόπρανα ή στον εμετό σας
- Μελανιές ή αιμορραγία στο σώμα
- Συνδυασμός συμπτωμάτων όπως κεφαλαλγία, αυχενική δυσκαμψία και πυρετός

Επίσης υπάρχουν και άλλοι λόγοι για τους οποίους θα πρέπει να μιλήσετε με το γιατρό σας. Για παράδειγμα, αν σας έχει συστήσει κάποια καινούργια θεραπεία και όταν την παίρνετε, διαπιστώνετε ότι τα συμπτώματά σας παραμένουν αμετάβλητα, επιδεινώνονται ή παρουσιάζονται νέα.

▶ *Πόσο χρόνο διαρκεί η έξαρση και πόσο χρόνο η ύφεση;*

Δεν υπάρχει τρόπος να υπολογίσει κανείς ούτε το ένα ούτε το άλλο. Συχνά λέγεται ότι το μόνο σίγουρο σχετικά με το Λύκο είναι το πόσο απρόβλεπτος είναι. Έτσι, δεν μπορεί να γίνει ακριβής πρόβλεψη σχετικά με τις εξάρσεις και τις υφέσεις.

▶ *Έχω Λύκο δυο χρόνια και δεν είμαι ακόμα σε ύφεση. Είναι δυνατό να συμβεί κάτι τέτοιο;*

Ναι. Η πορεία του Λύκου μπορεί να ποικίλει. Μερικοί ασθενείς έχουν εξάρσεις που γρήγορα εναλλάσσονται με υφέσεις. Σε μερικούς δε από αυτούς η πορεία της νόσου είναι μακρύτερη, εμφανίζοντας παρατεταμένη έξαρση και σταθερά συμπτώματα για μεγάλο χρονικό διάστημα.

▶ *Οι ασθενείς με Λύκο εμφανίζουν συχνότερα καρκίνο;*
Όχι. Όμως, ασθενείς που έχουν λάβει χημειοθεραπεία έχουν σχετικά μεγαλύτερες πιθανότητες εμφάνισης καρκίνου απ' ό,τι τα άτομα που δεν έχουν λάβει τη θεραπεία αυτή.

▶ *Μπορεί ο Λύκος να προκαλέσει προβλήματα μνήμης;*
Σε κάποιο στάδιο της νόσου αρκετοί ασθενείς αναφέρουν σύγχυση, διαταραχές μνήμης και δυσκολία στο να εκφράσουν τις σκέψεις τους. Τα συμπτώματα αυτά παρατηρούνται σε ασθενείς με προσβολή του Κεντρικού Νευρικού Συστήματος.

▶ *Σε τι διαφέρει ο Δερματικός από το Συστηματικό Λύκο; Μπορεί ο Δερματικός να μεταπέσει σε Συστηματικό;*
Ο Δερματικός Λύκος προσβάλλει μόνο το δέρμα, ενώ ο Συστηματικός μπορεί να προσβάλει εκτός του δέρματος και οποιοδήποτε άλλο όργανο του σώματος.
Πολύ μικρό ποσοστό ασθενών που εμφανίζει μια μορφή Δερματικού Λύκου (Δισκοειδής) μπορεί να μεταπέσει σε Συστηματικό Λύκο.

▶ *Υπάρχουν φάρμακα που δεν πρέπει να λαμβάνουν όσοι πάσχουν από Λύκο;*
Οι ασθενείς πρέπει να είναι ιδιαίτερα προσεκτικοί όταν λαμβάνουν αντιβιοτικά που ανήκουν στις σουλφοναμίδες. Τα αντιβιοτικά αυτά συνήθως χορηγούνται για λοιμώξεις του ουροποιητικού συστήματος και μπορεί να επιδεινώσουν τη φωτοευαισθησία και να προκαλέσουν αλλεργικές αντιδράσεις. Ασθενείς με αντιφωσφολιπιδικά αντισώματα ή θρομβωτικά επεισόδια καλό θα είναι να αποφεύγουν τα αντισυλληπτικά χάπια που περιέχουν οιστρογόνα.
Ο γιατρός σας πρέπει να ελέγχει πιθανές αλλεργικές αντιδράσεις και την ύπαρξη πιθανής συσχέτισης μεταξύ εξάρσεων και λήψης οιστρογόνων ή αντισυλληπτικών χαπιών.

▶ *Ποια η διαφορά του Λύκου από το Λύκο που προκαλείται από φάρμακα;*
Ο Φαρμακογενής Λύκος είναι σχεδόν πάντα αναστρέψιμος, δηλαδή όλα τα συμπτώματα υποχωρούν όταν διακόπτεται το υπεύθυνο φάρμακο, ενώ ο Συστηματικός Λύκος είναι μη αναστρέψιμος. Ο Φαρμακογενής Λύκος συνήθως ΔΕΝ προσβάλλει τους νεφρούς ή το Κεντρικό Νευρικό Σύστημα.

▶ *Ποια φάρμακα ενοχοποιούνται για την εμφάνιση φαρμακογενούς Λύκου;*
Ο κατάλογος των φαρμάκων που αποδεδειγμένα είναι δυνατό να προκαλέσουν Φαρμακογενή Λύκο είναι ο εξής:
Προκαϊναμίδη: Χρησιμοποιείται κατά της αρρυθμίας.
Υδραλαζίνη: Χρησιμοποιείται ως αντιυπερτασικό.
Ισονιαζίδη: Χρησιμοποιείται στην αντιμετώπιση της φυματίωσης.
Κινιδίνη: Χρησιμοποιείται κατά της αρρυθμίας.
Φαινυτοΐνη: Χρησιμοποιείται κατά της επιληψίας.

▶ *Μου ανακοινώθηκε ότι έχω αντιπυρηνικά αντισώματα (ΑΝΑ) στο αίμα μου αλλά δεν έχω Λύκο. Ο γιατρός μου νομίζει ότι πάσχω από νόσο του συνδετικού ιστού. Τι σημαίνει αυτό;*
Ο συνδετικός ιστός περιλαμβάνει αρθρώσεις, τένοντες, συνδέσμους, χόνδρους, μύες και δέρμα. Υπάρχει πλήθος νοσημάτων του συνδετικού ιστού: Ρευματοειδής Αρθρίτιδα, Λύκος, Σκληρόδερμα, σύνδρομο Sjögren, φαινόμενο Raynaud, Αγγειίτιδα, Πολυμυοσίτιδα, Δερματο-

μυοσίτιδα και άλλα. Στις περισσότερες περιπτώσεις των νοσημάτων αυτών παρατηρούνται αντιπυρηνικά αντισώματα στον ορό. Όμως, θετικά ΑΝΑ μπορεί να υπάρχουν και σε άλλα αυτοάνοσα νοσήματα που δε σχετίζονται με νόσημα του συνδετικού ιστού, όπως είναι π.χ. η θυροειδίτιδα, λοιμώξεις κ.λπ. Η παρουσία των ΑΝΑ δεν προϋποθέτει πάντα την ύπαρξη νόσου, αφού τα αντισώματα αυτά μπορεί, επίσης, να βρεθούν και σε υγιή άτομα, ειδικά σε ηλικιωμένους. Είναι δυνατόν ένας ασθενής να εμφανίζει εκδηλώσεις που δεν είναι αρκετές για να καθορίσουν την τελική διάγνωση ενός εκ των παραπάνω νοσημάτων. Στην περίπτωση αυτή, θεωρούμε ότι ο ασθενής πάσχει από ένα αυτοάνοσο νόσημα του συνδετικού ιστού.

▸ *Μου ανακοινώθηκε ότι είμαι ΑΝΑ θετικός και υποφέρω από πόνους, αλλά ο γιατρός μου έχει τη γνώμη ότι πάσχω από ινομυαλγία και όχι από Λύκο. Τι σημαίνει αυτό;*
Οι ασθενείς με ΑΝΑ θετικά, αρθραλγίες και μυαλγίες δεν έχουν απαραιτήτως Λύκο. Η ινομυαλγία, κατάσταση συχνή σε γυναίκες, εξηγεί πολλές φορές γενικευμένους πόνους, σε μικρό δε ποσοστό και σε χαμηλούς τίτλους μπορεί να συνοδεύεται με θετικά ΑΝΑ.

▸ *Γιατί είναι τόσο δύσκολο να διαγνωστεί ο Λύκος;*
Είναι δύσκολο για τους ακόλουθους λόγους:
- Ο Συστηματικός Λύκος είναι μια ασθένεια πολυσυστηματική. Πριν διαγνωσθεί μια τέτοια νόσος πρέπει να υπάρχουν συμπτώματα σε πολλά σημεία του σώματος, αλλά και εργαστηριακά ευρήματα που να συνηγορούν για την ύπαρξη συστηματικής νόσου.
- Η τυπική του μορφή, μερικές φορές, δεν εκδηλώνεται γρήγορα, αλλά εξελίσσεται αργά. Τα συμπτώματα «πηγαινοέρχονται» και χρειάζεται χρόνος για να συγκεντρωθούν τα στοιχεία μιας πολυσυστηματικής νόσου.
- Ο Συστηματικός Λύκος είναι επίσης γνωστός ως «Μεγάλος Μίμος», γιατί μιμείται πολλές άλλες ασθένειες.
- Δεν υπάρχει διαγνωστική δοκιμασία που να επιβεβαιώνει την ύπαρξή του. Στην πραγματικότητα, αν και πολλοί άνθρωποι εμφανίζουν θετικά εργαστηριακά ευρήματα και συγκεκριμένα, θετικά τα αντιπυρηνικά αντισώματα, δεν πάσχουν από την ασθένεια.

▸ *Έχω δει έναν κατάλογο με τα συμπτώματα του Λύκου και τα έχω σχεδόν όλα. Ο γιατρός που πήγα δεν πιστεύει ότι έχω Λύκο. Πώς μπορώ να σιγουρευτώ για το αν έχω ή όχι τη νόσο;*
Η διάγνωση του Συστηματικού Ερυθηματώδους Λύκου βασίζεται στην παρουσία ορισμένων συμπτωμάτων και κλινικών ευρημάτων, καθώς και σε παθολογικά εργαστηριακά ευρήματα. Εάν ο γιατρός σας είναι ειδικός για τη νόσο, θα πρέπει να τον εμπιστεύεστε. Αν αμφιβάλλετε, μπορείτε να ζητήσετε και μια δεύτερη γνώμη. Η αλλαγή όμως πολλών γιατρών μπορεί να σας οδηγήσει σε μεγαλύτερη σύγχυση!

▸ *Από ποιες άλλες ασθένειες μπορεί να προσβληθώ αν έχω Λύκο;*
Περίπου ένας στους πέντε ασθενείς με Λύκο πάσχει και από σύνδρομο Sjögren. Το σύνδρομο αυτό προκαλεί ξηρότητα των οφθαλμών και του στόματος, πήρε δε το όνομά του από το Σουηδό οφθαλμίατρο, τον Henrik Sjögren.
Περίπου ένας στους δέκα ασθενείς με Λύκο πάσχει από μια αυτοάνοση νόσο που προσβάλλει το θυρεοειδή αδένα, ονομάζεται Θυρεοειδίτιδα Hashimoto (βλ. σελίδα 136) και τον αναγκάζει να υπολειτουργεί. Όταν ο θυρεοειδής αδένας υπολειτουργεί, είναι συχνά διογκωμένος. Προκαλεί

ξηρότητα του δέρματος, αύξηση σωματικού βάρους και ενδεχομένως «νωθρότητα». Όλα αυτά τα συμπτώματα θεραπεύονται με τη λήψη δισκίων θυρεοειδικής ορμόνης. Σπανιότερα, άτομα με Λύκο μπορεί να εμφανίσουν Ρευματοειδή Αρθρίτιδα ή Πολυμυοσίτιδα (βλ. σελίδα 79).

▸ *Τι μπορώ να περιμένω στο μέλλον; Θα μπορώ να δημιουργήσω οικογένεια;*
Πριν από χρόνια δεν επιτρεπόταν οι γυναίκες με Λύκο να αποκτήσουν παιδιά. Σήμερα, η πρόοδος που έχει σημειωθεί τόσο στη διάγνωση, όσο και στη θεραπεία του Λύκου σπάνια στερεί από την ασθενή τη δυνατότητα εγκυμοσύνης. Έτσι, εκτός από τις περιπτώσεις όπου υπάρχει μέτρια ή σοβαρή προσβολή οργάνων ή το άτομο είναι υποχρεωμένο να λαμβάνει ανοσοκατασταλτικά/ανοσοτροποποιητικά φάρμακα, τα οποία θα έθεταν τη μητέρα σε κίνδυνο, δεν υπάρχει κανένας απολύτως λόγος που να μην επιτρέπει σε μια ασθενή με Λύκο να μείνει έγκυος. Πάντως, πρέπει να γνωρίζετε ότι υπάρχει μεγαλύτερος κίνδυνος έξαρσης της νόσου κατά την κύηση και τρεις έως τέσσερις εβδομάδες μετά τον τοκετό. Έτσι, όλες οι γυναίκες με Λύκο, που είναι έγκυες, πρέπει να παρακολουθούνται στενά τόσο από Μαιευτήρα-Γυναικολόγο, εξοικειωμένο με τη νόσο και με εγκυμοσύνες υψηλού κινδύνου, όσο και από το θεράποντα γιατρό τους. Το 50% των κυήσεων σε ασθενείς με Λύκο ολοκληρώνονται φυσιολογικά, το 25% θα φέρουν στη ζωή φυσιολογικά πρόωρα και το υπόλοιπο 25% θα οδηγήσει σε αποβολή ή σε θάνατο του εμβρύου.

▸ *Θα μπορώ να συνεχίσω να εργάζομαι κανονικά;*
Οι περισσότεροι ασθενείς με Λύκο μπορούν και συνεχίζουν να εργάζονται κανονικά. Μερικοί αναγκάζονται να συνεχίσουν την εργασία τους με μειωμένο ωράριο ή να τροποποιήσουν το εργασιακό περιβάλλον ή το πρόγραμμά τους. Άλλοι, πάλι, υποχρεώνονται να πάρουν άδεια για κάποιο χρονικό διάστημα, κάποιοι άλλοι αδυνατούν να συνεχίσουν την εργασία τους λόγω της ενεργότητας της νόσου, ενώ πολύ λίγοι είναι ανίκανοι να εργαστούν.

▸ *Το παιδί μου έχει Λύκο. Ποια είναι η πρόγνωση;*
Τα τελευταία είκοσι χρόνια η πρόγνωση για τα παιδιά και τους ενήλικες με Λύκο είναι πολύ καλή. Με τις νέες θεραπείες τα παιδιά ανταποκρίνονται τόσο καλά, όσο και οι ενήλικες.

▸ *Είναι ο Λύκος θανατηφόρος νόσος;*
Γενικά, ο Λύκος δεν είναι θανατηφόρος νόσος. Στην πραγματικότητα, σήμερα, με τη σωστή παρακολούθηση και θεραπεία, το 80 με 90% των ασθενών με Λύκο μπορεί να ζήσει φυσιολογικά. Ο Λύκος όμως ποικίλλει σε ένταση και σοβαρότητα, υπάρχουν άτομα που εμφανίζουν ήπια μορφή της νόσου, άλλα μέτρια μορφή και άλλα σοβαρή μορφή που, βέβαια, είναι πιο δύσκολο να τεθεί υπό έλεγχο και να θεραπευτεί.

▶ *Εάν έχω Λύκο, ποια είναι μακροπρόθεσμα η προοπτική της νόσου;*

Για αρκετούς ασθενείς ο Λύκος δεν είναι σοβαρό πρόβλημα. Όμως, για μερικά άτομα μπορεί να είναι μια πολύ προβληματική κατάσταση. Αν έχετε μία από τις πιο σοβαρές μορφές του Λύκου, θα πρέπει να παρακολουθείστε από έναν ειδικό γιατρό και να νοσηλεύεστε, όταν χρειάζεται, σε μια εξειδικευμένη για τη νόσο κλινική. Η προσεκτική και συστηματική παρακολούθηση αυτών των ασθενών είναι αναγκαία.

▶ *Τι μπορώ να κάνω για την αύξηση του βάρους που προκαλείται από την κορτιζόνη;*

Η αυξημένη όρεξη είναι από τις γνωστές παρενέργειες της θεραπείας με κορτικοστεροειδή. Συχνά η έγκαιρη ενημέρωση για την εμφάνιση λαιμαργίας λόγω της κορτιζονοθεραπείας αποτελεί και το πρώτο βήμα για την αντιμετώπιση της αύξησης του σωματικού βάρους. Αν πρέπει να λάβετε κορτικοστεροειδή ή να αυξήσετε τη δόση τους, καλό είναι να ακολουθήσετε μια πιο υγιεινή διατροφή και κυρίως να την τηρήσετε πιστά. Όμως, ακόμη και όταν αισθάνεστε πολύ πεινασμένοι, υπάρχουν μερικά πράγματα που μπορείτε να κάνετε για να καταπολεμήσετε τη λαιμαργία σας:

- Πιείτε ένα μεγάλο ποτήρι χυμό λαχανικών χαμηλής περιεκτικότητας σε αλάτι.
- Φάτε ένα πιάτο ωμών λαχανικών βουτηγμένα σε ξινή κρέμα χωρίς λιπαρά.
- Αν μπορείτε, βγείτε για έναν περίπατο.
- Πιείτε ένα φλιτζάνι καφέ χωρίς καφεΐνη, με γάλα που έχει χαμηλά λιπαρά.

Όλα αυτά αποτελούν υποκατάστατα χαμηλών λιπαρών που μπορούν να μειώσουν τις προσλαμβανόμενες θερμίδες και να εμποδίσουν την αύξηση του σωματικού σας βάρους. Η λήψη κορτικοστεροειδών μπορεί, επίσης, να αυξήσει την κατακράτηση υγρών. Μπορείτε να βοηθηθείτε περιορίζοντας την πρόσληψη αλατιού, αποφεύγοντας τυποποιημένα και προμαγειρεμένα τρόφιμα. Αν πρόκειται να φάτε αυτές τις τροφές, θα πρέπει να ελέγχετε τις ετικέτες και να βεβαιώνεστε ότι δεν περιέχουν περισσότερο από 200 mg νατρίου ανά μερίδα. Αν μπορείτε να αποφύγετε τα τυποποιημένα κρέατα, όπως κονσέρβες, λουκάνικα και μπέικον, θα έχετε καταφέρει να μειώσετε την πρόσληψη νατρίου.

▶ *Έχουν θέση τα βότανα στη θεραπεία του Λύκου;*

Η απάντηση είναι αρνητική. Υπάρχει μεγάλο ενδιαφέρον στις μέρες μας για χρήση εναλλακτικής ιατρικής, όμως δεν είναι επιστημονικά τεκμηριωμένο ότι τα βότανα ή οι βιταμίνες βοηθούν στη θεραπεία του Λύκου. Επιπλέον, πρέπει να είμαστε ιδιαίτερα προσεκτικοί, αφού κάποια βότανα περιέχουν επικίνδυνες ουσίες ή ουσίες που μπορούν να αλληλεπιδρούν με τα φάρμακα που παίρνετε.

▶ *Ο βελονισμός βοηθά στο Λύκο;*

Ο βελονισμός ανήκει στην εναλλακτική ιατρική και δεν έχει τεκμηριωθεί επιστημονικά η συμβολή του στη θεραπεία του Λύκου. Από μελέτες που έγιναν φαίνεται ότι μπορεί να αποτελέσει συμπληρωματική θεραπεία για την οσφυαλγία, την αυχεναλγία και την ινομυαλγία.

Ποιες έρευνες έχουν γίνει για το Λύκο;

Ο Λύκος βρίσκεται στο επίκεντρο εντατικής έρευνας, καθώς οι επιστήμονες προσπαθούν να προσδιορίσουν την αιτία πρόκλησης της νόσου και να βρουν τον αποτελεσματικότερο τρόπο αντιμετώπισής της. Μερικά από τα ερωτήματα που τους απασχολούν είναι τ' ακόλουθα: σε ποιους εκδηλώνεται η νόσος και γιατί; Γιατί οι γυναίκες είναι πιο επιρρεπείς; Γιατί ποικίλλει η συχνότητα της νόσου σε ορισμένες φυλές ή σε μερικούς πληθυσμούς κρατών; Τι διαταράσσεται στο ανοσοποιητικό σύστημα και γιατί; Πώς μπορεί να διορθωθεί η υπερλειτουργία του ανοσοποιητικού συστήματος; Ποια είναι η αποτελεσματικότερη θεραπευτική προσέγγιση;

Στην προσπάθειά τους να απαντήσουν σε αυτά τα ερωτήματα, οι επιστήμονες αναπτύσσουν νέους και αποτελεσματικότερους τρόπους μελέτης της νόσου. Πραγματοποιούν εργαστηρια-κές μελέτες συγκρίνοντας διάφορες παραμέτρους του ανοσοποιητικού συστήματος ασθενών που πάσχουν από Λύκο ή από άλλα νοσήματα. Επίσης, πειραματίζονται σε ποντίκια που εμ-φανίζουν διαταραχές παρόμοιες μ' αυτές της νόσου προκειμένου να κατανοήσουν καλύτερα τις διαταραχές του ανοσοποιητικού συστήματος που παρατηρούνται στο Λύκο και να ανακα-λύψουν νέες θεραπείες.

Η ταυτοποίηση των γονιδίων που σχετίζονται με την εκδήλωση του Λύκου αποτελεί ενεργό πεδίο έρευνας. Για παράδειγμα, οι ερευνητές υποψιάζονται ότι υπάρχει κάποια γενετική δια-ταραχή στη διαδικασία της κυτταρικής απόπτωσης, δηλαδή του «προγραμματισμένου κυττα-ρικού θανάτου». Η διαδικασία της απόπτωσης μπορεί να παρομοιαστεί με την πτώση των φύλλων των δέντρων το φθινόπωρο. Έτσι, ο οργανισμός αποβάλλει τα κύτταρα που ολοκλή-ρωσαν την αποστολή τους και πρέπει να αντικατασταθούν. Όταν διαταράσσεται η διαδικασία της απόπτωσης, είναι δυνατό να παραμείνουν ορισμένα κύτταρα που μπορεί να βλάψουν τους ιστούς του ίδιου του οργανισμού. Για παράδειγμα, σε γενετικά τροποποιημένο γένος ποντικών που εκφράζει νόσο παρόμοια με το Λύκο ένα από τα γονίδια, που ελέγχουν την απόπτωση, είναι ελαττωματικό. Όταν αυτό αντικατασταθεί με φυσιολογικό γονίδιο, οι ποντικοί δεν εμφα-νίζουν σημεία της νόσου.

Άλλο ενεργό πεδίο έρευνας στο Λύκο αποτελεί η μελέτη του συμπληρώματος, μιας ομάδας πρωτεϊνών του αίματος που συμμετέχει στη λειτουργία του ανοσοποιητικού συστήματος. Το συμπλήρωμα δρα υποστηρίζοντας τα αντισώματα και βοηθώντας τα να καταστρέφουν ξένες ουσίες που εισβάλλουν στον οργανισμό. Όταν τα επίπεδα του συμπληρώματος είναι χαμηλά, ο οργανισμός είναι λιγότερο ικανός να καταπολεμά ή να καταστρέφει ξένες ουσίες. Εάν αυτές οι ουσίες δεν αποβληθούν από τον οργανισμό, το ανοσοποιητικό σύστημα μπορεί να υπερ-δραστηριοποιηθεί και ν' αρχίσει να παράγει αυτοαντισώματα.

Από πρόσφατες εκτεταμένες μελέτες που έγιναν σε οικογένειες με Λύκο, έχει προσδιορι-στεί ένας αριθμός γενετικών περιοχών που φαίνεται να προδιαθέτουν στην ανάπτυξη της νόσου. Αν και τα συγκεκριμένα γονίδια και η λειτουργία τους παραμένει άγνωστη, εντούτοις, η πρόοδος στην αποκωδικοποίηση του ανθρώπινου γονιδιώματος υπόσχεται πολλά όσον αφορά στην ταυτοποίηση των γονιδίων αυτών στο εγγύς μέλλον. Έτσι, γίνεται σαφέστερη η φύση των επικίνδυνων παραγόντων που μπορούν να οδηγήσουν στο Λύκο, καθώς και η δυνα-τότητα αλλαγής τους.

Θεωρείται ότι τα αυτοάνοσα νοσήματα, όπως ο Λύκος, προκαλούνται όταν ένα άτομο με γενετική προδιάθεση έρθει σε επαφή με άγνωστο περιβαλλοντικό παράγοντα. Υπό αυτές τις συνθήκες μπορεί να ενεργοποιηθεί η μη φυσιολογική ανοσοαπόκριση και να οδηγήσει στην εμφάνιση των σημείων και των συμπτωμάτων του Λύκου. Η έρευνα επικεντρώνεται τόσο στη γενετική προδιάθεση, όσο και στον περιβαλλοντικό «πυροδότη» μηχανισμό. Μολονότι το περιβαλλοντικό έναυσμα παραμένει άγνωστο, μικροβιακοί παράγοντες, όπως ο ιός Epstein Barr (που προκαλεί τη λοιμώδη μονοπυρήνωση), έχουν θεωρηθεί υπαίτιοι για την ενεργοποίηση της νόσου. Επίσης, οι ερευνητές μελετούν άλλους παράγοντες που πιθανώς επηρεάζουν την προδιάθεση ενός ατόμου στην εμφάνιση του Λύκου. Για παράδειγμα, επειδή ο Λύκος είναι πιο συχνός στις γυναίκες απ' ό,τι στους άνδρες, ορισμένοι μελετητές διερευνούν το ρόλο των ορμονών στην εκδήλωση και στην πορεία της νόσου.

Ένα ακόμη πεδίο έρευνας αποτελεί η εξεύρεση καλύτερων θεραπευτικών σχημάτων. Πρωταρχικός στόχος της έρευνας αυτής είναι η ανάπτυξη θεραπευτικών σχημάτων που θα μπορέσουν να ελαχιστοποιήσουν την ανάγκη χρήσης κορτικοστεροειδών. Οι επιστήμονες προσπαθούν να προσδιορίσουν συνδυαστικές θεραπευτικές που, ίσως, είναι πιο αποτελεσματικές από μια και μόνο θεραπευτική αγωγή. Επίσης, το ενδιαφέρον των ερευνητών στρέφεται γύρω από τη χρησιμοποίηση ανδρικών ορμονών (ανδρογόνα) για τη θεραπεία της νόσου, ενώ ακόμα στοχεύουν στη βελτίωση της ήδη υπάρχουσας θεραπείας και στην αντιμετώπιση της προσβολής των νεφρών και του Κεντρικού Νευρικού Συστήματος.

Στηριζόμενοι στα σύγχρονα δεδομένα σχετικά με την εξέλιξη της νόσου οι επιστήμονες χρησιμοποιούν νέους «βιολογικούς παράγοντες» για να αναστείλουν επιλεκτικά κάποια τμήματα του ανοσοποιητικού συστήματος. Η ανάπτυξη και η δοκιμή των νέων αυτών φαρμάκων, τα οποία βασίζονται σε ενώσεις που φυσιολογικά βρίσκονται στον οργανισμό, αποτελούν ένα πολλά υποσχόμενο νέο πεδίο έρευνας για το Λύκο. Οι επιστήμονες ευελπιστούν ότι αυτές οι θεραπείες όχι μόνο θα είναι πιο αποτελεσματικές, αλλά και θα συνοδεύονται από λιγότερες παρενέργειες. Άλλες θεραπευτικές μέθοδοι, που εξετάστηκαν πρόσφατα, προτείνουν την επαναδόμηση του ανοσοποιητικού συστήματος με μεταμόσχευση μυελού των οστών.

Ελπίδα για το μέλλον

Σήμερα, με την πρόοδο της έρευνας και την καλύτερη κατανόηση της νόσου η πρόγνωση των ασθενών με Λύκο βρίσκεται σε πολύ καλύτερο στάδιο απ' ό,τι πριν από μια εικοσαετία. Οι ασθενείς ενώ πάσχουν από Λύκο, μπορούν να είναι το ίδιο δραστήριοι στην οικογενειακή και στην εργασιακή τους ζωή. Η δημοσιοποίηση των πρόσφατων ερευνητικών προσπαθειών μεγαλώνει την ελπίδα για ανακάλυψη νέων θεραπειών, για βελτίωση της ποιότητας ζωής των ασθενών και, τέλος, για την εξεύρεση του νέου τρόπου αποτροπής ή ριζικής θεραπείας της νόσου.

ΥΠΟΣΧΟΜΕΝΑ ΠΕΔΙΑ ΕΡΕΥΝΩΝ

➤ **Ταυτοποίηση των γονιδίων που προδιαθέτουν τα άτομα στην εμφάνιση της νόσου.**

➤ **Προσδιορισμός των περιβαλλοντικών παραγόντων που προκαλούν το Λύκο.**

➤ **Ανάπτυξη φαρμάκων ή βιολογικών παραγόντων που θεραπεύουν το Λύκο.**

ΑΝΤΙΦΩΣΦΟΛΙΠΙΔΙΚΟ ΣΥΝΔΡΟΜΟ

Τι είναι το Αντιφωσφολιπιδικό σύνδρομο;

Το Αντιφωσφολιπιδικό σύνδρομο χαρακτηρίζεται από υποτροπιάζουσες θρομβώσεις τόσο στις αρτηρίες όσο και στις φλέβες, που προκαλούνται από αντισώματα που στρέφονται κατά φωσφολιπιδίων και πρωτεϊνών.

Πού οφείλεται το Αντιφωσφολιπιδικό σύνδρομο;

Είναι αυτοάνοση συνδρομή.

Ποια όργανα προσβάλλονται;

Οι θρομβώσεις στο Αντιφωσφολιπιδικό σύνδρομο μπορούν να συμβούν σε κάθε αγγείο (αρτηρία ή φλέβα) και σε κάθε όργανο. Οι θρομβώσεις των φλεβών των κάτω άκρων αποτελούν το πιο συχνό σύμπτωμα. Τα αγγειακά εγκεφαλικά επεισόδια σε νέα άτομα (ηλικίας <50 ετών), η πνευμονική εμβολή και το έμφραγμα του μυοκαρδίου αποτελούν χαρακτηριστικά παραδείγματα θρομβώσεων σε όργανα. Σε πολλές γυναίκες το μόνο σύμπτωμα είναι οι

ΚΛΙΝΙΚΕΣ ΕΚΔΗΛΩΣΕΙΣ ΤΟΥ ΑΝΤΙΦΩΣΦΟΛΙΠΙΔΙΚΟΥ ΣΥΝΔΡΟΜΟΥ

ΚΛΙΝΙΚΕΣ ΕΚΔΗΛΩΣΕΙΣ	ΠΟΣΟΣΤΟ ΕΜΦΑΝΙΣΗΣ
Φλεβικές θρομβώσεις	45 %
Αρτηριακές θρομβώσεις	5 %
Αποβολές	26 %
Νευρολογικές εκδηλώσεις	44 %
Πνευμονικές εκδηλώσεις	19 %
Καρδιακές εκδηλώσεις	25 %
Μειωμένος αριθμός αιμοπεταλίων	41 %
Δικτυωτή πελίδνωση	40 %

αποβολές στο 2ο ή στο 3ο τρίμηνο της εγκυμοσύνης που οφείλονται σε θρόμβωση του πλακούντα (βλ. πίν.). Άλλα χαρακτηριστικά ευρήματα του συνδρόμου είναι ο ελαττωμένος αριθμός αιμοπεταλίων και η δικτυωτή πελίδνωση (ερυθροϊώδες εξάνθημα με τη μορφή δικτυού, κυρίως των κάτω άκρων) (εικ. 5).

Πώς τίθεται η διάγνωση του Αντιφωσφολιπιδικού συνδρόμου;

Υπάρχει στενή συσχέτιση μεταξύ του Συστηματικού Ερυθηματώδους Λύκου και του Αντιφωσφολιπιδικού συνδρόμου. Ένας στους τρεις ασθενείς με Συστηματικό Ερυθηματώδη Λύκο έχει αντισώματα που στρέφονται κατά των φωσφολιπιδίων. Από αυτούς, περίπου ένας στους τρεις θα εμφανίσει κλινικές εκδηλώσεις του Αντιφωσφολιπιδικού συνδρόμου. Η διάγνωση τίθεται από το συνδυασμό των κλινικών εκδηλώσεων και της παρουσίας των αυτοαντισωμάτων κατά φωσφολιπιδίων ή και πρωτεϊνών (αντισώματα κατά καρδιολιπίνης, αντισώματα κατά της β2 γλυκοπρωτεΐνης Ι [β2GPI]) ή του αντιπηκτικού του Λύκου (LA).

5. Ασθενής με Αντιφωσφολιπιδικό σύνδρομο. Δικτυωτή πελίδνωση.

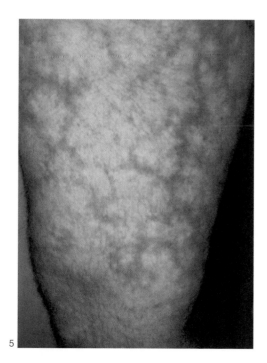

5

Ποια είναι η θεραπεία του Αντιφωσφολιπιδικού συνδρόμου;

Εφόσον το κύριο σύμπτωμα του συνδρόμου είναι οι θρομβώσεις, η θεραπεία στηρίζεται στη χορήγηση αντιπηκτικών. Σε ασθενείς με θρομβώσεις χορηγούνται από του στόματος κουμαρινικά με τακτική παρακολούθηση του χρόνου προθρομβίνης. Για να καταστεί δυνατή επιτυχής εγκυμοσύνη σε γυναίκες με Αντιφωσφολιπιδικό σύνδρομο, χορηγείται κατά τη διάρκεια της κύησης ηπαρίνη χαμηλού μοριακού βάρους και ασπιρίνη 80 mg ημερησίως. Οι ασθενείς πρέπει, επίσης, να αποφεύγουν άλλους παράγοντες που ενοχοποιούνται για θρομβώσεις, όπως το κάπνισμα, την καθιστική ζωή και τα αντισυλληπτικά φάρμακα.

ΣΥΝΔΡΟΜΟ SJÖGREN

Τι είναι το σύνδρομο Sjögren

Το σύνδρομο Sjögren (σ. Σιόγκρεν) είναι ένα αυτοάνοσο νόσημα, δηλαδή νόσημα στο οποίο το αμυντικό σύστημα του οργανισμού στρέφεται εναντίον των δικών του κυττάρων.

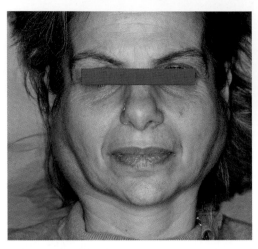

6. Ασθενής με σύνδρομο Sjögren και μεγάλη διόγκωση των παρωτίδων.

Τα κύτταρα του ανοσολογικού συστήματος στρέφονται εναντίον των εξωκρινών αδένων που παράγουν δάκρυα και σάλιο (δακρυϊκοί και σιελογόνοι αδένες) και διαταράσσουν την εύρυθμη λειτουργία τους προκαλώντας ξηροφθαλμία και ξηροστομία (εικ. 6). Η νόσος μπορεί να επηρεάσει και άλλους εξωκρινείς αδένες του οργανισμού προκαλώντας ξηρότητα και σε άλλες περιοχές που φυσιολογικά χρειάζονται υγρασία, όπως είναι η μύτη, ο φάρυγγας, οι βρόγχοι και η τραχεία, το δέρμα και ο κόλπος.

Πρωτοπαθές και δευτεροπαθές σύνδρομο Sjφgren

Το σύνδρομο Sjögren ταξινομείται σε πρωτοπαθές και δευτεροπαθές, ανάλογα με το αν εμφανίζεται μόνο του ή σε συνδυασμό με άλλα νοσήματα.

Στο δευτεροπαθές σ. Sjögren, οι ασθενείς πριν να εκδηλωθεί το εν λόγω σύνδρομο πάσχουν ήδη και από άλλο νόσημα του συνδετικού ιστού, όπως π.χ. Ρευματοειδή Αρθρίτιδα ή Λύκο. Και οι δύο τύποι του συνδρόμου κατατάσσονται στις συστηματικές διαταραχές, επειδή μπορεί να προσβάλουν πολλά όργανα του ανθρώπινου οργανισμού.

Οι ασθενείς που πάσχουν από την πρωτοπαθή νόσο έχουν μεγαλύτερες πιθανότητες να εμφανίσουν ειδικά αυτοαντισώματα αντι-Ro/SSA και αντι-La/SSB στον ορό τους σε σχέση με αυτούς που πάσχουν από δευτεροπαθές σύνδρομο.

Πώς εκδηλώνεται και πώς εξελίσσεται;

Τα κυριότερα συμπτώματα των ασθενών με σύνδρομο Sjögren είναι τα εξής:

- **Ξηροφθαλμία** – Εκδηλώνεται με κάψιμο, κνησμό ή αίσθημα άμμου στα μάτια, τα οποία μπορεί να είναι κόκκινα και ερεθισμένα. Η όραση μπορεί να γίνει θολή και το έντονο φως ενοχλητικό.

- **Ξηροστομία** – Η ξηροστομία δίνει την αίσθηση ότι το στόμα είναι γεμάτο από βαμβάκι, προκαλεί δυσκολία στην κατάποση, στην ομιλία, στη γεύση και στην όσφρηση, καθώς και ξηρό βήχα. Επιπλέον, λόγω της έλλειψης της προστασίας του σάλιου, η ξηροστομία αυξάνει τις πιθανότητες εμφάνισης στοματίτιδας από μύκητες και τερηδόνας των δοντιών.

Και οι δύο τύποι του συνδρόμου Sjögren, το πρωτοπαθές και το δευτεροπαθές, προσβάλλουν διάφορα όργανα του σώματος όπως το δέρμα, τους βλεννογόνους, τις αρθρώσεις, τους πνεύμονες, τους νεφρούς, τα αγγεία, το νευρικό σύστημα και το θυρεοειδή αδένα, προκαλώντας συμπτώματα όπως:

- Ξηροδερμία
- Δερματικά εξανθήματα

- Ξηρότητα κόλπου
- Πόνο στις αρθρώσεις και στους μυς
- Ξηρό βήχα
- Μούδιασμα και μυρμήγκιασμα των άκρων
- Δυσανεξία στη ζέστη ή στο κρύο
- Δυσκοιλιότητα

Όταν το σ. Sjögren προσβάλλει και άλλα μέρη του σώματος πρόκειται για εξωαδενική προσβολή του συνδρόμου, γιατί η φλεγμονή επεκτείνεται τότε και σε άλλους ιστούς και όργανα. Το σ. Sjögren μπορεί, επίσης, να προκαλέσει και καταβολή δυνάμεων με σοβαρές επιπτώσεις στην καθημερινή ζωή.

ΔΕΡΜΑΤΙΚΕΣ ΔΙΑΤΑΡΑΧΕΣ Οι μισοί περίπου ασθενείς με σ. Sjögren έχουν ξηροδερμία. Κάποιοι αισθάνονται κνησμό, μερικές φορές έντονο, ενώ άλλοι εμφανίζουν «σκασμένο» δέρμα. Και στις δύο περιπτώσεις υπάρχει κίνδυνος μόλυνσης.

Για την αντιμετώπιση της ξηροδερμίας μπορούν να χρησιμοποιηθούν ενυδατικές κρέμες ή αλοιφές τρεις με τέσσερις φορές την ημέρα διατηρώντας μ' αυτόν τον τρόπο την υγρασία του δέρματος. Οι λοσιόν είναι λιγότερο ενυδατικές, εξατμίζονται εύκολα επιτείνοντας την ξηροδερμία και γι' αυτό δε συνιστώνται. Επιπλέον, σε ολιγόλεπτο ντους (διάρκειας μικρότερης από πέντε λεπτά) πρέπει να χρησιμοποιείται ενυδατικό σαπούνι, να ακολουθεί απαλό σκούπισμα και ύστερα κάλυψη του σώματος με κρέμα ή αλοιφή. Στην περίπτωση του μπάνιου, συνιστάται η παραμονή μέσα στο νερό από δέκα έως δεκαπέντε λεπτά, ώστε το δέρμα να έχει το χρόνο να απορροφήσει την υγρασία. Εάν αυτές οι οδηγίες δε βοηθήσουν στην καταπολέμηση του κνησμού, ο γιατρός μπορεί να συστήσει χρήση κρέμας ή αλοιφής με φαρμακευτικές ιδιότητες.

Μερικοί ασθενείς με σ. Sjögren, ειδικά εκείνοι που συγχρόνως πάσχουν από Συστηματικό Ερυθηματώδη Λύκο, είναι ευαίσθητοι στην ηλιακή ακτινοβολία και μπορεί να εμφανίσουν εξανθήματα ακόμη και με ελάχιστη έκθεση στον ήλιο (για παράδειγμα μέσα από ένα παράθυρο). Έτσι, όταν υπάρχει ευαισθησία στις ακτίνες του ηλίου, θα πρέπει να χρησιμοποιείται αντηλιακή κρέμα (με δείκτη προστασίας τουλάχιστον 15 βαθμών) κάθε φορά που ο ασθενής βγαίνει έξω. Επιπλέον, θα πρέπει να αποφεύγεται η έκθεση στο ηλιακό φως για μεγάλο χρονικό διάστημα.

ΚΟΛΠΙΚΗ ΞΗΡΟΤΗΤΑ Η ξηρότητα του κόλπου είναι συχνή σε γυναίκες με σ. Sjögren. Επώδυνη σεξουαλική επαφή είναι η πιο συχνή ενόχληση που παρατηρείται. Κολπικά ενυδατικά βοηθούν στη διατήρηση της κολπικής υγρασίας, ενώ τα κολπικά λιπαντικά μπορούν να διευκολύνουν τη σεξουαλική επαφή. Τα κολπικά ενυδατικά υγραίνουν τους στεγνούς ιστούς, δεν έχουν σχεδιαστεί, όμως, για μόνιμη χρήση, ενώ τα κολπικά λιπαντικά θα πρέπει να χρησιμοποιούνται μόνο κατά τη διάρκεια της επαφής, γιατί μπορεί να προκαλέσουν ερεθισμούς και να εμποδίσουν τη φυσιολογική διαδικασία καθαρισμού του κόλπου. Γι' αυτό συνιστάται η χρήση ενός υδατοδιαλυτού λιπαντικού.

Κρέμες δέρματος και αλοιφές ανακουφίζουν από την ξηροδερμία στα εξωτερικά γεννητικά όργανα.

ΣΥΜΠΤΩΜΑΤΑ ΑΠΟ ΤΟ ΑΝΑΠΝΕΥΣΤΙΚΟ ΣΥΣΤΗΜΑ Ασθενείς με σ. Sjögren είναι επιρρεπείς σε πνευμονικά νοσήματα, όπως βρογχίτιδα, τραχειοβρογχίτιδα και λαρυγγοτραχειοβρογχίτιδα. Ανάλογα με την περίσταση, ο γιατρός μπορεί να συστήσει τη χρήση υγραντήρα, τη λήψη φαρμάκων που βοηθούν στη ρευστοποίηση της βλέννας ή τη λήψη κορτικοστεροειδών για την αντιμετώπιση της φλεγμονής. Η πλευρίτιδα είναι φλεγμονή του υμένα που περιβάλλει τους πνεύμονες και θεραπεύεται με μη στεροειδή αντιφλεγμονώδη φάρμακα ή με κορτικοστεροειδή. Η πλευρίτιδα είναι συχνή στο δευτεροπαθές αλλά σπάνια στο πρωτοπαθές σ. Sjögren.

Η ξηροστομία μπορεί να βλάψει τους πνεύμονες, γιατί δυσχεραίνει την κατάποση της τροφής. Έτσι, μπορεί να προκληθεί πνευμονία, δηλαδή λοίμωξη των πνευμόνων, όταν μέρος της τροφής αντί να κατευθυνθεί στο στομάχι, εισέλθει στους πνεύμονες. Πνευμονία μπορεί, επίσης, να εκδηλωθεί όταν βακτήρια του στόματος μεταφερθούν στους πνεύμονες και προκαλέσουν λοίμωξη ή όταν βακτήρια εισχωρήσουν στους πνεύμονες και ο βήχας δεν τα απομακρύνει (μερικοί ασθενείς με σ. Sjögren δεν παράγουν ικανοποιητική ποσότητα βλέννας στους βρόγχους για να απομακρύνουν τα βακτήρια, ενώ άλλοι δεν μπορούν να βήξουν). Η πνευμονία πρέπει να θεραπεύεται έγκαιρα με τη χορήγηση κατάλληλων αντιβιοτικών.

ΑΛΛΑ ΑΙΤΙΑ ΞΗΡΟΤΗΤΑΣ ΒΛΕΝΝΟΓΟΝΩΝ

- Φάρμακα, π.χ. σπασμολυτικά κ.ά.
- Σ. Διαβήτης
- Σαρκοείδωση
- Αμυλοείδωση
- Ιογενείς λοιμώξεις [Ηπατίτιδα C, Επίκτητη ανοσοανεπάρκεια (AIDS)]
- Άγχος – Κατάθλιψη

ΔΙΑΤΑΡΑΧΕΣ ΝΕΦΡΩΝ Οι νεφροί απομακρύνουν τα τοξικά προϊόντα του μεταβολισμού που κυκλοφορούν στο αίμα. Η πιο συχνή διαταραχή των νεφρών σε ασθενείς με σ. Sjögren είναι η διάμεση νεφρίτιδα (η φλεγμονή των ιστών γύρω από τα νεφρικά σωληνάρια), η οποία μπορεί να εμφανιστεί πριν από την ξηροφθαλμία και την ξηροστομία. Η φλεγμονή των ίδιων των φίλτρων των νεφρών (σπειραμάτων) ονομάζεται σπειραματονεφρίτιδα και είναι λιγότερο συχνή. Μερικοί ασθενείς εμφανίζουν νεφρική σωληναριακή οξέωση, πράγμα που σημαίνει ότι δεν μπορούν να απομακρύνουν ορισμένα οξέα μέσω των ούρων. Σε αυτούς τους ασθενείς τα επίπεδα καλίου είναι χαμηλά και η οξεοβασική ισορροπία του αίματος διαταραγμένη. Τα συμπτώματα αυτά μπορεί να επηρεάσουν τη λειτουργία της καρδιάς, των μυών και των νεφρών.

Συχνά οι γιατροί δε θεραπεύουν αυτές τις διαταραχές, εκτός και αν επηρεάζουν τη λειτουργία των νεφρών ή προκαλούν άλλα προβλήματα υγείας. Παρόλα αυτά, παρακολουθούν στενά το πρόβλημα μέσω τακτικών εξετάσεων και, όπου κρίνεται απαραίτητο, συστήνουν τη χορήγηση φαρμάκων (αλκαλικά παράγωγα). Στην περίπτωση της σπειραματονεφρίτιδας χρησιμοποιούνται κορτικοστεροειδή ή ανοσοτροποποιητικά.

ΝΕΥΡΟΛΟΓΙΚΕΣ ΔΙΑΤΑΡΑΧΕΣ Ασθενείς με σ. Sjögren μπορεί να εμφανίσουν νευρολογικά προβλήματα. Το πρόβλημα συνήθως εντιάζεται στο Περιφερικό Νευρικό Σύστημα (ΠΝΣ), το οποίο περιλαμβάνει τα νεύρα που ελέγχουν τις αισθήσεις και την κίνηση. Σύνδρομο καρπιαίου σωλήνα, περιφερική νευροπάθεια και κρανιακή νευροπάθεια αποτελούν παραδείγματα δυσλειτουργίας του περιφερικού νευρικού συστήματος. Στο σύνδρομο του καρπιαίου σωλήνα οι ιστοί που έχουν υποστεί φλεγμονή στην πηχεοκαρπική άρθρωση πιέζουν το μέσο νεύρο προκαλώντας πόνο, μούδιασμα, «μυρμήγκιασμα» και μερικές φορές, αδυναμία των μυών του αντίχειρα, του δείκτη και του μέσου δακτύλου. Στην Περιφερική Νευροπάθεια το ανοσοποιητικό σύστημα επιτίθεται εναντίον των νεύρων προκαλώντας φλεγμονή. Βλάβη των νεύρων μπορεί να προκληθεί και εξαιτίας της φλεγμονής των αγγείων και ανεπαρκούς αιμάτωσής τους. Ανεξάρτητα από το μηχανισμό πρόκλησής της, η περιφερική νευροπάθεια εκδηλώνεται με αίσθημα μουδιάσματος και «μυρμηγκιάσματος» των χεριών και των ποδιών. Όταν προσβάλλονται τα κρανιακά νεύρα, προκαλείται πόνος, απώλεια των αισθήσεων στο πρόσωπο, στη γλώσσα, στα μάτια, στα αυτιά ή στο φάρυγγα και απώλεια γεύσης και όσφρησης.

Οι νευρολογικές διαταραχές θεραπεύονται με αναλγητικά φάρμακα, ενώ αν κριθεί απαραίτητο, μπορεί να προστεθούν κορτικοστεροειδή ή άλλα αντιφλεγμονώδη φάρμακα.

ΔΙΑΤΑΡΑΧΕΣ ΤΟΥ ΠΕΠΤΙΚΟΥ ΣΥΣΤΗΜΑΤΟΣ Η επέκταση της φλεγμονής στον οισοφάγο, στο στομάχι, στο πάγκρεας και στο ήπαρ μπορεί να προκαλέσει συμπτώματα όπως: επώδυνη κατάποση, οπισθοστερνικό κάψιμο, κοιλιακό πόνο, μετεωρισμό (φούσκωμα), ανορεξία, διάρροια και απώλεια βάρους. Μπορεί, επίσης, να προκαλέσει ηπατίτιδα (φλεγμονή του ήπατος) και κίρρωση (καταστροφή της αρχιτεκτονικής του ήπατος). Το σ. Sjögren σχετίζεται με μια ασθένεια του ήπατος που ονομάζεται πρωτοπαθής χολική κίρρωση (ΠΧΚ, σελ. 141), η οποία προκαλεί καταβολή δυνάμεων και κνησμό. Πολλοί ασθενείς με ΠΧΚ έχουν σ. Sjögren.

Η θεραπεία ποικίλλει, εξαρτάται από τον εντοπισμό της νόσου και περιλαμβάνει παυσίπονα, αντιφλεγμονώδη, κορτικοστεροειδή και ανοσοκατασταλτικά φάρμακα.

ΣΥΝΥΠΑΡΧΟΝΤΑ ΑΥΤΟΑΝΟΣΑ ΝΟΣΗΜΑΤΑ Συχνά σε ασθενείς με σ. Sjögren συνυπάρχουν και άλλα νοσήματα αυτοάνοσης αιτιολογίας όπως:

1. Η Πολυμυοσίτιδα είναι φλεγμονή των μυών που εκδηλώνεται με αδυναμία, πόνο, δυσκολία στην κίνηση και σε μερικές περιπτώσεις, με διαταραχές στην αναπνοή και στην κατάποση. Εάν προσβληθεί και το δέρμα, το νόσημα ονομάζεται Δερματομυοσίτιδα. Η νόσος αντιμετωπίζεται με κορτικοστεροειδή και ανοσοκατασταλτικά.

2. Φαινόμενο Raynaud. Λέγοντας ότι ένας ασθενής παρουσιάζει το φαινόμενο Raynaud, εννοούμε ότι τα αγγεία στα χέρια και στα πόδια του συσπώνται μετά από έκθεσή τους στο κρύο με αποτέλεσμα την εμφάνιση πόνου, μυρμηγκιάσματος και μουδιάσματος. Όταν τα αγγεία συστέλλονται, τα δάχτυλα γίνονται λευκά. Μετά από λίγο μεταβάλλονται σε κυανά, καθώς το αίμα, που παραμένει στους ιστούς, λιμνάζει. Όταν το νέο αίμα εισέρχεται στα δάχτυλα, τότε αυτά γίνονται κόκκινα. Το πρόβλημα αντιμετωπίζεται με φάρμακα, τα οποία διαστέλλουν τα αγγεία. Το φαινόμενο Raynaud στο σ. Sjögren συνήθως εμφανίζεται πριν από την ξηροφθαλμία ή την ξηροστομία. Μπορεί, επίσης, να υπάρχει και σε άλλα αυτοάνοσα νοσήματα του συνδετικού ιστού, όπως π.χ. στο Σκληρόδερμα κ.λπ.

3. Η Ρευματοειδής Αρθρίτιδα (ΡΑ) χαρακτηρίζεται από φλεγμονή των αρθρώσεων, η οποία στο τελικό στάδιο μπορεί να καταστρέψει τις αρθρώσεις και να οδηγήσει σε παραμόρφωση τους. Η ΡΑ μπορεί, επιπλέον, να καταστρέψει μυς, αιμοφόρα αγγεία και ζωτικά όργανα. Η θεραπεία εξαρτάται τόσο από τη σοβαρότητα του πόνου και του οιδήματος, όσο και από τα όργανα του σώματος που προσβάλλονται. Περιλαμβάνει δε φάρμακα που αναστέλλουν τη φλεγμονή των αρθρώσεων, φυσικοθεραπεία και ανάπαυση.

4. Το Σκληρόδερμα χαρακτηρίζεται από την παρουσία παχιού, σκληρού δέρματος στο πρόσωπο, στον κορμό και στα άκρα, γεγονός που οφείλεται στην αυξημένη συγκέντρωση κολλαγόνου ουσίας, μιας πρωτεΐνης που υπάρχει σε μεγάλη ποσότητα και έκταση στο δέρμα. Επιπλέον, το Σκληρόδερμα μπορεί να προσβάλει αρθρώσεις και εσωτερικά όργανα, όπως: ο οισοφάγος, το έντερο, οι πνεύμονες, η καρδιά, οι νεφροί και τα αγγεία. Η θεραπεία περιλαμβάνει φάρμακα, π.χ. κορτικοστεροειδή, αγγειοδιασταλτικά, ανοσοκατασταλτικά, μαλακτικά του δέρματος και φυσικοθεραπεία.

5. Ο Συστηματικός Ερυθηματώδης Λύκος (ΣΕΛ) χαρακτηρίζεται από πόνο στις αρθρώσεις και τους μυς, αδυναμία, δερματικά εξανθήματα, ενώ στις πιο σοβαρές μορφές προσβάλλει την καρδιά, τους πνεύμονες, τους νεφρούς και το νευρικό σύστημα. Όπως και στη ΡΑ, η θεραπεία του ΣΕΛ εξαρτάται από τα συμπτώματα και τα όργανα που έχουν προσβληθεί. Περιλαμβάνει ανάπαυση, κορτικοστεροειδή και ανοσοκατασταλτικά φάρμακα (σ. 34-35).

6. Η Αγγειίτιδα είναι φλεγμονή των αιμοφόρων αγγείων, η οποία οδηγεί σε στένωση των αγγείων και ανεπαρκή αιμάτωση των διαφόρων ιστών και οργάνων του σώματος με αποτέλεσμα τη διαταραχή της λειτουργίας τους.

7. Οι αυτοάνοσες δυσλειτουργίες του θυρεοειδούς είναι συχνές στο σ. Sjögren. Μπορεί να εκδηλωθούν είτε με τη μορφή υπερθυρεοειδισμού (νόσος του Graves) είτε με τη μορφή υποθυρεοειδισμού (νόσος Hashimoto). Περίπου οι μισοί από τους ασθενείς με αυτοάνοση νόσο του θυρεοειδούς πάσχουν επίσης και από το σ. Sjögren και πολλοί απ' αυτούς παρουσιάζουν θυρεοειδοπάθεια.

Ποιους προσβάλλει;

Το σύνδρομο Sjögren, όπως άλλωστε και τα περισσότερα αυτοάνοσα νοσήματα, είναι κατεξοχήν νόσος των γυναικών (οι γυναίκες εμφανίζουν τη νόσο συχνότερα από τους άνδρες σε αναλογία 9 προς 1). Στην Ελλάδα, 0,3 με 0,6% των γυναικών ηλικίας από 19 έως 75 ετών πάσχει από το νόσημα αυτό. Άτομα όλων των ηλικιών μπορεί να προσβληθούν, αλλά η νόσος εμφανίζεται συχνότερα μετά την ηλικία των 40 ετών σε άτομα οποιασδήποτε φυλής και εθνικότητας. Η εμφάνισή της στα παιδιά είναι σπανιότερη.

Τι προκαλεί το σύνδρομο Sjögren;

Οι ερευνητές πιστεύουν ότι το σ. Sjögren προκαλείται από συνδυασμό γενετικών και περιβαλλοντικών παραγόντων. Πιθανώς υπάρχει ένας μεγάλος αριθμός διαφορετικών γονιδίων που ευθύνονται για την εμφάνιση της νόσου, χωρίς αυτό να σημαίνει ότι είναι γνωστή η ταυτότητα του υπεύθυνου γονιδίου, διότι υπάρχουν ενδείξεις ότι διαφορετικά γονίδια συμμετέχουν στον κάθε ασθενή. Για παράδειγμα, διαφορετικά είναι τα γονίδια που προδιαθέτουν τους λευκούς Καυκάσιους στην εμφάνιση της νόσου και άλλα αυτά που προδιαθέτουν τους ασθενείς Αφρικανοαμερικανικής καταγωγής. Η παρουσία ενός από αυτά τα γονίδια δε σημαίνει ότι ένα άτομο απαραίτητα θα νοσήσει, αφού πρέπει να υπάρξει κάποια αφορμή που θα ενεργοποιήσει το αμυντικό σύστημα του οργανισμού.

Το αρχικό ερέθισμα μπορεί να είναι μια ιογενής λοίμωξη, η οποία μπορεί να δράσει ως εξής: άτομο που φέρει τα σχετικά με το σ. Sjögren γονίδια προσβάλλεται από ίωση. Ο ιός διεγείρει το ανοσοποιητικό σύστημα, η δράση του οποίου τροποποιείται από την παρουσία των γονιδίων, και τα αμυντικά κύτταρα (λεμφοκύτταρα) στρέφονται εναντίον των αδένων του στόματος και των οφθαλμών. Με αυτόν τον τρόπο τα λεμφοκύτταρα επιτίθενται στα κύτταρα των αδένων προκαλώντας φλεγμονή, η οποία επηρεάζει τη λειτουργία τους. Τα λεμφοκύτταρα «πεθαίνουν» μετά την επίθεσή τους μέσω μιας φυσικής διαδικασίας που ονομάζεται απόπτωση ή προγραμματισμένος κυτταρικός θάνατος. Στους ασθενείς, όμως, με σύνδρομο Sjögren φαίνεται ότι τα λεμφοκύτταρα αυτά είναι αθάνατα και συνεχίζουν να επιτίθενται προκαλώντας περαιτέρω βλάβες.

Τέλος, ο ρόλος του ενδοκρινικού και του νευρικού συστήματος στην παθογένεια του συνδρόμου συνεχίζει ν' αποτελεί αντικείμενο μελέτης.

Πώς γίνεται η διάγνωση;

Η διάγνωση του συνδρόμου βασίζεται πρώτα απ' όλα στη λήψη ενός λεπτομερούς ιατρικού ιστορικού, το οποίο περιλαμβάνει ερωτήσεις σχετικά με τη γενικότερη κατάσταση της υγείας του ασθενούς, τα σχετικά με τη νόσο συμπτώματα, το οικογενειακό ιστορικό, την κατανάλωση αλκοόλ, το κάπνισμα ή τη χρήση φαρμάκων ή άλλων ουσιών. Στη συνέχεια ακολουθεί ολοκληρωμένη κλινική εξέταση για να ελεγχθεί αν το σ. Sjögren έχει προσβάλει άλλα όργανα.

Ο ασθενής θα πρέπει, επίσης, να υποβληθεί σε κάποιες εξετάσεις. Συγκεκριμένα, θα πρέπει να εξετασθούν σχολαστικά τα μάτια και το στόμα του για να εκτιμηθεί η συμμετοχή του σ. Sjögren στην εμφάνιση των συμπτωμάτων και η σοβαρότητα της κατάστασης. Στη συνέχεια θα ζητηθεί από τον ασθενή να υποβληθεί και σε άλλες εξετάσεις, προκειμένου να διαπιστωθεί κατά πόσο η νόσος έχει προσβάλει και άλλα όργανα του σώματος.

Οι συνήθεις οφθαλμολογικές και στοματολογικές εξετάσεις είναι οι εξής:

- **Schirmer test** – Η εξέταση αυτή ελέγχει τη λειτουργία του δακρυϊκού αδένα μετρώντας την ποσότητα των δακρύων που παράγονται. Ο γιατρός τοποθετεί μια λεπτή χάρτινη διηθητική ταινία στην οπίσθια επιφάνεια του κάτω βλεφάρου και μετρά τη διαβροχή της ταινίας μετά από πέντε λεπτά. Σε ασθενείς με σ. Sjögren η ύγρανση της διηθητικής ταινίας δεν ξεπερνά τα 5 χιλιοστόμετρα σε 5′ λεπτά.

- **Χρήση χρωστικών** (Ερυθρό της Βεγγάλης) – Οι δοκιμασίες αυτές δείχνουν την έκταση της βλάβης που προκαλεί η ξηρότητα στην επιφάνεια του οφθαλμού. Τοποθετείται μια σταγόνα διαλύματος χρωστικής στον κατώτερο επιπεφυκότα. Η χρωστική επικάθεται στις βλάβες και με ειδικό μηχάνημα (σχισμοειδής λυχνία) αποκαλύπτονται οι περιοχές που έχουν προσβληθεί στον επιπεφυκότα και στον κερατοειδή χιτώνα.

- **Εξέταση στόματος** – Εξετάζεται το εσωτερικό του στόματος για να διαπιστωθούν σημάδια ξηρότητας όπως: ξηρό κολλώδες στόμα, τερηδονισμένα δόντια, πηκτό σάλιο – ακόμη και πλήρης έλλειψη σάλιου–, λεία κόκκινη γλώσσα και σχισμές στις γωνίες του στόματος. Ενδέχεται, επίσης, ο γιατρός να πάρει δείγμα σάλιου για να εξετάσει την ποιότητα και την ποσότητά του. Ακόμη, εξετάζονται οι μεγάλοι σιελογόνοι αδένες (παρωτίδες, υπογλώσσιοι, υπογνάθιοι) για διογκώσεις, μάζες ή άλλες διαταραχές.

- **Βιοψία σιελογόνου αδένα του χείλους** – Αυτή η εξέταση είναι ο καλύτερος τρόπος για να εξακριβωθεί κατά πόσο η ξηροστομία οφείλεται στο σ. Sjögren. Ο γιατρός αφαιρεί για βιοψία μικρούς σιελογόνους αδένες από το εσωτερικό του κάτω χείλους και τους εξετάζει στο μικροσκόπιο μετά από ειδική επεξεργασία. Αν η βιοψία περιέχει συναθροίσεις λεμφοκυττάρων, τότε η βλάβη αυτή συνηγορεί για διάγνωση σ. Sjögren.

Να σημειωθεί ότι υπάρχουν πολλές αιτίες ξηροφθαλμίας και ξηροστομίας, τις οποίες ο γιατρός πρέπει να αποκλείσει πριν καταλήξει στην τελική διάγνωση (βλ. σελ. 52).

Ειδικότερα, τα φάρμακα που μπορούν να προκαλέσουν ξηρότητα είναι τα ακόλουθα:

- Αντιισταμινικά
- Ρινικά αποσυμφορητικά
- Διουρητικά
- Αντιδιαρροϊκά
- Αντιψυχωσικά
- Ηρεμιστικά
- Αντικαταθλιπτικά

Γενικά θεωρείται ότι κάποιος πάσχει από σ. Sjögren εάν έχει ξηροφθαλμία, ξηροστομία και θετική βιοψία χείλους. Ο γιατρός, όμως, οφείλει να ζητήσει επιπρόσθετες εξετάσεις, προκειμένου να διαπιστώσει αν έχουν προσβληθεί άλλα όργανα.

Γενικές εξετάσεις αίματος: για να εκτιμηθούν ο αιματοκρίτης, τα επίπεδα του σακχάρου στο αίμα, η ηπατική και η νεφρική λειτουργία.

Ανοσολογικές εξετάσεις: αυτές οι εξετάσεις ελέγχουν την παρουσία αυτοαντισωμάτων στο αίμα ασθενών με σ. Sjögren. Για παράδειγμα:

Αντιθυρεοειδικά αντισώματα: πρόκειται για αντισώματα, τα οποία στρέφονται εναντίον των πρωτεϊνών του θυρεοειδούς αδένα. Τα αντιθυρεοειδικά αντισώματα συσχετίζονται με την εμφάνιση θυρεοειδίτιδας (φλεγμονής του θυρεοειδούς), η οποία αποτελεί συχνό πρόβλημα σε ασθενείς με σ. Sjögren.

Ανοσοσφαιρίνες και γ-σφαιρίνες: είναι ουσίες που φυσιολογικά βρίσκονται στο αίμα κάθε ανθρώπου με στόχο την προστασία του από τα μικρόβια. Σε ασθενείς με σ. Sjögren παρατηρούνται μεγαλύτερες ποσότητες των ουσιών αυτών απ' ό,τι στα φυσιολογικά άτομα.

Ρευματοειδής παράγοντας: είναι ένα αντίσωμα το οποίο βρίσκεται στο αίμα ασθενών που πάσχουν από Ρευματοειδή Αρθρίτιδα, σύνδρομο Sjögren, αλλά και άλλα νοσήματα.

Κρυοσφαιρίνες: είναι αυτοαντισώματα που καθιζάνουν στο κρύο.

Αντιπυρηνικά αντισώματα (ΑΝΑ): πρόκειται για αντισώματα, τα οποία στρέφονται εναντίον του πυρήνα των κυττάρων.

Αντισώματα ενάντια στα αντιγόνα SSA(Ro) και SSB (La): πρόκειται για ειδικά αντισώματα, τα οποία απαντώνται συχνά στους ασθενείς με σ. Sjögren.

Ακτινογραφία θώρακος: για τη μελέτη των πνευμόνων και της καρδιάς.

Γενική ούρων: για την εκτίμηση της νεφρικής λειτουργίας.

Ποιες ιατρικές ειδικότητες συμμετέχουν στη διάγνωση του συνδρόμου Sjögren;

Επειδή τα συμπτώματα του συνδρόμου Sjögren είναι κοινά με αυτά πολλών άλλων ασθενειών, η διάγνωση μπορεί να αργήσει. Στην πραγματικότητα, το χρονικό διάστημα που μεσολαβεί από την εμφάνιση του πρώτου συμπτώματος της νόσου μέχρι την τελική διάγνωση κυμαίνεται από 2 έως 8 έτη. Σε αυτό το χρονικό διάστημα, ανάλογα με τα συμπτώματα, ο ασθενής μπορεί να επισκεφτεί γιατρούς διαφόρων ειδικοτήτων, ο καθένας από τους οποίους μπορεί να διαγνώσει την ασθένεια και να συμμετάσχει στη θεραπεία. Συνήθως ο Ρευματολόγος είναι εκείνος που συντονίζει τη θεραπεία σε συνεργασία με άλλους εξειδικευμένους γιατρούς, όπως:

- Αλλεργιολόγο
- Οδοντίατρο / Στοματολόγο
- Δερματολόγο
- Γαστρεντερολόγο
- Γυναικολόγο
- Νευρολόγο
- Οφθαλμίατρο
- Ωτορινολαρυγγολόγο
- Πνευμονολόγο
- Νεφρολόγο

7. Ψηλαφητό εξάνθημα (δηλαδή διογκωμένες βλάβες πάνω από την επιφάνεια του υγιούς δέρματος), που οφείλεται σε έξοδο ερυθρών αιμοσφαιρίων από τα αγγεία. Το εξάνθημα αυτό καλείται «ψηλαφητή πορφύρα» και υποδηλώνει την ύπαρξη φλεγμονής στα αγγεία (Αγγειίτιδα).

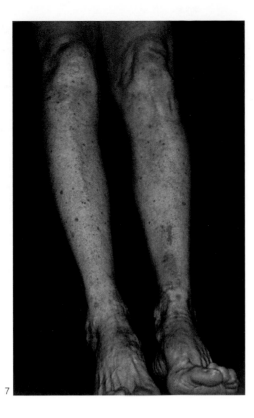

7

Μπορεί το σύνδρομο Sjögren να προκαλέσει λέμφωμα;

Το 5% περίπου των ασθενών με σ. Sjögren εμφανίζει νεοπλασία των λεμφαδένων (λέμφωμα). Συνήθως εκδηλώνεται με ανώδυνη διόγκωση λεμφαδένων στον τράχηλο, στη μασχάλη ή στη βουβωνική χώρα. Ιδιαίτερα στο σ. Sjögren το λέμφωμα μπορεί να προσβάλει τους σιελογόνους αδένες και γι' αυτό, μια διόγκωση των μεγάλων σιελογόνων αδένων που επιμένει πρέπει να εξετάζεται σχολαστικά. Άλλα συμπτώματα που παρατηρούνται στο λέμφωμα είναι:

- Πυρετός αγνώστου αιτιολογίας
- Νυχτερινές εφιδρώσεις
- Συνεχής κόπωση
- Ανεξήγητη απώλεια βάρους
- Κνησμός του δέρματος
- Κόκκινες κηλίδες στα κάτω άκρα (εικ. 7).

Πώς αντιμετωπίζεται το σύνδρομο Sjögren;

Η θεραπευτική αγωγή είναι εξατομικευμένη και διαμορφώνεται βάσει των οργάνων του οργανισμού που έχουν προσβληθεί. Η ανακούφιση από την ξηρότητα είναι το κύριο μέλημα του γιατρού. Για την ξηροφθαλμία χρησιμοποιούνται τεχνητά δάκρυα, ενώ για την ξηροστομία ουσίες που διεγείρουν την παραγωγή του σάλιου. Η υδροχλωρική πιλοκαρπίνη (Salagen) ενδείκνυται για την ανακούφιση από την ξηροστομία και την ξηροφθαλμία. Επιπλέον, σιελο- και βλεννοδιεγερτικά φάρμακα χρησιμοποιούνται για την ξηρότητα της μύτης και του φάρυγγα.

Στο εξωαδενικό σύνδρομο είναι δυνατό να χορηγηθούν κορτικοστεροειδή ή φάρμακα, τα οποία καταστέλλουν το ανοσοποιητικό σύστημα για να αντιμετωπιστεί η προσβολή των πνευμόνων, των νεφρών, των αγγείων ή του νευρικού συστήματος. Η υδροξυχλωροκίνη, η μεθοτρεξάτη και η κυκλοφωσφαμίδη αποτελούν παραδείγματα ανοσοτροποποιητικών φαρμάκων.

Τι μπορώ να κάνω για την ξηροφθαλμία;

Υπάρχουν πολλά σκευάσματα τεχνητών δακρύων τα οποία μπορούν να βοηθήσουν. Επειδή, όμως, έχουν διαφορετική πυκνότητα, θα πρέπει εμπειρικά να βρεθεί το καταλληλότερο. Μερικά σκευάσματα περιέχουν συντηρητικά που πιθανώς να ερεθίζουν τα μάτια, ενώ άλλα, χωρίς συντηρητικά, συνήθως είναι περισσότερο ανεκτά. Επιπλέον, κυκλοφορούν σε συσκευασίες μιας χρήσης, ώστε να αποφευχθεί η μόλυνσή τους από μικρόβια.

Κατά τη διάρκεια του ύπνου, καλό είναι να χρησιμοποιείται οφθαλμική αλοιφή που περιέχει τεχνητά δάκρυα. Οι αλοιφές υγραίνουν και προστατεύουν τον οφθαλμό για πολλές ώρες.

Η υδροξυπροπυλμεθυλσελουλόζη είναι χημική ουσία που λιπαίνει την επιφάνεια του οφθαλμού και εμποδίζει την εξάτμιση των φυσικών δακρύων. Υπάρχει σε μορφή σβώλου, που τοποθετείται στο κάτω βλέφαρο. Με την προσθήκη τεχνητών δακρύων ο σβώλος διασπάται και σχηματίζει επικάλυμμα στον οφθαλμό παγιδεύοντας την υγρασία.

Άλλη εναλλακτική λύση είναι η χειρουργική απόφραξη των δακρυικών πόρων, οι οποίοι παροχετεύουν τα δάκρυα από τα μάτια. Έτσι, τα λίγα δάκρυα διατηρούνται στους οφθαλμούς και τους υγραίνουν. Για προσωρινή απόφραξη των πόρων τοποθετούνται βύσματα κολλαγόνου ή σιλικόνης.

ΟΔΗΓΙΕΣ ΓΙΑ ΤΗ ΦΡΟΝΤΙΔΑ ΤΩΝ ΟΦΘΑΛΜΩΝ

1. **Αν τα τεχνητά δάκρυα που χρησιμοποιούνται ερεθίζουν τα μάτια, δοκιμάστε άλλο σκεύασμα.**

2. **Η χρήση σταγόνων χωρίς συντηρητικά είναι καλύτερα ανεκτή.**

3. **Ανοιγοκλείνετε τα βλέφαρά σας αρκετές φορές το λεπτό, όταν διαβάζετε ή δουλεύετε στον ηλεκτρονικό υπολογιστή.**

4. **Προστατεύετε τα μάτια σας από τον αέρα.**

5. **Τοποθετήστε συσκευή ύγρανσης στα δωμάτια που περνάτε την περισσότερη ώρα, καθώς και στο υπνοδωμάτιο ή προσθέστε σύστημα ύγρανσης στο κλιματιστικό σας.**

6. **Απλώστε τη μάσκαρα στην κορυφή των βλεφαρίδων, για να μην μπαίνει στα μάτια. Αν χρησιμοποιείτε σκιές ματιών, τοποθετήστε τις μόνο στο δέρμα πάνω από τις βλεφαρίδες, όχι κάτω απ' αυτές στο ευαίσθητο δέρμα κοντά στα μάτια.**

7. **Ρωτήστε το γιατρό σας, εάν κάποιο από τα φάρμακά σας επιδεινώνει την ξηρότητα.**

Τι μπορώ να κάνω για την ξηροστομία;

Οι σιελογόνοι αδένες που εξακολουθούν να παράγουν κάποια ποσότητα σάλιου μπορούν να παράγουν και άλλο σάλιο με τη βοήθεια μαστίχας ή καραμέλας χωρίς ζάχαρη, για προστασία από την τερηδόνα, στην οποία προδιαθέτει η ξηροστομία.

Οι ασθενείς με σύνδρομο Sjögren πρέπει να πίνουν συχνά γουλιές νερού ή άλλου ροφήματος χωρίς ζάχαρη, κατά τη διάρκεια της ημέρας, για να υγραίνουν το στόμα. Το νερό πρέπει να πίνεται γουλιά-γουλιά, αφού η λήψη μεγάλων ποσοτήτων υγρών κατά τη διάρκεια της ημέρας δεν ελαττώνει την ξηρότητα. Αντίθετα, προκαλεί συχνουρία και απομάκρυνση της βλέννας από το στόμα επιδεινώνοντας έτσι την κατάσταση.

Τα ξηρά, σκασμένα χείλη αντιμετωπίζονται με τη χρήση ελαιωδών χειλικών επαλείψεων ή κραγιόν.

Εάν το στόμα έχει πληγές, μπορεί να χρησιμοποιηθεί στοματικό διάλυμα, αλοιφή ή ζελέ για επάλειψη της ερεθισμένης περιοχής.

Εάν παράγεται πολύ μικρή ή ακόμα και μηδαμινή ποσότητα σάλιου, ο γιατρός μπορεί να συστήσει υποκατάστατα σάλιου. Αυτά τα προϊόντα μιμούνται μερικές ιδιότητες του σάλιου διατηρώντας το στόμα υγρό, αν δε περιέχουν και φθόριο, μπορεί να εμποδίσουν την εμφάνιση τερηδόνας. Τα υποκατάστατα σάλιου με τη μορφή ζελέ προσφέρουν μεγαλύτερης διάρκειας ανακούφιση.

Υπάρχουν δυο είδη φαρμάκων που διεγείρουν τους σιελογόνους αδένες για την παραγωγή σάλιου: η υδροχλωρική πιλοκαρπίνη και η σιμεβιλίνη. Η επίδρασή τους διαρκεί μερικές ώρες και πρέπει να λαμβάνονται τρεις με τέσσερις φορές την ημέρα.

ΟΔΗΓΙΕΣ ΓΙΑ ΤΗ ΦΡΟΝΤΙΔΑ ΤΗΣ ΥΓΙΕΙΝΗΣ ΤΟΥ ΣΤΟΜΑΤΟΣ

1. **Επισκεφθείτε τον Οδοντίατρό σας τουλάχιστον τρεις φορές το χρόνο για εξέταση και καθαρισμό της πέτρας από τα δόντια.**

2. **Ξεπλένετε το στόμα σας με νερό πολλές φορές την ημέρα. Μη χρησιμοποιείτε στοματικό διάλυμα που περιέχει αλκοόλη, γιατί αυτή προκαλεί μεγαλύτερη ξηρότητα.**

3. **Χρησιμοποιείτε οδοντόκρεμες με φθόριο για να βουρτσίζετε τα δόντια, τα ούλα και τη γλώσσα μετά από κάθε γεύμα και πριν από τον ύπνο. Οδοντόκρεμες χωρίς αφρό προκαλούν λιγότερη ξηρότητα.**

4. **Χρησιμοποιείτε οδοντικό νήμα καθημερινά.**

5. **Αποφεύγετε τη ζάχαρη. Χρησιμοποιείτε μαστίχες και αναψυκτικά χωρίς ζάχαρη. Εάν τρώτε ή πίνετε ζαχαρώδη προϊόντα, βουρτσίζετε αμέσως μετά τα δόντια σας.**

6. **Επισκεφθείτε τον Οδοντίατρό σας μόλις παρατηρήσετε οτιδήποτε ασυνήθιστο, όπως πόνο ή αιμορραγία.**

7. **Ρωτήστε τον Οδοντίατρό σας αν πρέπει να πάρετε συμπληρωματικά φθόριο τη νύχτα ή αν πρέπει να τοποθετήσετε προστατευτικό βερνίκι σμάλτου στα δόντια.**

Ασθενείς με ξηροστομία μπορούν εύκολα να πάθουν στοματικές λοιμώξεις. Σε ασθενείς με σ. Sjögren η μονιλίαση, μια μυκητιασική στοματίτιδα, είναι από τις πιο συχνές. Συνήθως εμφανίζεται με τη μορφή λευκών κηλίδων μέσα στο στόμα, οι οποίες μπορούν να αποκολληθούν ή με την παρουσία ερυθρών περιοχών και αισθήματος καύσου. Θεραπεύεται με τη χρήση τοπικών αντιμυκητιασικών φαρμάκων. Διάφοροι ιοί και βακτήρια μπορούν επίσης, να προκαλέσουν λοιμώξεις στη στοματική κοιλότητα, οι οποίες αντιμετωπίζονται με τα κατάλληλα αντιϊκά ή αντιβιοτικά φάρμακα.

Η σημασία της στοματικής υγιεινής

Το φυσικό σάλιο περιέχει ουσίες, οι οποίες προστατεύουν το στόμα από βακτήρια που προκαλούν τερηδόνα και στοματίτιδα. Αυτό σημαίνει ότι η στοματική υγιεινή είναι εξαιρετικά σημαντική στα άτομα που έχουν ξηροστομία.

Συνηθισμένα ερωτήματα των ασθενών

▶ *Από πού προέρχεται το όνομα Sjögren;*

Πρώτος ο Mikulicz, το 1898, περιέγραψε τα συμπτώματα και γι' αυτό αρχικά ονομάστηκε σύνδρομο Mikulicz. Ο Σουηδός οφθαλμίατρος Henrik Sjögren, το 1933, συσχέτισε τη σοβαρή ξηροφθαλμία και την ξηροστομία με τη Ρευματοειδή Αρθρίτιδα.

▶ *Ποια η διαφορά πρωτοπαθούς και δευτεροπαθούς συνδρόμου Sjögren;*

Το δευτεροπαθές σύνδρομο εμφανίζεται ενώ υπάρχει ήδη άλλη ρευματική νόσος, συνηθέστερα Ρευματοειδής Αρθρίτιδα. Αντίθετα, το πρωτοπαθές δε συνοδεύει άλλη διαταραχή.

▶ *Υπάρχει κληρονομική προδιάθεση; Το σύνδρομο προσβάλλει το έμβρυο κατά την κύηση;*

Υπάρχει μια μικρή αύξηση της συχνότητας των αυτοανόσων νοσημάτων στα παιδιά των ασθενών. Παρόλα αυτά, ο κίνδυνος μεταβίβασης του συνδρόμου Sjögren από την πάσχουσα μητέρα στο παιδί είναι ουσιαστικά ανύπαρκτος. Οι έγκυες ασθενείς πρέπει να ενημερώνουν τους Γυναικολόγους και τους Παιδίατρους για το νόσημα, αφού η μεταφορά των αυτοαντισωμάτων της μητέρας μέσω του πλακούντα μπορεί να δημιουργήσει προβλήματα στο έμβρυο. Έτσι, πολύ σπάνια, κάποια νεογέννητα μπορεί να παρουσιάσουν διαταραχές του καρδιακού ρυθμού, όταν η μητέρα πάσχει από πρωτοπαθές σ. Sjögren.

▶ *Η κύηση επηρεάζει το σύνδρομο Sjögren;*

Γενικά δεν υπάρχουν προβλήματα κατά τη διάρκεια της κύησης αλλά ούτε και μετά από αυτή.

▶ *Υπάρχουν αλλεργικές αντιδράσεις;*

Οι ασθενείς με σύνδρομο Sjögren παρουσιάζουν συχνότερα ανεπιθύμητες ενέργειες από τη λήψη κάποιων φαρμάκων, όπως τα αντιβιοτικά. Για το λόγο αυτό, πρέπει να αποφεύγονται τα φάρμακα εάν δεν είναι πραγματικά απαραίτητα.

▶ *Ποια είναι μακροπρόθεσμα η πρόγνωση στο σύνδρομο Sjögren;*

Η νόσος είναι χρόνια και τα συμπτώματα ενοχλητικά, δε δημιουργούν, όμως, συνήθως ιδιαίτερα προβλήματα και οι ασθενείς δεν παρουσιάζουν κάποια αναπηρία (εκτός αν υπάρχει ταυτόχρονα και άλλη ρευματοπάθεια). Σε μερικούς ασθενείς, όμως, (μικρό ποσοστό) αναπτύσσεται κακοήθεια του λεμφικού συστήματος (λέμφωμα).

▶ *Εμφανίζεται κατάθλιψη στο σύνδρομο Sjögren;*

Η κατάθλιψη μπορεί να παρουσιαστεί με διάφορες μορφές, όπως: δυσκολία στη συγκέντρωση, ανορεξία ή διαταραχές του ύπνου. Δεν έχει ακόμα διευκρινιστεί αν η φλεγμονή και η διαταραχή της ισορροπίας των ορμονών στο σύνδρομο Sjögren συντελούν στην εμφάνιση κατάθλιψης. Σίγουρα, όμως, η χρονιότητα της νόσου, το άγχος και οι διαταραχές του ύπνου αποτελούν προδιαθεσικούς παράγοντες για εμφάνιση κατάθλιψης.

▶ *Τι μπορώ να κάνω για την κατάθλιψη;*

Η χρήση αντικαταθλιπτικών φαρμάκων βοηθά σημαντικά. Υπάρχουν αρκετές διαφορετικές κατηγορίες αντικαταθλιπτικών, τα περισσότερα από αυτά έχουν ως ανεπιθύμητες ενέργειες, μεταξύ

άλλων, την ξηροστομία και τις διαταραχές του ύπνου. Έτσι, είναι απαραίτητη η συνεργασία με-
ταξύ ασθενούς και θεράποντα γιατρού για τη χορήγηση του κατάλληλου φαρμάκου.

▶ *Προκαλεί βραχνάδα το σ. Sjögren;*
Ασθενείς με σ. Sjögren μπορεί να εμφανίσουν βραχνάδα, εάν οι φωνητικές τους χορδές ερε-
θιστούν από την ξηρότητα του φάρυγγα ή το βήχα. Για να αποφύγετε και άλλη καταπόνηση
των φωνητικών χορδών προσπαθήστε να μην «καθαρίζετε» το φάρυγγά σας πριν μιλήσετε.
Αντί αυτού, πιείτε μια γουλιά νερό ή χρησιμοποιήστε μαστίχα ή καραμέλα. Διαφορετικά κάντε
ένα μαλακό «χα», ένα βόμβο ή ένα γέλιο προετοιμάζοντας απαλά τις φωνητικές χορδές πριν
μιλήσετε. «Καθαρίζοντας» το φάρυγγά σας θα πετύχετε το ίδιο πράγμα καταπονώντας, όμως,
τις φωνητικές χορδές, τις οποίες πρέπει να προφυλάσσετε από τους επιπλέον ερεθισμούς.

▶ *Υπάρχει ειδική διατροφή για το σύνδρομο Sjögren;*
Οι ασθενείς με σύνδρομο Sjögren πρέπει να αποφεύγουν τα γλυκά και γενικά τα προϊόντα που
περιέχουν ζάχαρη, αφού είναι γνωστό ότι η ζάχαρη καταστρέφει τα δόντια, που είναι ήδη ευαί-
σθητα λόγω της νόσου. Γίνονται πολλές μελέτες που αφορούν τα λιπίδια, τις βιταμίνες και τα
μεταλλικά άλατα, είναι, όμως, νωρίς να μιλήσουμε για υιοθέτηση αντίστοιχων διατροφών.

▶ *Ποιες έρευνες έχουν γίνει στο σύνδρομο Sjögren;*
Με τη βοήθεια της έρευνας του ανοσολογικού συστήματος, της αυτοανοσίας, της Γενετικής
και των νόσων του συνδετικού ιστού, οι ερευνητές συνεχίζουν να μαθαίνουν όλο και περισσό-
τερα πράγματα σχετικά με το σ. Sjögren. Όσο καλύτερα κατανοούν το γενετικό υπόστρωμα
και τους περιβαλλοντικούς παράγοντες που ενεργοποιούν τη νόσο, τόσο μεγαλύτερες είναι
οι ελπίδες για τη χορήγηση αποτελεσματικότερης θεραπείας. Για παράδειγμα, μελέτες γενε-
τικής θεραπείας έδειξαν ότι πιθανώς, στο μέλλον, να μπορούμε να τοποθετούμε γονίδια στα
κύτταρα των σιελογόνων αδένων που θα ελέγχουν τη φλεγμονή και θα προλαμβάνουν την κα-
ταστροφή τους. Άλλες έρευνες εστιάζονται στον τρόπο με τον οποίο το αμυντικό και το ενδο-
κρινικό σύστημα λειτουργούν στους ασθενείς με σ. Sjögren και στη φυσική ιστορική εξέλιξη
της νόσου.

Ελπίδα για το μέλλον

Οι μελέτες, που γρήγορα θα αποδώσουν καρπούς για εξεύρεση αποτελεσματικής θεραπείας
του συνδρόμου, περιλαμβάνουν:
α. Τον προσδιορισμό του περιβαλλοντικού παράγοντα (ιού) που πυροδοτεί την ασθένεια.
β. Τον καθορισμό του γενετικού υποστρώματος που καθορίζει την προδιάθεση στο σύνδρομο.
  Αυτό επιτυγχάνεται με την ανάλυση του γονιδιώματος πασχόντων και υγιών μελών οικογε-
  νείας στην οποία υπάρχουν τουλάχιστον δύο πάσχοντα άτομα.
γ. Κλινικές μελέτες νέων βιολογικών παραγόντων που θα ελαχιστοποιήσουν τη δράση του ανο-
  σολογικού συστήματος κατά του εαυτού του.

ΣΚΛΗΡΟΔΕΡΜΑ

Τι είναι το Σκληρόδερμα;

Ο ελληνικός όρος «Σκληρόδερμα» (Σκληρό + Δέρμα) έχει επικρατήσει διεθνώς. Μολονότι συχνά αναφέρεται ως μεμονωμένη οντότητα, στην πραγματικότητα, το Σκληρόδερμα αποτελεί σύμπτωμα ομάδας νοσημάτων που χαρακτηρίζονται από αυξημένη ανάπτυξη του συνδετικού ιστού, ο οποίος υποστηρίζει το δέρμα και τα εσωτερικά όργανα. Έτσι, ορισμένες φορές, ο όρος αυτός χρησιμοποιείται γενικότερα για να χαρακτηρίσει τέτοιου είδους διαταραχές. Σε ορισμένους τύπους Σκληροδέρματος αναπτύσσεται σκληρό, «σφικτό» δέρμα, το οποίο αποτελεί το προϊόν της προαναφερόμενης παθολογικής διεργασίας. Εντούτοις, σε άλλες μορφές της νόσου προσβάλλονται τα αιμοφόρα αγγεία και τα εσωτερικά όργανα, όπως η καρδιά, οι πνεύμονες και οι νεφροί.

Στο κεφάλαιο αυτό θα ασχοληθούμε με τους τύπους του Σκληροδέρματος και τις επιμέρους εκδηλώσεις, με τη διάγνωση και τη θεραπευτική αντιμετώπισή τους. Επίσης, θα εξετάσουμε τις πιθανές αιτίες και τις αποτελεσματικότερες θεραπείες της σύγχρονης έρευνας, καθώς και τους τρόπους που θα βοηθήσουν τους ασθενείς με Σκληρόδερμα να ζήσουν υγιέστερα και πιο παραγωγικά.

Πώς εκδηλώνεται και πώς εξελίσσεται το Σκληρόδερμα;

Το σύνολο των νοσημάτων που καλούνται Σκληρόδερμα κατατάσσεται σε δύο κύριους τύπους: στο Εντοπισμένο και στο Συστηματικό Σκληρόδερμα (τα εντοπισμένα νοσήματα προσβάλλουν μόνο συγκεκριμένα μέρη του σώματος, τα συστηματικά νοσήματα μπορούν να προσβάλουν το σύνολο των οργάνων ή των ιστών του οργανισμού). Οι δύο κύριοι τύποι υποδιαιρούνται σε υποκατηγορίες. Αν και υπάρχουν ποικίλες ταξινομήσεις σε τύπους και υποτύπους – και, ενδεχομένως, ο γιατρός σας να χρησιμοποιεί διαφορετικούς όρους απ' αυτούς που διαβάζετε εδώ –, ο κοινός τρόπος κατάταξης αυτών των νοσημάτων είναι ο παρακάτω (εικ. 8):

8. Ταξινόμηση των τύπων του Σκληροδέρματος.

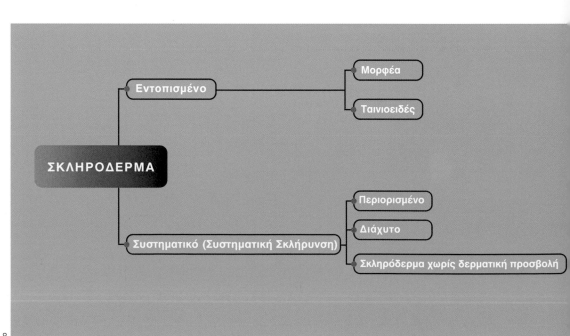

8

Α. Εντοπισμένο Σκληρόδερμα

Οι Εντοπισμένοι τύποι Σκληροδέρματος περιορίζονται στο δέρμα και σε ορισμένες περιπτώσεις στους υποκείμενους μυς, όχι όμως σε εσωτερικά όργανα. Το Εντοπισμένο Σκληρόδερμα δεν εξελίσσεται στη συστηματική μορφή της νόσου. Συχνά, οι εντοπισμένες προσβολές αναπτύσσονται ή εξαφανίζονται από μόνες τους με την πάροδο του χρόνου, ενώ οι δερματικές βλάβες που επέρχονται όταν η νόσος είναι ενεργή, μπορεί να είναι παροδικές. Σε ορισμένους ασθενείς, εκδηλώνεται με βαριά μορφή και οδηγεί σε αναπηρία.

Υπάρχουν δύο διακριτοί τύποι Εντοπισμένου Σκληροδέρματος:

1. Μορφέα: ελληνικός όρος που έχει επίσης επικρατήσει διεθνώς και αναφέρεται σε τοπικές βλάβες Σκληροδέρματος. Οι ερυθρές δερματικές κηλίδες, οι οποίες εξελίσσονται σε παχιές σταθερές, ωοειδείς περιοχές, αποτελούν τα πρώτα σημεία της νόσου. Το κέντρο κάθε βλάβης έχει φιλντισένια απόχρωση με μενεξεδένια όρια. Στις προσβεβλημένες περιοχές η εφίδρωση και η τριχοφυΐα είναι μειωμένες. Οι βλάβες συνήθως εμφανίζονται στο θώρακα, στο επιγάστριο και στη ράχη και σπανιότερα στο πρόσωπο, στα χέρια και στα πόδια.

Η Μορφέα μπορεί να είναι εντοπισμένη ή γενικευμένη.

α) Η Εντοπισμένη Μορφέα περιορίζεται σε μια ή πολλαπλές περιοχές σκλήρυνσης, με διάμετρο που ποικίλλει από 1-30 εκατοστά. Μερικές φορές εμφανίζεται μετά από τραυματισμό ή ακτινοθεραπεία του δέρματος. Ορισμένοι ασθενείς εκδηλώνουν τόσο Μορφέα, όσο και Ταινιοειδές Σκληρόδερμα.

β) Η νόσος αναφέρεται ως **Γενικευμένη Μορφέα**, όταν οι βλάβες γίνονται πολύ σκληρές και σκοτεινού χρώματος και εξαπλώνονται σε μεγάλη έκταση στο δέρμα.

Η Μορφέα γενικά, ανεξάρτητα από τον τύπο της, υποστρέφει σε 3-5 έτη, εντούτοις, συχνά, παραμένουν υπερχρωματικές δερματικές κηλίδες και σε σπάνιες περιπτώσεις μυϊκή αδυναμία.

2. Ταινιοειδές Σκληρόδερμα: όπως υποδηλώνει ο όρος, η νόσος εκδηλώνεται με τη μορφή μονήρους γραμμής ή ταινίας παχιάς ή/και μη φυσιολογικού χρώματος του δέρματος. Συνήθως η ταινία εμφανίζεται σε κάποιο άκρο, αν και σε ορισμένους ασθενείς παρουσιάζεται στο μέτωπο. Μερικές φορές χρησιμοποιείται ο γαλλικός όρος «en coup de sabre» («σαν ουλή από ξίφος») για να περιγραφεί αυτή η έντονα ορατή γραμμή.

Β. Συστηματικό Σκληρόδερμα (Συστηματική Σκλήρυνση)

Στο Συστηματικό Σκληρόδερμα – ή Συστηματική Σκλήρυνση - η νόσος δεν περιορίζεται μόνο στο δέρμα, αλλά επεκτείνεται στους υποκείμενους ιστούς, στα αιμοφόρα αγγεία και σε ζωτικά όργανα. Η Συστηματική Σκλήρυνση τυπικά υποδιαιρείται στη Διάχυτη και στην Περιορισμένη νόσο. Οι ασθενείς εμφανίζουν το σύνολο ή ορισμένα από τα παρακάτω συμπτώματα, που μερικοί γιατροί τα ονομάζουν χρησιμοποιώντας τα αρχικά CREST:

■ **Ασβέστωση (Calcinosis):** ονομάζεται η εναπόθεση ασβεστίου στο συνδετικό ιστό, είναι ορατή κατά τον ακτινολογικό έλεγχο ή/και με το μάτι. Τυπικά συναντάται στα δάχτυλα, στα χέρια, στο πρόσωπο και στον κορμό, καθώς και στο δέρμα που καλύπτει αγκώνες και γόνατα. Οι ασβεστώσεις μπορεί να οδηγήσουν σε επώδυνες εξελκώσεις του δέρματος.

■ **Φαινόμενο Raynaud:** κατάσταση, κατά την οποία, τα αιμοφόρα αγγεία των χεριών και των ποδιών συστέλλονται μετά από άγχος ή έκθεση στο ψύχος. Όταν τα αγγεία συσπώνται, αρχικά τα άκρα γίνονται ωχρά και παγωμένα και στη συνέχεια κυανά. Καθώς η αιματική ροή αποκαθίσταται, τα άκρα αποκτούν ερυθρό χρώμα (εικ. 9).

- **Διαταραχές Κινητικότητας Οισοφάγου (Esophageal dysmotility):** υπάρχει βλάβη στη λειτουργία του οισοφάγου (τμήμα του γαστρεντερικού σωλήνα που συνδέει το φάρυγγα με το στόμαχο), καθώς επηρεάζεται η κινητικότητα των λείων μυϊκών ινών του οργάνου. Στον ανώτερο οισοφάγο η νόσος μπορεί να εκδηλωθεί ως δυσφαγία ή δυσκαταποσία, ενώ στον κατώτερο ως χρόνιο οπισθοστερνικό κάψιμο λόγω οισοφαγίτιδας.

- **Σκληροδακτυλία (Sclerodactyly):** εμφανίζεται με παχύ και τεντωμένο δέρμα στα δάχτυλα των χεριών λόγω της εναπόθεσης κολλαγόνου στις στοιβάδες του δέρματος. Η κάμψη και η έκταση των δακτύλων δυσχεραίνονται. Το δέρμα μπορεί επίσης, να εμφανίζεται στιλπνό και σκοτεινόχρωμο με απώλεια της φυσιολογικής τριχοφυΐας.

- **Τηλεαγγειεκτασίες (Telangiectasia):** πρόκειται για εντοπισμένες ερυθρές κηλίδες στα χέρια και στο πρόσωπο, οι οποίες οφείλονται στη διεύρυνση μικρών αιμοφόρων αγγείων.

9. Φαινόμενο Raynaud: τα δάχτυλα γίνονται ωχρά λόγω μείωσης της ροής του αίματος, κυανά καθώς τα αγγεία διαστέλλονται και ερυθρά όταν επανέρχεται η ροή.

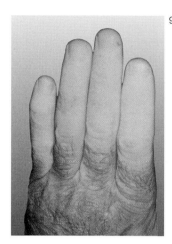 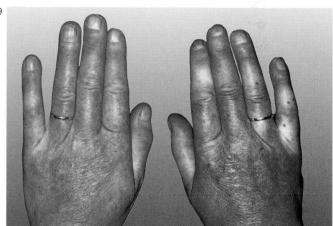

α. Περιορισμένο Σκληρόδερμα

Συνήθως, το Περιορισμένο Σκληρόδερμα αναπτύσσεται προοδευτικά και προσβάλλει το δέρμα συγκεκριμένων περιοχών στα δάχτυλα, στα χέρια, στο πρόσωπο, στα αντιβράχια και στις κνήμες. Πολλοί ασθενείς εμφανίζουν φαινόμενο Raynaud χρόνια προτού εκδηλωθεί η πάχυνση του δέρματος. Σε άλλους ασθενείς η νόσος αρχίζει με διάσπαρτες δερματικές βλάβες, οι οποίες εξελίσσονται στην πορεία του χρόνου προκαλώντας τελικά πάχυνση του δέρματος μόνο στο πρόσωπο και στα χέρια. Συχνά, τα παραπάνω νοσήματα συνοδεύονται από τηλεαγγειεκτασίες και ασβέστωση. Εξαιτίας της συχνής εμφάνισης του συνδρόμου CREST σε ασθενείς με Περιορισμένο Σκληρόδερμα, ορισμένοι γιατροί αναφέρονται στον Περιορισμένο τύπο Σκληροδέρματος ως σύνδρομο CREST.

β. Διάχυτο Σκληρόδερμα

Συνήθως το Διάχυτο Σκληρόδερμα εμφανίζεται απότομα. Οι δερματικές παχύνσεις αναπτύσσονται ταχέως σε μεγάλη έκταση του σώματος προσβάλλοντας τα χέρια, το πρόσωπο, τους βραχίονες, τους μηρούς, το θώρακα και το επιγάστριο με συμμετρική κατανομή (για παράδειγμα, εάν ένα άκρο ή τμήμα του κορμού εμφανίζει αλλοιώσεις, τότε κατά κανόνα προσβάλλεται και το αντίθετο). Σε ορισμένους ασθενείς, η προσβολή μπορεί να είναι περισσότερο εκτεταμένη. Το Σκληρόδερμα μπορεί να προσβάλει εσωτερικά όργανα ζωτικής σημασίας, όπως είναι η καρδιά, οι πνεύμονες και οι νεφροί.

Οι ασθενείς συχνά εμφανίζουν κόπωση, ανορεξία, απώλεια βάρους, οιδήματα ή/και πόνους στις αρθρώσεις. Η νόσος μπορεί να οδηγήσει σε πάχυνση, σκληρότητα και κνησμό του δέρματος.

Οι βλάβες από Διάχυτο Σκληρόδερμα συνήθως εμφανίζονται μέσα σε μερικά έτη. Μετά τα πρώτα 3 με 5 χρόνια παρατηρείται μια στάσιμη περίοδος ποικίλης διάρκειας. Κατά τη διάρκεια αυτής της περιόδου η πάχυνση και η εμφάνιση του δέρματος δεν μεταβάλλονται σημαντικά. Η προσβολή των εσωτερικών οργάνων δεν εξελίσσεται. Τα συμπτώματα υποχωρούν, ο αρθρικός πόνος και η καταβολή περιορίζονται, ενώ η όρεξη επανέρχεται.

Βαθμιαία, επίσης, το δέρμα αλλάζει. Η παραγωγή κολλαγόνου μειώνεται και ο οργανισμός δείχνει να απαλλάσσεται από την περίσσεια του ιστού. Αυτή η διαδικασία

Ρυτίδωση και λέπτυνση των χειλιών και μείωση του εύρους των σχισμών του στόματος

Μείωση της κινητικότητας του οισοφάγου – δυσκαταποσία

Προσβολή των πνευμόνων

Προσβολή της καρδιάς

Προσβολή του στομάχου - αίσθημα καύσου στο επιγάστριο

Προσβολή των νεφρών

Προσβολή του εντέρου – διάρροιες

10

«μαλακώματος» εξελίσσεται αντίστροφα όσον αφορά την εντόπιση σε σχέση με την αρχική προσβολή του δέρματος: οι βλάβες αρχίζουν να υποστρέφουν από τις περιοχές που παχύνθηκαν τελευταίες. Σε ορισμένους ασθενείς το δέρμα επανέρχεται σχεδόν στο φυσιολογικό, ενώ σε άλλους γίνεται λεπτό, εύθραυστο, χωρίς τριχοφυΐα ή ιδρωτοποιούς αδένες. Οι πιθανότητες περαιτέρω προσβολής της καρδιάς, των πνευμόνων ή των νεφρών είναι μικρές, εκτός αν η ήδη υπάρχουσα βλάβη έχει προκαλέσει ανεπάρκεια του οργάνου που προσβλήθηκε.

Οι ασθενείς με Διάχυτο Σκληρόδερμα και ταυτόχρονη προσβολή του πεπτικού συστήματος, των νεφρών, των πνευμόνων ή της καρδιάς δεν έχουν καλή πρόγνωση. Ευτυχώς, λιγότερο από το ένα τρίτο των ασθενών παρουσιάζει τέτοια προβλήματα, γι' αυτό η έγκαιρη διάγνωση και η συνεχής και προσεκτική παρακολούθηση έχουν μεγάλη σημασία (εικ. 10).

10. Περιγραφή προσβολής εσωτερικών οργάνων από Συστηματικό Σκληρόδερμα.

γ. Σκληρόδερμα χωρίς δερματική προσβολή

Ορισμένοι επιστήμονες διακρίνουν έναν τρίτο τύπο Συστηματικής Σκλήρυνσης, το Σκληρόδερμα χωρίς δερματική προσβολή. Μπορεί να μοιάζει είτε με την Περιορισμένη είτε με τη Διάχυτη Συστηματική Σκλήρυνση προσβάλλοντας πνεύμονες, νεφρούς και αιμοφόρα αγγεία. Διαφέρει από τους άλλους τύπους Συστηματικής Σκλήρυνσης, καθώς δεν προσβάλλει το δέρμα.

Ποιους προσβάλλει;

Αν και εμφανίζεται πιο συχνά στις γυναίκες, η νόσος προσβάλλει επίσης, άνδρες και παιδιά. Προσβάλλει όλες τις φυλές. Εντούτοις, η κατανομή του Σκληροδέρματος έχει ιδιαίτερα χαρακτηριστικά στους διάφορους τύπους της νόσου. Για παράδειγμα:

- **Το Εντοπισμένο Σκληρόδερμα** απαντάται συχνότερα σε πληθυσμούς Ευρωπαϊκής καταγωγής από ό,τι σε Αφρικανοαμερικανούς.

- **Η Μορφέα** συνήθως εμφανίζεται σε ηλικίες μεταξύ είκοσι και σαράντα ετών.

- **Το Ταινιοειδές Σκληρόδερμα** προσβάλλει συχνά παιδιά και εφήβους.

- **Το Συστηματικό Σκληρόδερμα**, Περιορισμένο ή Διάχυτο, προσβάλλει άτομα ηλικίας 30 - 50 ετών. Εμφανίζεται περισσότερο σε γυναίκες Αφρικανοοαμερικανικής προέλευσης παρά σε Ευρωπαίες.

Σε ορισμένους ασθενείς, το Σκληρόδερμα (ιδιαίτερα ο Εντοπισμένος τύπος) εμφανίζει ήπια μορφή και υποχωρεί με την πάροδο του χρόνου. Αντίθετα, σε άλλους η νόσος επηρεάζει την ποιότητα της ζωής τους.

Τι προκαλεί το Σκληρόδερμα;

Αν και δε γνωρίζουμε επακριβώς τα αίτια της νόσου, εντούτοις, φαίνεται ότι το Σκληρόδερμα δεν είναι μεταδοτική νόσος. Μελέτες που έγιναν σε δίδυμους έδειξαν ότι το νόσημα αυτό δεν κληρονομείται. Σήμερα γνωρίζουμε, επίσης, ότι το Σκληρόδερμα σχετίζεται με ποικίλους παράγοντες, μεταξύ των οποίων περιλαμβάνονται:

α) Η παθολογική Ανοσολογική ή Φλεγμονώδης Απόκριση

Στο Σκληρόδερμα, το ανοσοποιητικό σύστημα φαίνεται ότι διεγείρει κάποια κύτταρα, τους ινοβλάστες, με αποτέλεσμα την παραγωγή μεγάλων ποσοτήτων κολλαγόνου. Οι εναποθέσεις κολλαγόνου αυξάνουν το πάχος του συνδετικού ιστού, ο οποίος στηρίζει το δέρμα και τα εσωτερικά όργανα. Σε ήπια μορφή της νόσου, οι επιπτώσεις της συσσώρευσης κολλαγόνου περιορίζονται στο δέρμα και στα αιμοφόρα αγγεία, ενώ σε σοβαρότερες καταστάσεις, μπορεί να επηρεαστεί η λειτουργικότητα των αρθρώσεων και των εσωτερικών οργάνων.

β) Γενετικό υπόστρωμα

Αν και φαίνεται ότι η ύπαρξη συγκεκριμένων γονιδίων προδιαθέτει ορισμένα άτομα στην εκδήλωση της νόσου αυξάνοντας τον κίνδυνο προσβολής τους και τη σοβαρότητα της νόσου, εντούτοις, αυτή δεν μεταβιβάζεται από τους γονείς στα παιδιά.

Μερικές έρευνες έδειξαν ότι η εγκυμοσύνη παίζει σημαντικό ρόλο στην εμφάνιση του Σκληροδέρματος στις γυναίκες. Από διάφορες μελέτες συμπεραίνουμε ότι είναι δυνατό, κατά τη διάρκεια της κύησης, κάποια κύτταρα του εμβρύου να περάσουν μέσω του πλακούντα στην κυκλοφορία της μητέρας και να παραμείνουν στον οργανισμό της – σε μερικές περιπτώσεις – για πολλά έτη μετά τον τοκετό. Πρόσφατα ανακαλύφθηκε η ύπαρξη εμβρυϊκών κυττάρων από εγκυμοσύνη προηγούμενων ετών στις δερματικές βλάβες γυναικών που έπασχαν από Σκληρόδερμα. Θεωρείται ότι τα κύτταρα αυτά, διαφορετικά από τα κύτταρα της γυναίκας (μητέρας) είτε πυροδοτούν το μηχανισμό ανοσολογικής αντίδρασης προς τους ίδιους τους ιστούς της ασθενούς είτε ενεργοποιούν, στην προσπάθεια του οργανισμού ν' αποβάλει τα ξένα προς αυτόν «σώματα», την «απόκριση» του ανοσοποιητικού του συστήματος με αποτέλεσμα να προσβληθούν οι υγιείς ιστοί. Χρειάζονται και άλλες μελέτες, προκειμένου να αποσαφηνιστεί ο ρόλος των εμβρυϊκών κυττάρων στην πρόκληση της νόσου.

γ) Περιβαλλοντικοί παράγοντες

Διάφορες μελέτες έδειξαν ότι, πιθανώς, η έκθεση σε ορισμένους περιβαλλοντικούς παράγοντες πυροδοτεί το μηχανισμό εκδήλωσης της νόσου σε ασθενείς που παρουσιάζουν γενετική προδιάθεση. Οι ιογενείς λοιμώξεις, συγκεκριμένες κολλώδεις και χρωστικές ουσίες, καθώς και οργανικοί διαλύτες, όπως το Τριχλωραιθυλένιο αποτελούν ίσως κάποιους από τους προαναφερόμενους παράγοντες. Στο παρελθόν η χρήση σιλικόνης σε προθέματα μαστού είχε ενοχοποιηθεί για την πρόκληση νόσων που προσβάλλουν το συνδετικό ιστό, όπως είναι και το Σκλήρόδερμα. Αυτό, όμως, δεν αποδείχθηκε.

δ) Ορμόνες

Οι γυναίκες μέσης και αναπαραγωγικής ηλικίας (30 έως 55 ετών) εμφανίζουν Σκλήρόδερμα 7 έως 10 φορές συχνότερα απ' ό,τι οι άνδρες. Επειδή η νόσος «προτιμά» τις γυναίκες που βρίσκονται τόσο σε αναπαραγωγική φάση, όσο και σε άλλα στάδια της ζωής τους, οι επιστήμονες μελετούν τη συμμετοχή των οιστρογόνων στην εκδήλωση του Σκληροδέρματος. Μέχρι σήμερα δεν έχει αποδειχθεί η ευθύνη των οιστρογόνων ή άλλων γυναικείων ορμονών.

Πώς γίνεται η διάγνωση;

Η διάγνωση του Σκληροδέρματος μπορεί να γίνει από Γενικό γιατρό, Παθολόγο, Δερματολόγο, Πνευμονολόγο ή Ρευματολόγο, ανάλογα με τα ιδιαίτερα συμπτώματα που εμφανίζει το κάθε άτομο. Η διάγνωση βασίζεται κυρίως στο ατομικό ιστορικό και στα ευρήματα της αντικειμενικής κλινικής εξέτασης. Προκειμένου να καταλήξει στη διάγνωση της νόσου, ο γιατρός θα σας θέσει μια σειρά ερωτημάτων που σχετίζονται με το ατομικό ιστορικό σας και τα συμπτώματα που πιθανώς έχετε:

– Έχετε οπισθοστερνικό κάψιμο ή δυσκολία στην κατάποση (δυσκαταποσία);

– Νιώθετε συχνά πόνο ή κούραση;

– Αλλάζει το χρώμα των χεριών σας μετά από συναισθηματική φόρτιση ή έκθεση στο ψύχος;

Αφού μελετήσει το ατομικό ιστορικό σας, ο γιατρός θα προχωρήσει στην αντικειμενική κλινική εξέταση. Η παρουσία ενός ή περισσοτέρων από τα παρακάτω ευρήματα θα βοηθήσει το γιατρό να διαγνώσει το συγκεκριμένο τύπο Σκληροδέρματος από τον οποίο πάσχετε:

- Αλλαγές στην ποιότητα και στην εμφάνιση του δέρματος, όπως: πρησμένα χέρια και δάχτυλα ή πάχυνση του δέρματος γύρω από το στόμα, το πρόσωπο, τα χέρια ή και σε άλλα μέρη του σώματος.

- Εναποθέσεις ασβεστίου στους υποδόριους ιστούς (κάτω από το δέρμα).

- Διαταραχή της μικροκυκλοφορίας (τριχοειδή αγγεία), που θα διαπιστωθεί με την υποβολή του ασθενούς σε κατάλληλη εξέταση κάτω από τα νύχια των δακτύλων των χεριών.

- Παχιές δερματικές πλάκες.

Στο τέλος ο γιατρός θα συστήσει μερικές εργαστηριακές εξετάσεις, ώστε να επιβεβαιώσει τη διάγνωση. Υπάρχουν τουλάχιστον δυο τύποι αντισωμάτων που συχνά ανιχνεύονται στο αίμα των ασθενών με Σκλήρόδερμα:

- Αντι-τοποϊσομεράση-1 (ή αντίσωμα Scl–70): ανιχνεύεται στον ορό των ασθενών που πάσχουν από Διάχυτο Συστηματικό Σκλήρόδερμα σε ποσοστό μεγαλύτερο από 40%.

- Αντι-κεντρομεριδιακά αντισώματα: ανιχνεύονται στον ορό των ασθενών που πάσχουν από Περιορισμένο Συστηματικό Σκλήρόδερμα σε ποσοστό 90%.

Υπάρχουν και άλλα αντισώματα που σχετίζονται με τη νόσο, τα οποία όμως ανιχνεύονται σε μικρότερη συχνότητα. Η παρουσία τους, ωστόσο, υποβοηθά στη διαμόρφωση της διάγνωσης.

Τα προαναφερόμενα αντισώματα δεν υπάρχουν στο αίμα όλων των ασθενών που πάσχουν από Σκληρόδερμα. Επιπλέον, θα πρέπει να σημειωθεί ότι το σύνολο του πληθυσμού που φέρει θετικά αντισώματα δεν πάσχει από τη συγκεκριμένη νόσο. Η διάγνωση του Σκληροδέρματος δε βασίζεται μόνο στα αποτελέσματα των εργαστηριακών εξετάσεων, αλλά κυρίως στην κλινική εξέταση.

Σε ορισμένες περιπτώσεις ο γιατρός μπορεί να ζητήσει δερματική βιοψία (χειρουργική εκτομή μικρού δείγματος δέρματος για παθολογοανατομική εξέταση), ώστε να επιβεβαιώσει τη διάγνωση. Ωστόσο, και η συμβολή της βιοψίας του δέρματος στη διάγνωση είναι περιορισμένη.

Η διάγνωση της νόσου είναι ευκολότερη όταν ο ασθενής παρουσιάζει τυπικά συμπτώματα, ταχεία πάχυνση και σκλήρυνση του δέρματος. Σε άλλες περιπτώσεις η διάγνωση μπορεί να καθυστερήσει για μήνες ή ακόμη και για χρόνια, επειδή η νόσος εξελίσσεται με αργό ρυθμό. Σ' αυτήν την περίπτωση ο γιατρός πρέπει να είναι σε θέση να αποκλείσει άλλες πιθανές αιτίες πρόκλησης των συμπτωμάτων της νόσου.

Ποιες άλλες καταστάσεις μοιάζουν με το Σκληρόδερμα;

Συμπτώματα παρόμοια με αυτά του Σκληροδέρματος μπορούν να εμφανιστούν σε μια σειρά από άλλες νόσους. Παραθέτουμε τις συνηθέστερες:

- **Ηωσινοφιλική Περιτονιίτιδα:** η νόσος προσβάλλει την περιτονία, δηλαδή το λεπτό συνδετικό ιστό που επικαλύπτει τους μυς, ιδιαίτερα στους πήχεις, στους βραχίονες, στα κάτω άκρα και στον κορμό, δημιουργώντας ενισχυμένες θήκες κολλαγόνου γύρω από τους μυς. Η νόσος αυτή μπορεί να οδηγήσει σε μόνιμο περιορισμό των μυών και των τενόντων – τα επονομαζόμενα επικουρικά μόρια των αρθρώσεων – προκαλώντας μερικές φορές παραμορφώσεις και περιορισμό της κινητικότητας των αρθρώσεων. Η Ηωσινοφιλική Περιτονιίτιδα μπορεί να εκδηλωθεί μετά από έντονη σωματική δραστηριότητα. Η νόσος, συνήθως, υποχωρεί αυτόματα μετά από μερικά έτη και ενδεχομένως, μπορεί να υποτροπιάσει. Αν και οι ανώτερες στοιβάδες του δέρματος δεν προσβάλλονται, η πάχυνση της μυικής περιτονίας δίνει στο δέρμα υφή παρόμοια με αυτήν του Σκληροδέρματος. Η βιοψία δέρματος εύκολα διαφοροποιεί τη διάγνωση μεταξύ των δυο νοσημάτων.

- **Αδιαφοροποίητη Νόσος του Συνδετικού Ιστού:** ο όρος χρησιμοποιείται σε ασθενείς που παρουσιάζουν κλινικά σημεία και συμπτώματα παρόμοια με αυτά πολλών διαφορετικών σχετικών νόσων, τα οποία όμως δε είναι επαρκή για τη διαμόρφωση μιας οριστικής διάγνωσης. Με άλλα λόγια, τα συμπτώματα αυτά δεν έχουν διαφοροποιηθεί, ούτως ώστε να χαρακτηρίζουν μια συγκεκριμένη νόσο του συνδετικού ιστού. Η πορεία της Αδιαφοροποίητης Νόσου του Συνδετικού Ιστού μπορεί να ακολουθήσει τρεις οδούς: α) να εξελιχθεί σε συστηματική νόσο, όπως το Συστηματικό Σκληρόδερμα, ο Συστηματικός Ερυθηματώδης Λύκος ή η Ρευματοειδής Αρθρίτιδα β) να παραμείνει αδιαφοροποίητη ή γ) να βελτιωθεί αυτόματα.

- **Σύνδρομο Επικάλυψης:** πρόκειται για μικτή κατάσταση, κατά την οποία οι ασθενείς παρουσιάζουν εκδηλώσεις, συμπτώματα και εργαστηριακά ευρήματα, που υποδηλώνουν δυο ή περισσότερες νόσους, όπως Σκληρόδερμα, Λύκος και Πολυμυοσίτιδα.

Σε άλλες περιπτώσεις συμπτώματα που μοιάζουν με εκείνα του Σκληροδέρματος μπορεί να είναι αποτέλεσμα μη συναφούς νόσου ή κατάστασης. Για παράδειγμα:

- Πάχυνση του δέρματος των δαχτύλων και των χεριών εμφανίζεται, επίσης, στο Διαβήτη, στη Σπογγοειδή Μυκητίαση, στην Αμυλοείδωση και σε Σύνδρομα δυσαπορρόφησης των ενηλίκων. Τα συμπτώματα, όμως, αυτά μπορεί να οφείλονται σε σοβαρό τραυματισμό.

- Γενικευμένη δερματική πάχυνση προκαλείται, πιθανά, στο Σκληρομυξοίδημα, στην Οξεία Νόσο Μοσχεύματος κατά Ξενιστή, στη Βραδεία Δερματική Πορφυρία και στη Νόσο Υπερευαισθησίας - τύπου ενήλικα.

- Προσβολή εσωτερικών οργάνων παρόμοια με αυτή του Σκληροδέρματος μπορεί να σχετίζεται με Πρωτοπαθή Πνευμονική Υπέρταση, Ιδιοπαθή Πνευμονική Ίνωση ή Κολλαγονική Κολίτιδα.

- Το φαινόμενο Raynaud παρουσιάζεται στην Αρτηριοσκλήρωση, στο Συστηματικό Ερυθηματώδη Λύκο ή ακόμα και όταν δεν υπάρχει κάποιο νόσημα (ιδιοπαθές).

Η επεξήγηση των περισσότερων από τα παραπάνω νοσήματα δεν αποτελεί αντικείμενο μελέτης του παρόντος εγχειριδίου (για σύντομους ορισμούς ανατρέξτε στο Γλωσσάριο). Παρόλα αυτά, αυτό που έχει σημασία είναι να γίνει κατανοητό ότι η διάγνωση του Σκληροδέρματος δεν είναι πάντοτε εύκολη και ότι η τεκμηρίωση της μπορεί να είναι χρονοβόρος. Πάντως, ενώ είναι σημαντικό να καταλήξουμε στην τελική διάγνωση του Σκληροδέρματος, ο επακριβής καθορισμός του τύπου της νόσου δεν αποτελεί απαραίτητη προϋπόθεση για την έναρξη της κατάλληλης θεραπευτικής αγωγής.

Πώς μπορεί το Σκληρόδερμα να επηρεάσει την καθημερινή μου ζωή;

Η συμβίωση με μια χρόνια νόσο μπορεί να επηρεάσει σχεδόν κάθε πτυχή της ζωής, από τις οικογενειακές σχέσεις μέχρι την εργασιακή απασχόληση. Οι ασθενείς που πάσχουν από Σκληρόδερμα μπορεί να προβληματίζονται για την εμφάνισή τους ή ακόμα και για την ικανότητά τους να φέρουν εις πέρας τις στοιχειώδεις καθημερινές δραστηριότητες. Η νόσος επιδρά με ποικίλους τρόπους:

ΕΜΦΑΝΙΣΗ ΚΑΙ ΑΥΤΟΕΚΤΙΜΗΣΗ: Εκτός από την αρχική ανησυχία για την υγεία και την επιβίωσή τους, οι ασθενείς αρχίζουν να φοβούνται για τις πιθανές επιπτώσεις που μπορεί να έχει η νόσος στην εμφάνισή τους. Η πάχυνση του δέρματος, ιδιαίτερα στο πρόσωπο, δύσκολα γίνεται αποδεκτή. Το Συστηματικό Σκληρόδερμα μπορεί να αλλοιώσει τη φυσιογνωμία του προσώπου, μειώνοντας προοδευτικά το εύρος της σχισμής του στόματος, περιορίζοντας ουσιαστικά το εύρος του άνω χείλους. Το Ταινιοειδές Σκληρόδερμα μπορεί να αφήσει τα σημάδια του στο μέτωπο του ασθενούς.

Αν και οι παραπάνω συνέπειες είναι αναπόφευκτες, εντούτοις, μπορούν να ελαχιστοποιηθούν με την κατάλληλη θεραπευτική αγωγή και φροντίδα του δέρματος.

ΑΤΟΜΙΚΗ ΦΡΟΝΤΙΔΑ: Η ανάπτυξη σφιχτού, σκληρού συνδετικού ιστού στα χέρια δυσχεραίνει τις καθημερινές δραστηριότητες, όπως το χτένισμα, το βούρτσισμα των δοντιών, το σερβίρισμα του καφέ, τη χρήση μαχαιροπίρουνου, το ξεκλείδωμα της πόρτας ή το κούμπωμα ενός ενδύματος. Αν δυσκολεύεστε να χρησιμοποιείτε τα χέρια σας, απευθυνθείτε στον ειδικό, ο οποίος μπορεί να σας συμβουλεύσει δίνοντάς σας διάφορες οδηγίες όσον αφορά στην εξυπηρέτηση των καθημερινών σας αναγκών.

ΟΙΚΟΓΕΝΕΙΑΚΕΣ ΣΧΕΣΕΙΣ: Οι σύζυγοι, τα παιδιά, οι γονείς και οι υπόλοιποι συγγενείς, ίσως, δυσκολεύονται να κατανοήσουν το λόγο που σας αναγκάζει να μην είστε ιδιαίτερα δραστήριοι στις δουλειές του σπιτιού ή στις επαγγελματικές σας υποχρεώσεις. Εάν η κατάστασή σας δεν είναι τόσο εμφανής, ίσως, υποθέσουν ότι απλά δεν είστε πολύ εργατικοί. Άλλοι μπορεί να γίνονται υπερπροστατευτικοί με το να μη σας επιτρέπουν να ασχολείστε ούτε με όσα είστε ικανοί να κάνετε ή ακόμα με το να εγκαταλείπουν τα ενδιαφέροντα και τις δραστηριότητές τους, προκειμένου να βρίσκονται συνεχώς δίπλα σας. Σημασία έχει να ενημερώνεστε για τον τύπο του Σκληροδέρματος από τον οποίο πάσχετε και να ενημερώνετε στη συνέχεια αυτούς που σας συμπαραστέκονται για καθετί καινούργιο. Η συμμετοχή των μελών της οικογένειας σε ομάδες υποστήριξης, ίσως, τους βοηθήσει να κατανοήσουν καλύτερα τη νόσο και να μάθουν πώς πραγματικά μπορούν να φανούν χρήσιμοι.

ΣΕΞΟΥΑΛΙΚΕΣ ΣΧΕΣΕΙΣ: Καθώς το Συστηματικό Σκληρόδερμα εξελίσσεται, η σεξουαλική ζωή μπορεί να διαταραχθεί. Στους άνδρες η προσβολή των αιμοφόρων αγγείων πιθανώς να επηρεάσει την ικανότητα στύσης. Στις γυναίκες η προσβολή των αγγείων της πυέλου μπορεί να προκαλέσει ξηρότητα του κόλπου και δυσπαρεύνια (πόνο κατά τη συνουσία). Ασθενείς και των δυο φύλων μπορεί να παρουσιάζουν κινητικές δυσκολίες. Ανησυχούν για την εμφάνισή τους και το ενδεχόμενο απόρριψης από το σεξουαλικό τους σύντροφο. Η συμμετοχή τους σε ομάδες υποστήριξης ασθενών, η συστηματική φαρμακευτική αγωγή και, ίσως, η συμβουλή θεραπευτή μπορούν να μετριάσουν τις επιπτώσεις της νόσου στη σεξουαλική ζωή.

ΚΥΗΣΗ ΚΑΙ ΤΕΚΝΟΠΟΙΗΣΗ: Στο παρελθόν συστηνόταν στις ασθενείς με Συστηματικό Σκληρόδερμα να μην κυοφορούν. Σήμερα αυτό δεν ισχύει μετά την καλύτερη κατανόηση της νόσου και την αποτελεσματικότερη φαρμακευτική αγωγή (για παράδειγμα σε ασθενείς με Εντοπισμένο Σκληρόδερμα δεν αναμένεται η εγκυμοσύνη να δημιουργήσει προβλήματα). Αν και η προσβολή των αιμοφόρων αγγείων του πλακούντα μπορεί να προκαλέσει πρόωρο τοκετό, πολλές ασθενείς που πάσχουν από Συστηματικό Σκληρόδερμα ακολουθώντας ορισμένες προφυλάξεις γεννούν με επιτυχία.

Η κυριότερη σύσταση στις γυναίκες που πάσχουν από Σκληρόδερμα είναι να περιμένουν την παρέλευση μερικών ετών από τη στιγμή εμφάνισης της νόσου και ύστερα να προχωρήσουν στην εγκυμοσύνη. Κατά τη διάρκεια των τριών πρώτων ετών ο κίνδυνος προσβολής της καρδιάς, των πνευμόνων ή των νεφρών είναι αυξημένος και γι' αυτόν το λόγο η κύηση μπορεί να αποβεί επιζήμια για την ασθενή και το έμβρυο.

Εάν κατά την κρίσιμη αυτή χρονική περίοδο δεν προσβληθούν εσωτερικά όργανα, ο κίνδυνος προσβολής απομακρύνεται και η κύηση θεωρείται ασφαλής. Θα πρέπει, βέβαια, τόσο η νόσος, όσο και η εγκυμοσύνη να παρακολουθούνται προσεκτικά. Χρειάζεται στενή συνεργασία μεταξύ Ρευματολόγου και Μαιευτήρα – Γυναικολόγου, ο οποίος θα πρέπει να έχει εμπειρία σε τέτοιου είδους υψηλού κινδύνου κυήσεις.

Πώς αντιμετωπίζεται το Σκληρόδερμα;

Δεδομένου ότι το Σκληρόδερμα μπορεί να είναι μια πολυσυστηματική νόσος, η αντιμετώπισή του, πιθανώς, να χρειάζεται τη συμμετοχή γιατρών διαφόρων ειδικοτήτων. Κατά κανόνα, ο Ρευματολόγος (γιατρός που έχει ειδικευτεί στις νόσους των αρθρώσεων, των οστών, των μυών και του ανοσοποιητικού συστήματος) είναι ο συντονιστής της θεραπευτικής αγωγής. Ο ίδιος, ανάλογα με την ειδική κλινική εικόνα που παρουσιάζει ο ασθενής, μπορεί να τον παραπέμψει σε γιατρούς και άλλων ειδικοτήτων (Δερματολόγο, Νεφρολόγο, Καρδιολόγο, Γαστρεντερολόγο ή Πνευμονολόγο).

Νοσηλευτές, φυσικοθεραπευτές, εργασιοθεραπευτές, ψυχολόγοι και κοινωνικοί λειτουργοί είναι συνεπίκουροι στη φροντίδα της υγείας του ασθενούς. Οδοντίατροι, Στοματολόγοι ή ακόμη

Λογοθεραπευτές συμμετέχουν στην αντιμετώπιση των επιπλοκών που προκαλούνται από την πάχυνση των ιστών γύρω από/και μέσα στη στοματική κοιλότητα.

Μέχρι σήμερα δεν υπάρχει τρόπος αντιμετώπισης της υποκείμενης αιτίας – της υπερπαραγωγής κολλαγόνου – στους διάφορους τύπους Σκληροδέρματος. Έτσι, η αντιμετώπιση εστιάζεται στην ανακούφιση του ασθενούς από τα συμπτώματα και στον περιορισμό των βλαβών. Η θεραπευτική αγωγή καθορίζεται από το γιατρό με βάση τα συγκεκριμένα προβλήματα του ασθενούς. Υπάρχουν, ωστόσο, και μέτρα που μπορεί να λάβει ο ασθενής από μόνος του.

ΦΑΙΝΟΜΕΝΟ RAYNAUD: Μια από τις συνηθέστερες διαταραχές που σχετίζονται με το Σκληρόδερμα, το φαινόμενο Raynaud, δύσκολα γίνεται ανεκτό και προκαλεί επώδυνα δερματικά έλκη στην κορυφή των δαχτύλων. Η κατάσταση επιδεινώνεται με το κάπνισμα. Η λήψη των ακόλουθων μέτρων μπορεί να ανακουφίσει τον ασθενή:

- Μην καπνίζετε! Το κάπνισμα στενεύει κι άλλο τα αιμοφόρα αγγεία και επιδεινώνει το φαινόμενο Raynaud.

- Φοράτε ζεστά ρούχα προστατεύοντας χέρια και πόδια. Αποφεύγετε την έκθεση στο ψύχος.

- Ασκηθείτε στη βιοανατροφοδότηση (προσπάθεια ρύθμισης αυτόνομων λειτουργιών του οργανισμού) και στους διαφόρους τρόπους χαλάρωσης.

- Σε σοβαρά περιστατικά συζητήστε με το γιατρό σας το ενδεχόμενο χορήγησης αναστολέων διαύλων ασβεστίου, φαρμάκων, δηλαδή, όπως είναι η νιφεδιπίνη, τα οποία μπορούν να διαστείλουν τα μικρά αιμοφόρα αγγεία βελτιώνοντας, έτσι, την κυκλοφορία. Ερευνώνται άλλες φαρμακευτικές ουσίες, οι οποίες, ίσως, να είναι διαθέσιμες στο μέλλον.

- Εάν το φαινόμενο Raynaud προκαλεί πληγές και έλκη του δέρματος, η αύξηση της δόσης των αναστολέων των διαύλων ασβεστίου ενδείκνυται ΜΟΝΟ κατόπιν ιατρικής σύστασης. Μπορείτε, επίσης, να προστατεύσετε τις δερματικές βλάβες από περαιτέρω τραυματισμούς ή επιλοιμώξεις με την τοπική χρήση σκευασμάτων νιτρογλυκερίνης ή αντιβιοτικών κρεμών. Σοβαρά έλκη στις ράγες των δαχτύλων μπορούν να αντιμετωπιστούν με την τοποθέτηση καλυμμάτων.

Ένα ποσοστό ασθενών με Σκληρόδερμα, που ξεπερνά το 70%, παρατηρούν στην αρχή της νόσου αυτή τη διαταραχή, καθώς τα δάχτυλά τους γίνονται ωχρά και παγώνουν ύστερα από έκθεση στο ψύχος ή μετά από συναισθηματική φόρτιση. Είναι πιθανό το φαινόμενο Raynaud να προϋπάρχει για έτη πριν από την εκδήλωση του Σκληροδέρματος. Σε πολλούς ασθενείς, ωστόσο, το φαινόμενο Raynaud δε σχετίζεται με το Σκληρόδερμα, αλλά μπορεί να οφείλεται σε βλάβη των αιμοφόρων αγγείων των άκρων προερχόμενη από διάφορες καταστάσεις, όπως επαγγελματική καταπόνηση (από τη χρήση κομπρεσέρ, για παράδειγμα), τραύμα, υπερβολικό κάπνισμα, κυκλοφορικές διαταραχές, λήψη φαρμάκων ή έκθεση σε τοξικές ουσίες. Σε ορισμένους ασθενείς το πρόβλημα εντοπίζεται μόνο στα παγωμένα δάχτυλα των χεριών και των ποδιών προκαλώντας μόνο ένα δυσάρεστο αίσθημα. Αντίθετα, σε άλλους η κατάσταση μπορεί να χειροτερέψει οδηγώντας σε πρήξιμο, σε έλκη των δαχτύλων, καθώς και σε άλλες επιπλοκές που απαιτούν επιθετική θεραπευτική αντιμετώπιση.

ΑΚΑΜΠΤΕΣ, ΕΠΩΔΥΝΕΣ ΑΡΘΡΩΣΕΙΣ: Στο Διάχυτο Συστηματικό Σκληρόδερμα οι αρθρώσεις των χεριών μπορεί να γίνουν άκαμπτες εξαιτίας τόσο της σκλήρυνσης του δέρματος γύρω από αυτές όσο και της πιθανής φλεγμονής αυτών των αρθρώσεων. Είναι δυνατό να προσβληθούν και άλλες αρθρώσεις. Η λήψη των παρακάτω μέτρων ίσως βοηθήσει τον ασθενή:

- Τακτική άσκηση. Ζητήστε από το γιατρό σας ή το φυσικοθεραπευτή σας πρόγραμμα ασκήσεων που θα σας βοηθήσει να αυξήσετε ή τουλάχιστον να διατηρήσετε το εύρος της κινητικότητας των αρθρώσεων που έχουν προσβληθεί από τη νόσο. Η κολύμβηση βοηθά να διατηρήσετε τη μυϊκή ισχύ, την ευλυγισία και τη λειτουργικότητα των αρθρώσεων.

- Η λήψη παρακεταμόλης ή μη στεροειδών αντιφλεγμονωδών φαρμάκων μετά από ιατρική σύσταση μετριάζει τον αρθρικό ή το μυϊκό πόνο. Εάν ο πόνος επιμένει, συζητήστε με το γιατρό σας τη δυνατότητα χορήγησης ισχυρών φαρμάκων για την καταπολέμηση του πόνου και της φλεγμονής.

- Μάθετε να λειτουργείτε με νέους τρόπους. Ο φυσικοθεραπευτής μπορεί να σας διδάξει πώς να εκτελείτε τις καθημερινές σας δραστηριότητες, όπως το σήκωμα και τη μεταφορά αντικειμένων ή το άνοιγμα μιας πόρτας, χρησιμοποιώντας τρόπους που επιβαρύνουν λιγότερο τις ευαίσθητες αρθρώσεις.

ΔΕΡΜΑΤΙΚΕΣ ΔΙΑΤΑΡΑΧΕΣ: Όταν στο δέρμα συσσωρεύονται μεγάλες ποσότητες κολλαγόνου, περισφίγγονται οι ιδρωτοποιοί και οι σμηγματογόνοι αδένες με αποτέλεσμα το δέρμα να γίνεται ξηρό και σκληρό. Η επίσκεψη σε Δερματολόγο είναι απαραίτητη όταν προσβληθεί το δέρμα του ασθενούς. Για να ανακουφιστείτε από την ξηροδερμία δοκιμάστε τα ακόλουθα:

- Επαλείφετε το δέρμα σας με ελαιώδη διαλύματα και κρέμες τακτικά και οπωσδήποτε αμέσως μετά το μπάνιο.

- Χρησιμοποιείτε αντιηλιακή κρέμα σε κάθε έξοδό σας, προκειμένου να προλάβετε περαιτέρω βλάβη από την ηλιακή ακτινοβολία.

- Χρησιμοποιείτε συσκευές ύγρανσης της ατμόσφαιρας του σπιτιού σε ψυχρά χειμερινά κλίματα.

- Αποφεύγετε το μπάνιο με καυτό νερό, επειδή αυτό ξηραίνει το δέρμα.

- Αποφεύγετε την επαφή με σκόνες ή υγρά καθαρισμού του σπιτιού και καυστικές χημικές ουσίες. Εάν αυτό είναι αδύνατο, φοράτε πάντοτε λαστιχένια γάντια όταν χρησιμοποιείτε τέτοια προϊόντα.

- Γυμνάζεστε τακτικά. Η άσκηση, ιδιαίτερα η κολύμβηση, τονώνει την κυκλοφορία του αίματος στις περιοχές που έχουν προσβληθεί.

ΞΗΡΟΣΤΟΜΙΑ ΚΑΙ ΟΔΟΝΤΙΑΤΡΙΚΕΣ ΔΙΑΤΑΡΑΧΕΣ: Τα οδοντιατρικά προβλήματα είναι συχνά σε ασθενείς που πάσχουν από Σκληρόδερμα και αυτό για διάφορους λόγους:

α) η σκλήρυνση του δέρματος του προσώπου μπορεί να μειώσει το εύρος της σχισμής του στόματος δυσχεραίνοντας τη στοματική υγιεινή

β) η ξηροστομία, αποτέλεσμα της καταστροφής των σιελογόνων αδένων, επιταχύνει την τερηδόνα των δοντιών

γ) η προσβολή του συνδετικού ιστού της κοιλότητας του στόματος προκαλεί χαλάρωση των δοντιών.

Μπορείτε να προλάβετε την καταστροφή των ούλων και των δοντιών με ποικίλους τρόπους:

- Βουρτσίζετε τακτικά τα δόντια σας και χρησιμοποιείτε οδοντικό νήμα. Εάν αισθάνεστε πόνο στα χέρια και η σκλήρυνση σας δυσκολεύει, συμβουλευτείτε το γιατρό σας ή κάποιον εργασιοθεραπευτή σχετικά με τη χρήση οδοντόβουρτσας που φέρει ειδική λαβή ή σχετικά με την εξεύρεση τρόπων που διευκολύνουν τη χρήση του μεταξωτού νήματος.

- Επισκεφθείτε συχνά τον Οδοντίατρο. Εάν έχετε στοματικές πληγές, πόνο ή απώλεια δοντιών, απευθυνθείτε αμέσως στον Οδοντίατρό σας.

- Εάν εμφανιστεί τερηδόνα, συμβουλευτείτε τον Οδοντίατρό σας για πλύσεις του στόματος με φθόριο ή για τη χρησιμοποίηση οδοντόπαστας που ενισχύει το σμάλτο των δοντιών.

- Συμβουλευτείτε φυσικοθεραπευτή σχετικά με το είδος ασκήσεων για τους μυς του προσώπου, ώστε να διατηρείται η ελαστικότητά του.

- Διατηρείτε το στόμα σας υγρό πίνοντας άφθονο νερό, λιώνοντας κομμάτια πάγου, χρησιμοποιώντας μαστίχες ή καραμέλες χωρίς ζάχαρη και αποφεύγοντας τις πλύσεις του στόματος με αλκοολούχα διαλύματα. Εάν η ξηροστομία επιμένει, συμβουλευτείτε το γιατρό σας σχετικά με τη λήψη υποκατάστατων σιέλου ή υδροχλωρικής πιλοκαρπίνης, ουσίας που διεγείρει την έκκριση σάλιου.

ΓΑΣΤΡΕΝΤΕΡΙΚΕΣ ΔΙΑΤΑΡΑΧΕΣ: Το Συστηματικό Σκληρόδερμα μπορεί να προσβάλει οποιοδήποτε τμήμα του πεπτικού συστήματος. Έτσι, μπορεί να νιώθετε συμπτώματα όπως: οπισθοστερνικό κάψιμο, δυσκαταποσία, αίσθημα πρώιμου κορεσμού (αίσθημα πληρότητας του στομάχου από την αρχή του γεύματος) ή εντερικές ενοχλήσεις, όπως διάρροια, δυσκοιλιότητα ή μετεωρισμό. Σε περιπτώσεις προσβολής του εντέρου, ο οργανισμός δυσκολεύεται να απορροφήσει θρεπτικές ουσίες. Αν και οι γαστρεντερικές διαταραχές ποικίλλουν, εντούτοις, ακολουθείστε ορισμένες συμβουλές που ενδεχομένως σας βοηθήσουν:

- Τρώτε μικρά, συχνά γεύματα.

- Ανυψώστε την άνω πλευρά του κρεβατιού και μην ξαπλώνετε για τουλάχιστον μια ώρα (κατά προτίμηση δυο με τρεις) μετά το φαγητό, ώστε να αποτρέπεται η παλινδρόμηση του περιεχομένου του στομάχου στον οισοφάγο (οισοφαγική παλινδρόμηση).

- Αποφεύγετε τη λήψη φαγητού αργά τη νύχτα, τις λιπαρές τροφές, τα καρυκεύματα, το αλκοόλ και τον καφέ, που επιδεινώνουν τα γαστρεντερικά ενοχλήματα.

- Μασάτε καλά την τροφή, προτιμάτε υδαρείς, μαλακές τροφές. Εάν δυσκολεύεστε στην κατάποση ή ο οργανισμός σας δεν απορροφάει επαρκώς τις θρεπτικές ουσίες, ο γιατρός μπορεί να σας συστήσει ειδική δίαιτα.

- Συζητήστε με το γιατρό σας το ενδεχόμενο χορήγησης φαρμακευτικών σκευασμάτων για την αντιμετώπιση της διάρροιας, της δυσκοιλιότητας ή του οπισθοστερνικού πόνου. Ορισμένα φάρμακα, όπως οι αναστολείς της αντλίας πρωτονίων, είναι αρκετά δραστικά στην αντιμετώπιση του οπισθοστερνικού πόνου. Η λήψη αντιβιοτικών από το στόμα μπορεί να σταματήσει την ανάπτυξη των βακτηριδίων στο έντερο, που θεωρούνται υπαίτια για την εκδήλωση διάρροιας σε ορισμένους ασθενείς που πάσχουν από Συστηματικό Σκληρόδερμα.

ΠΡΟΣΒΟΛΗ ΤΩΝ ΠΝΕΥΜΟΝΩΝ: 10 με 15% των ασθενών που πάσχουν από Συστηματικό Σκληρόδερμα προσβάλλεται από σοβαρή πνευμονοπάθεια, η οποία εμφανίζεται κυρίως με δύο τύπους: Πνευμονική Ίνωση (σκλήρυνση ή συρρίκνωση του πνευμονικού παρεγχύματος εξαιτίας της περίσσειας κολλαγόνου) και Πνευμονική Υπέρταση (υψηλή πίεση του αίματος στην αρτηρία που μεταφέρει το αίμα από την καρδιά στους πνεύμονες). Η θεραπεία είναι διαφορετική στις δυο παραπάνω καταστάσεις.

- Η Πνευμονική Ίνωση μπορεί να αντιμετωπιστεί με φάρμακα που καταστέλλουν το ανοσοποιητικό σύστημα, όπως η κυκλοφωσφαμίδη ή η αζαθειοπρίνη, σε συνδυασμό με τη χορήγηση χαμηλών δόσεων κορτικοστεροειδών.

- Η Πνευμονική Υπέρταση μπορεί να αντιμετωπιστεί με φάρμακα που διαστέλλουν τα αιμοφόρα αγγεία, όπως η προστακυκλίνη.

Ανεξάρτητα από το είδος της πνευμονικής προσβολής και τη θεραπεία της, η συμμετοχή σας στην αντιμετώπιση της ασθένειας είναι ουσιαστικά η ίδια. Συνεργαστείτε στενά με το γιατρό σας, ώστε να ελαχιστοποιήσετε τις πνευμονικές επιπλοκές. Για το λόγο αυτόν θα πρέπει:

- Να είστε σε επιφυλακή για εμφάνιση κλινικών σημείων πνευμονοπάθειας, όπως εύκολη κόπωση, δύσπνοια, βήχα και οίδημα των κάτω άκρων. Αναφέρετε στο γιατρό σας τα σχετικά συμπτώματα.

- Ο έλεγχος των πνευμόνων με τις αναπνευστικές λειτουργίες θα πρέπει να είναι σχολαστικός από τα αρχικά στάδια πάχυνσης του δέρματος. Τέτοιες δοκιμασίες μπορούν να αποκαλύψουν ύπαρξη πνευμονικής βλάβης στα πρώιμα στάδια και ιδιαίτερα σε στάδια που επιδέχονται αντιμετώπιση, προτού να εκδηλωθούν τα σχετικά συμπτώματα.

- Μην ξεχνάτε να κάνετε τα εμβόλια γρίπης και πνευμονιόκοκκου, όπως σας τα συστήνει ο γιατρός σας. Οποιαδήποτε νόσος μπορεί να γίνει επικίνδυνη σε ασθενείς που πάσχουν από πνευμονοπάθεια.

ΚΑΡΔΙΑΚΕΣ ΔΙΑΤΑΡΑΧΕΣ: Περίπου 10 με 20% των ασθενών που πάσχουν από Συστηματικό Σκληρόδερμα παρουσιάζει καρδιακά προβλήματα, όπως: ίνωση και καρδιακή ανεπάρκεια (Μυοκαρδιοπάθεια), φλεγμονή του καρδιακού μυός (Μυοκαρδίτιδα) και διαταραχές της καρδιακής συχνότητας (Αρρυθμία). Όλες οι παραπάνω διαταραχές μπορούν να αντιμετωπιστούν. Η θεραπεία μπορεί να είναι φαρμακευτική ή χειρουργική ανάλογα με τη φύση του προβλήματος.

ΝΕΦΡΙΚΕΣ ΔΙΑΤΑΡΑΧΕΣ: 10 με 20% των ασθενών που πάσχουν από Διάχυτο Συστηματικό Σκληρόδερμα παρουσιάζει σοβαρές νεφρικές διαταραχές, που μπορεί να οδηγήσουν και σε πλήρη νεφρική ανεπάρκεια (κατάργηση της λειτουργίας των νεφρών). Η αρρύθμιστη αρτηριακή υπέρταση μπορεί ταχύτατα να προκαλέσει μείωση της νεφρικής λειτουργίας και γι' αυτόν το λόγο θα πρέπει να ληφθούν μέτρα για την ελαχιστοποίηση του παραπάνω κινδύνου. Συγκεκριμένα πρέπει:

- Να ελέγχετε τακτικά την αρτηριακή σας πίεση και σε περίπτωση που είναι αυξημένη να ενημερώσετε αμέσως το γιατρό σας.

- Στην περίπτωση που υπάρχουν νεφρικές διαταραχές, θα ακολουθείτε πιστά τη χορηγηθείσα φαρμακευτική αγωγή. Κατά τις δύο τελευταίες δεκαετίες φάρμακα γνωστά ως αναστολείς του μετατρεπτικού ενζύμου της αγγειοτενσίνης, όπως η καπτοπρίλη, η εναλαπρίλη και η κιναπρίλη, μετρίασαν τον κίνδυνο μείωσης της νεφρικής λειτουργίας σε ασθενείς που έπασχαν από Σκληρόδερμα. Η λήψη των φαρμάκων με συνέπεια ευνοεί τη θετική τους δράση.

ΑΙΣΘΗΤΙΚΑ ΠΡΟΒΛΗΜΑΤΑ: Ακόμα και όταν το Σκληρόδερμα δεν προκαλεί φυσική ανικανότητα, οι επιδράσεις του στην εμφάνιση του δέρματος –ιδιαίτερα του προσώπου– μπορούν να επηρεάσουν την αυτοεκτίμησή σας. Ευτυχώς, υπάρχουν τρόποι να διορθωθούν τα αισθητικά προβλήματα που προκαλούνται από τη νόσο:

- Η εμφάνιση τηλεαγγειεκτασιών –μικρών ερυθρών κηλίδων στα χέρια και στο πρόσωπο, λόγω της διαστολής των μικροσκοπικών αιμοφόρων αγγείων των στοιβάδων του δέρματος– μπορεί να περιοριστεί ή ακόμα και να εξαλειφθεί με λέιζερ.

- Αλλαγές του προσώπου σε ασθενείς που πάσχουν από Εντοπισμένο Σκληρόδερμα –όπως είναι: η ευθεία ταινία που φαίνεται σαν χτύπημα από ξίφος, που διατρέχει το μέτωπο ασθενών με Ταινιοειδές Σκληρόδερμα, μπορούν να αποκατασταθούν με πλαστικές χειρουργικές επεμβάσεις (εντούτοις, η μέθοδος αυτή δεν ενδείκνυται σε περιοχές του δέρματος όπου η νόσος είναι ενεργή).

Πώς μπορώ να συμβάλλω στη φροντίδα της υγείας μου;

Μολονότι ο γιατρός σας είναι εκείνος που καθορίζει τη θεραπεία, θα πρέπει να λαμβάνετε τακτικά τα φάρμακά σας, να ακολουθείτε τις οδηγίες του και να του αναφέρετε εγκαίρως κάθε νέο σύμπτωμα. Με άλλα λόγια, θα πρέπει να καλλιεργήσετε με το γιατρό σας κλίμα συνεργασίας, όπου εσείς αντιπροσωπεύετε το σημαντικότερο κομμάτι. Σας προτείνουμε να τηρήσετε τα ακόλουθα:

- **Ενημερωθείτε:** Η γνώση είναι η καλύτερη άμυνα απέναντι στη νόσο. Μάθετε όσα περισσότερα μπορείτε γύρω από το Σκληρόδερμα τόσο για το δικό σας όφελος, όσο και για να εκπαιδεύσετε άλλους ασθενείς στις ομάδες υποστήριξης.

- **Αναζητήστε υποστήριξη:** «Στρατολογήστε» μέλη της οικογένειας, φίλους και συνεργάτες για να χτίσετε ένα δίκτυο υποστήριξης. Αυτό το δίκτυο μπορεί να σας βοηθήσει να ξεπεράσετε τις δύσκολες στιγμές: όταν πονάτε, όταν αισθάνεστε αγανάκτηση ή φόβο, όταν νιώθετε κατάθλιψη. Επίσης, αναζητήστε στην πόλη σας ομάδα υποστήριξης ασθενών που πάσχουν από Σκληρόδερμα. Αν δεν υπάρχει, σκεφθείτε το ενδεχόμενο δημιουργίας μιας τέτοιας ομάδας.

- **Οργανώστε μια ομάδα φροντίδας υγείας:** Οι επικεφαλής της ομάδας θα είστε εσείς και οι γιατροί σας. Η υπόλοιπη ομάδα μπορεί να αποτελείται από φυσικοθεραπευτές και εργασιοθεραπευτές, ψυχολόγο ή κοινωνικό λειτουργό, οδοντίατρο και φαρμακοποιό.

- **Έχετε υπομονή:** Κατανοήστε ότι η διαμόρφωση της τελικής διάγνωσης μπορεί να είναι δύσκολη και χρονοβόρα. Εμπιστευθείτε ένα γιατρό που διαθέτει την απαιτούμενη εμπειρία για την αντιμετώπιση των συμπτωμάτων της νόσου.

- **Να είστε ομιλητικοί:** Όταν έχετε προβλήματα ή παρατηρείτε αλλαγές στην κατάστασή σας, μη διστάσετε να το αναφέρετε κατά τη διάρκεια μιας συνάντησης. Μη διστάσετε ακόμα και να καλέσετε το γιατρό σας ή κάποιο άλλο μέλος της θεραπευτικής ομάδας. Κανένα πρόβλημα δεν είναι τόσο ασήμαντο ώστε να το αγνοήσετε, ενώ ή έγκαιρη αντιμετώπιση κάθε προβλήματος βοηθάει στην καλύτερη αντιμετώπιση της νόσου τόσο από εσάς, όσο και από τη θεραπευτική ομάδα.

- **Καταπολεμήστε την κατάθλιψη:** Ενώ είναι κατανοητό ότι ο ασθενής με χρόνιο πρόβλημα, όπως το Σκληρόδερμα, μπορεί να αισθάνεται κατάθλιψη, μην αποδεχθείτε το συναίσθημα αυτό ως φυσικό επακόλουθο της κατάστασής σας. Εάν η κατάθλιψη επηρεάζει την ενεργητικότητά σας, μη διστάσετε να απευθυνθείτε στη θεραπευτική ομάδα για βοήθεια. Μπορείτε να ωφεληθείτε συζητώντας με ψυχολόγο ή κοινωνικό λειτουργό ή λαμβάνοντας ορισμένα φάρμακα.

- **Αποκτήστε τις κατάλληλες δεξιότητες:** Μέθοδοι, όπως ο διαλογισμός, οι ασκήσεις και η χαλάρωση μπορούν να σας βοηθήσουν να αντιμετωπίσετε συναισθηματικές δυσκολίες και να μετριάσετε τον πόνο και την καταβολή. Ζητήστε από ένα μέλος της θεραπευτικής ομάδας να σας μυήσει στις παραπάνω μεθόδους ή να σας παραπέμψει στον κατάλληλο ειδικό.

- **Απευθυνθείτε στους ειδικούς:** Εάν δυσκολεύεστε στην εκτέλεση των καθημερινών δραστηριοτήτων σας, όπως είναι το χτένισμα, το βούρτσισμα των δοντιών και η οδήγηση, συμβουλευτείτε έναν εργασιοθεραπευτή ή ένα φυσικοθεραπευτή. Μπορούν να σας διδάξουν τρόπους και τεχνάσματα, που ούτε καν έχετε φανταστεί. Οι κοινωνικοί λειτουργοί μπορούν συχνά να βοηθήσουν αναλαμβάνοντας οικονομικά και ασφαλιστικά ζητήματα.

Συνηθισμένα ερωτήματα ασθενών

▶ *Το Σκληρόδερμα είναι κληρονομική νόσος;*

Όχι, δεν είναι κληρονομική νόσος. Εντούτοις, τα άτομα με Σκληρόδερμα μπορεί να έχουν συγγενείς που πάσχουν από άλλα αυτοάνοσα νοσήματα. Από διάφορες μελέτες διαπιστώθηκε ότι η τάση – προδιάθεση για αυτοάνοσες παθήσεις είναι κληρονομική.

▶ *Μπορεί το Σκληρόδερμα να θεωρηθεί μια μορφή καρκίνου;*

Ουδεμία σχέση έχει με τον καρκίνο. Οι ασθενείς με Σκληρόδερμα δεν είναι πιο ευάλωτοι στον καρκίνο σε σχέση με τα άτομα που δεν πάσχουν από τη συγκεκριμένη νόσο.

▶ *Πρέπει να σταματήσω τη δουλειά μου επειδή έχω Σκληρόδερμα;*

Οι περισσότεροι ασθενείς που έχουν την ίδια νόσο με εσάς συνεχίζουν να εργάζονται κανονικά. Μερικοί που πάσχουν από πιο βαριά μορφή της νόσου αναγκάζονται να διακόψουν την εργασία τους για μια περίοδο και πολύ σπάνια, υποχρεώνονται να συνταξιοδοτηθούν πρόωρα. Είναι πολύ σημαντικό για τα άτομα που πάσχουν από χρόνια νοσήματα να εργάζονται, γιατί αυτό τονώνει το ηθικό τους και τους προκαλεί ευεξία.

▶ *Υπάρχει διαγνωστική εξέταση για το Σκληρόδερμα;*

Συνήθως η διαμόρφωση της τελικής διάγνωσης του Σκληροδέρματος βασίζεται στο ιατρικό ιστορικό και στην κλινική εξέταση. Οι εργαστηριακές εξετάσεις είναι σημαντικές για τον καθορισμό της έκτασης και της βαρύτητας όσον αφορά στην προσβολή των διαφόρων ζωτικών οργάνων.

▶ *Ποια ειδικότητα πρέπει να έχει ο γιατρός για να μπορεί να με παρακολουθήσει;*

Συνήθως, η διάγνωση και η θεραπεία της νόσου γίνεται από Ρευματολόγους. Εντούτοις, πολλοί Παθολόγοι, που έχουν ασχοληθεί με αυτοάνοσα νοσήματα, παρακολουθούν και θεραπεύουν ασθενείς με Σκληρόδερμα. Ασθενείς που πάσχουν από διάφορες μορφές Εντοπισμένου Σκληροδέρματος, όπως είναι η Μορφέα και το Γραμμοειδές Σκληρόδερμα, παρακολουθούνται, συνήθως, από Δερματολόγους. Οι μορφές αυτές του Σκληροδέρματος δεν προσβάλλουν ζωτικά όργανα ή συστήματα, όπως είναι η καρδιά, οι πνεύμονες, οι νεφροί και το γαστρεντερικό σύστημα.

▶ *Οι ασθενείς που πάσχουν από Σκληρόδερμα μπορούν ν' αποκτήσουν παιδιά;*

Μπορούν, αλλά με μεγαλύτερη δυσκολία απ' ό,τι οι υγιείς γυναίκες.

Γενικά, το 1/3 των ασθενών μπορεί να παρουσιάσει κατά τη διάρκεια εγκυμοσύνης έξαρση της νόσου. Άλλο ένα 30% των ασθενών δηλώνει ότι σύμφωνα με την προσωπική του εκτίμηση δεν παρατηρεί βελτίωση, ενώ το υπόλοιπο 30% υποστηρίζει ότι πιθανώς συμβαίνει το αντίθετο, δηλαδή υπάρχει μια μικρή βελτίωση. Η γονιμότητα των ασθενών που πάσχουν από Σκληρόδερμα επηρεάζεται αρνητικά, επειδή: α) λιγότερες γυναίκες παντρεύονται, β) μικρότερος αριθμός γυναικών αποφασίζει να τεκνοποιήσει και γ) λιγότερες γυναίκες (σε σύγκριση με υγιείς γυναίκες) μένουν έγκυες μετά από προσπάθεια δύο ετών. Τέλος, ο θάνατος του εμβρύου και οι γεννήσεις νεογνών μικρότερου βάρους από το κανονικό είναι φαινόμενα που συναντώνται συχνότερα στις παραπάνω ασθενείς απ' ό,τι στον υπόλοιπο γενικό πληθυσμό.

▶ *Υπάρχει θεραπεία για το Σκληρόδερμα;*

Ασθενείς με Συστηματικό Σκληρόδερμα αντιμετωπίζονται ανάλογα με το πάσχον όργανο. Για παράδειγμα, η προσβολή των νεφρών αντιμετωπίζεται με αντιυπερτασικά φάρμακα που ανήκουν στην κατηγορία των αναστολέων του μετατρεπτικού ενζύμου της αγγειοτενσίνης. Ασθενείς με πνευμονοπάθειες ή καρδιοπάθειες αντιμετωπίζονται με χορήγηση χημειοθεραπείας ενδοφλεβίως. Πρέπει να τονιστεί ότι η θεραπεία θα πρέπει να εξατομικεύεται ανάλογα με την έκταση της προσβολής των διαφόρων ζωτικών οργάνων.

▶ *Μπορεί το Σκληρόδερμα να αποβεί μοιραίο για τη ζωή των ασθενών;*

Υπάρχουν πολλές μορφές Σκληροδέρματος. Ασθενείς με Σκληρόδερμα και καρδιοπάθεια, βαριά πνευμονοπάθεια ή νεφροπάθεια έχουν μεγαλύτερη θνησιμότητα από το γενικό πληθυσμό.

Ποιες έρευνες έχουν γίνει;

Οι συνεχείς έρευνες, που γίνονται διεθνώς, αποσκοπούν στα ακόλουθα: βελτιώνουν τους τρόπους αντιμετώπισης των συμπτωμάτων, αποτρέπουν οργανικές βλάβες και βελτιώνουν την ποιότητα ζωής των ασθενών. Τις τελευταίες δυο δεκαετίες επιστημονικές μελέτες έχουν προσθέσει νέα στοιχεία όσον αφορά στην κατανόηση της νόσου, η οποία αποτελεί απαραίτητη προϋπόθεση για την πρόληψη ή την πλήρη ίαση του Σκληροδέρματος.

Διάφορες μελέτες του ανοσοποιητικού συστήματος, η Γενετική, η Κυτταρική και η Μοριακή Βιολογία έχουν συμβάλει στην ανακάλυψη των αιτίων που προκαλούν το Σκληρόδερμα, στη βελτίωση της ήδη υπάρχουσας θεραπείας και στην ανακάλυψη εντελώς νέων θεραπευτικών μέσων.

Η πρόοδος που έχει σημειωθεί τα τελευταία έτη στον τομέα της έρευνας έχει συμβάλει στην καλύτερη κατανόηση της θεραπείας της νόσου. Έχει μελετηθεί για παράδειγμα:

- Η χρήση ορμόνης που παράγεται κατά την εγκυμοσύνη για την υποστροφή των δερματικών βλαβών. Πρόσφατες μελέτες υποστηρίζουν ότι η ρελαξίνη, ορμόνη που βοηθάει το γυναικείο σώμα να προσαρμόζεται στις απαιτήσεις της προχωρημένης εγκυμοσύνης, μπορεί να μαλακώνει το συνδετικό ιστό των γυναικών που πάσχουν από Σκληρόδερμα. Πιστεύεται ότι η ορμόνη δρα αποτρέποντας την ίνωση, δηλαδή την ανάπτυξη συνδετικού ιστού γύρω από τα κύτταρα του σώματος.

- Η συσχέτιση γονιδίου με τη νόσο σε πληθυσμό ιθαγενών Αμερικανών της Οκλαχόμα. Οι επιστήμονες πιστεύουν ότι το γονίδιο που ευθύνεται για την παραγωγή της πρωτεΐνης ινιδίνης-1 (fibrillin-1), ίσως αυξάνει τον κίνδυνο εμφάνισης της νόσου.

- Η χρήση μιας ουσίας, της προστακυκλίνης, σε πνευμονική υπέρταση. Το φάρμακο έχει βελτιώσει την ποιότητα ζωής των ασθενών και παρέτεινε το προσδόκιμο όριο επιβίωσης των ασθενών επιτρέποντας σε αυτούς να συμβιώνουν με αυτόν τον επικίνδυνο τύπο της πνευμονικής βλάβης.

- Η χρήση του φαρμάκου κυκλοφωσφαμίδη σε πνευμονική ίνωση. Από πρόσφατη μελέτη φαίνεται ότι η έγκαιρη αντιμετώπιση της πνευμονοπάθειας αυτής με το παραπάνω ανοσοκατασταλτικό φάρμακο μπορεί να βοηθήσει στην αποτροπή περαιτέρω επιδείνωσης και στην αύξηση των πιθανοτήτων επιβίωσης του ασθενούς.

- Η διαδεδομένη χρήση αναστολέων του μετατρεπτικού ενζύμου της αγγειοτενσίνης (ΜΕΑ) σε νεφροπάθεια λόγω Σκληροδέρματος. Κατά τις δυο προηγούμενες δεκαετίες οι αναστολείς του ΜΕΑ είχαν μειώσει σε σημαντικό βαθμό τον κίνδυνο εμφάνισης νεφρικής έκπτωσης.

Σήμερα έχει αποδειχθεί ότι η χρήση αναστολέων του ΜΕΑ μπορεί πραγματικά να βελτιώσει τη νεφρική λειτουργία των ασθενών με Σκληρόδερμα που υποβάλλονται σε αιμοκάθαρση. Περίπου οι μισοί από τους ασθενείς που εξακολουθούν να λαμβάνουν αναστολείς του ΜΕΑ ενώ υποβάλλονται σε αιμοκάθαρση θα μπορούν να τη σταματήσουν σε δώδεκα με δεκαοχτώ μήνες.

Άλλες μελέτες εξετάζουν τα ακόλουθα:

- Μεταβολές των τριχοειδών αγγείων των ασθενών που πάσχουν από Σκληρόδερμα. Μελετώντας αυτές τις αλλαγές οι επιστήμονες ελπίζουν να αποκαλύψουν την αιτία της ευαισθησίας στο ψύχος που παρατηρείται στο φαινόμενο Raynaud.
- Μεταβολές του ανοσοποιητικού συστήματος (ιδιαίτερα πώς οι αλλαγές αυτές επηρεάζουν τους πνεύμονες σε ασθενείς με αρχόμενο Διάχυτο Συστηματικό Σκληρόδερμα).
- Το βαθμό συμμετοχής στην εμφάνιση της νόσου της δυσλειτουργίας των αιμοφόρων αγγείων, του κυτταρικού θανάτου και της αυτοανοσίας.
- Τις δερματικές αλλαγές ποντικιών στο εργαστήριο, στα οποία η γενετική ανωμαλία αποτρέπει την αποδόμηση του κολλαγόνου οδηγώντας σε πάχυνση του δέρματος και απώλεια τριχοφυΐας κατά τόπους. Οι επιστήμονες ευελπιστούν ότι μελετώντας αυτά τα ποντίκια θα είναι σε θέση να απαντήσουν σε πολλά ερωτήματα που αφορούν τις δερματικές μεταβολές.
- Την αποτελεσματικότητα διάφορων θεραπευτικών σχημάτων, όπως είναι (1) η μεθοτρεξάτη, ένα φάρμακο ευρέως χρησιμοποιούμενο στη Ρευματοειδή Αρθρίτιδα και σε ορισμένες άλλες φλεγμονώδεις μορφές αρθρίτιδας, (2) τα κολλαγονικά πεπτίδια που χορηγούνται από το στόμα, (3) η halofuginone, φάρμακο που αναστέλλει τη σύνθεση κολλαγόνου τύπου I, του κυριότερου, δηλαδή, συστατικού του συνδετικού ιστού, (4) η θεραπεία με υπεριώδη ακτινοβολία στον Εντοπισμένο τύπο Σκληροδέρματος και (5) η μετάγγιση αρχέγονων κυττάρων: τύπος μεταμόσχευσης του μυελού των οστών με κύτταρα του ίδιου του ασθενούς, όταν αυτός πάσχει από αρχόμενο Διάχυτο Συστηματικό Σκληρόδερμα.

Η έρευνα σχετικά με το Σκληρόδερμα εξακολουθεί να προοδεύει, καθώς οι επιστήμονες και οι γιατροί μαθαίνουν περισσότερα για τον τρόπο εξέλιξης της νόσου και τους μηχανισμούς στους οποίους υπόκειται.

Ελπίδα για το μέλλον

Το Σκληρόδερμα θέτει τόσο στους ασθενείς, όσο και στις θεραπευτικές ομάδες, μια σειρά από προκλήσεις. Τα καλά νέα είναι ότι οι βασικοί επιστήμονες, οι γιατροί και το υπόλοιπο παραϊατρικό προσωπικό εξακολουθούν να διατυπώνουν νέα ερωτήματα και να προτείνουν νέους τρόπους, ώστε να φτάσουν γρηγορότερα στον καθορισμό της τελικής διάγνωσης και ν' αντιμετωπίσουν αποτελεσματικότερα τη νόσο.

Επιπλέον, υπάρχουν ενεργές ομάδες υποστήριξης ασθενών που μοιράζονται τις ευθύνες, ενδιαφέρονται για τους ασθενείς και εκπαιδεύουν η μία την άλλη. Αυτό έχει βοηθήσει τους ασθενείς που πάσχουν από Σκληρόδερμα, ν' αντιμετωπίζονται καλύτερα και να παραμένουν ενεργητικοί πολύ περισσότερο από ό,τι πριν από είκοσι ή τριάντα χρόνια. Όσο για το μέλλον, οι ασθενείς και οι γιατροί θα συνεχίζουν να προσπαθούν για την επίτευξη μακροβιότερης, υγιέστερης και πιο ενεργητικής διαβίωσης των ασθενών.

ΔΕΡΜΑΤΟΜΥΟΣΙΤΙΔΑ - ΠΟΛΥΜΥΟΣΙΤΙΔΑ

Τα νοσήματα αυτά είναι φλεγμονώδη, δηλαδή δημιουργούνται επειδή κύτταρα του αμυντικού μας συστήματος επιτίθενται κατά του δέρματος και των μυών. Μπορεί να πάσχουν μόνο οι μύες (Πολυμυοσίτιδα) ή οι μύες και το δέρμα (Δερματομυοσίτιδα). Προσβάλλει συνήθως άτομα, κατά προτίμηση γυναίκες, μετά την τρίτη δεκαετία της ζωής, αν και μπορεί να προσβάλει και παιδιά και άτομα ηλικίας μεγαλύτερης των 50 ετών. Είναι σπάνια νόσος και προσβάλλει περίπου 6-8 άτομα ανά 100.000 πληθυσμού. Τα κυριότερα συμπτώματα αφορούν στα όργανα που αναφέραμε (δέρμα, μυς), εκδηλώνονται δε, με ειδικά εξανθήματα, π.χ. χρώματος μωβ, γύρω από τα βλέφαρα και αδυναμία των μυών που βρίσκονται κοντά στον κορμό, όπως οι μύες του βραχίονα και του μηρού (εικ. 11, 12). Έτσι, τα άτομα έχουν μεγάλη δυσκολία να σηκωθούν από την καθιστή θέση, να ανέβουν σκάλα, να σηκώσουν διάφορα αντικείμενα ή ακόμα και να χτενιστούν. Μερικοί από τους ασθενείς παρουσιάζουν δυσκολία να καταπιούν, ενώ σπανιότερα εμφανίζουν δυνατούς μυϊκούς πόνους ή οι μύες τους είναι πολύ ευαίσθητοι ακόμα και στο άγγιγμα. Η νόσος μπορεί να εμφανίζεται μόνη της ή να αποτελεί εκδήλωση άλλης αυτοάνοσης νόσου, όπως του Συστηματικού Ερυθηματώδους Λύκου, των Αγγειιτίδων και του Σκληροδέρματος ή να είναι η πρώτη εκδήλωση κακοήθων όγκων, ιδίως στα άτομα ηλικίας μεγαλύτερης των 50 ετών.

11. Χέρια ασθενούς με Δερματομυοσίτιδα. Φαίνονται ψωριασιόμορφα εξανθήματα στις ραχιαίες επιφάνειες των εγγύς και άπω φαλαγγικών αρθρώσεων. Αυτό το εύρημα αποτελεί το σημείο του Gottron.

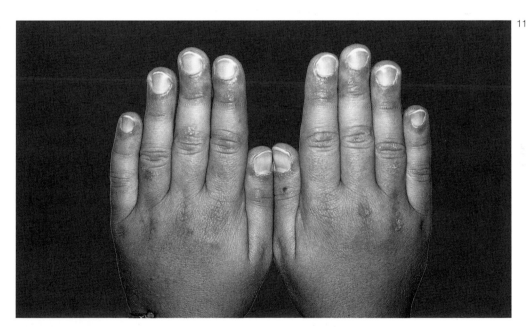

11

Πώς γίνεται η διάγνωση της νόσου;

Υπάρχουν πολλές καταστάσεις που προκαλούν αδυναμία και πόνο στους μυς. Έτσι, η διάγνωση της Δερματομυοσίτιδας - Πολυμυοσίτιδας γίνεται: α) με εξέταση αίματος, από την οποία ανευρίσκονται αυξημένα ένζυμα από τους μυς που έχουν υποστεί τη βλάβη β) με ηλεκτρομυογράφημα, που καταγράφει ηλεκτρικά ερεθίσματα, τα οποία προέρχονται από τους μυς και τα νεύρα και γ) με βιοψία του πάσχοντος μυός, στην οποία παρατηρείται φλεγμονή και καταστροφή της μυϊκής ίνας.

12. Φαίνεται το ψωριασιόμορφο εξάνθημα της Δερματομυοσίτιδας στα άκρα χέρια και η επέκτασή του στο πρόσωπο και στο πρόσθιο τμήμα του θώρακα.

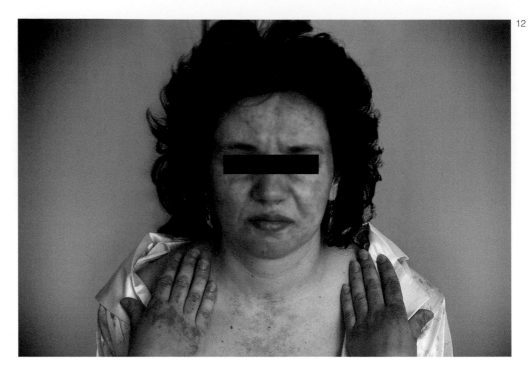

12

Ποια είναι η πρόγνωση της νόσου;

Ποικίλλει. Οι περισσότεροι ασθενείς ανταποκρίνονται στην κατάλληλη θεραπεία. Μερικοί ασθενείς εκδηλώνουν πολύ σοβαρή μορφή της νόσου και δεν απαντούν ικανοποιητικά στη θεραπεία. Αυτό καταλήγει σε χρόνια αναπηρία.

Ποιες οι επιπλοκές της νόσου;

Σε παιδιά με Δερματομυοσίτιδα είναι δυνατό να αναπτυχθεί εναπόθεση ασβεστίου στους μυς που έχουν υποστεί τη βλάβη καθώς και μυική ατροφία, που οδηγεί σε δυσλειτουργία και αγκύλωση των αρθρώσεων, όπως του αγκώνα, του γόνατος και άλλων.

Σε σοβαρές μορφές δερματομυοσίτιδας είναι δυνατό να χρειαστεί μηχανική βοήθεια για την αναπνοή των ασθενών ή και παρεντερική χορήγηση τροφής, εφόσον αυτοί παρουσιάσουν αδυναμία κατάποσης.

Ποια είναι η θεραπεία της νόσου;

Βάση της θεραπείας αποτελούν τα κορτικοστεροειδή. Αυτά συνδυαζόμενα με ανοσοκατασταλτικά φάρμακα, όπως η μεθοτρεξάτη ή η αζαθειοπρίνη, ελαχιστοποιούν τις ανεπιθύμητες ενέργειες των κορτικοστεροειδών και βελτιστοποιούν το θεραπευτικό αποτέλεσμα. Μεγάλες δόσεις ανοσοσφαιρινών, που χορηγούνται μηνιαία κατά ώσεις, είναι πολύ αποτελεσματικές στη Δερματομυοσίτιδα – Πολυμυοσίτιδα. Η φυσικοθεραπεία αποτελεί το θεμέλιο λίθο για την αποφυγή μυϊκής ατροφίας.

Πού αποσκοπεί η έρευνα;

Όπως σε όλα τα αυτοάνοσα νοσήματα έτσι και για τη Δερματομυοσίτιδα - Πολυμυοσίτιδα η έρευνα αποσκοπεί στην καλύτερη κατανόηση της αιτιολογίας της νόσου, με απώτερο στόχο την πρόληψη και την οριστική θεραπεία της.

ΣΥΝΔΡΟΜΑ ΕΠΙΚΑΛΥΨΗΣ ΑΥΤΟΑΝΟΣΩΝ ΝΟΣΗΜΑΤΩΝ ΤΟΥ ΣΥΝΔΕΤΙΚΟΥ ΙΣΤΟΥ

ΜΙΚΤΗ ΝΟΣΟΣ ΤΟΥ ΣΥΝΔΕΤΙΚΟΥ ΙΣΤΟΥ

Τι είναι η Μικτή Νόσος του Συνδετικού Ιστού;

Μερικοί ασθενείς έχουν συχνά εκδηλώσεις περισσοτέρων του ενός ρευματικού νοσήματος. Έτσι, τα σύνδρομα επικάλυψης αναφέρονται σε ασθενείς που έχουν εκδηλώσεις διαφόρων αυτοανόσων νοσημάτων του συνδετικού ιστού.

Η Μικτή Νόσος του Συνδετικού Ιστού (ΜΝΣΙ) είναι το πλέον συχνό σύνδρομο επικάλυψης και χαρακτηρίζεται από εκδηλώσεις: α) Συστηματικού Ερυθηματώδους Λύκου, β) Συστηματικού Σκληροδέρματος και γ) Πολυμυοσίτιδας.

Ποια είναι η αιτιολογία;

Η νόσος προσβάλλει παιδιά και ενήλικες. Η ιογενής θεωρία είναι μια ελκυστική θεωρία, που δεν έχει όμως τεκμηριωθεί.

Πώς γίνεται η διάγνωση;

Η διάγνωση είναι κυρίως κλινική, καθοριστικό, όμως, ρόλο έχει και η παρουσία ενός ειδικού αντιπυρηνικού αντισώματος που στρέφεται κατά μιας πρωτεΐνης, της ριβονουκλεοπρωτεΐνης (RNP).

Πώς μπορεί να εξελιχθεί η νόσος;

Με την πάροδο των ετών, πολλοί ασθενείς μπορεί να παρουσιάσουν συμπτώματα και εκδηλώσεις ενός από τα παραπάνω νοσήματα.

Ποιες άλλες κλινικές εκδηλώσεις μπορεί να συνυπάρχουν;

– Φαινόμενο Raynaud, αρθρίτιδα, αρθραλγίες και σκληροδακτυλία είναι οι πιο συχνές κλινικές εκδηλώσεις.

– Σύνδρομο Sjögren μπορεί να παρουσιαστεί στο 50% των ασθενών.

– Μυοσίτιδα, δυσκινησία του οισοφάγου, πνευμονική ινώδης κυψελιδίτιδα είναι οι πιο βαριές επιπλοκές των συνδρόμων επικάλυψης.

Ποια είναι η πρόγνωση της νόσου;

Η νόσος έχει γενικά καλή πρόγνωση, εκτός και εάν προσβληθούν ζωτικά όργανα.

Ποια είναι η θεραπεία της νόσου;

Οι περισσότεροι ασθενείς αντιδρούν θετικά στη θεραπεία με κορτικοστεροειδή. Σε ήπιες μορφές μπορεί να χορηγηθούν και μη στεροειδή αντιφλεγμονώδη φάρμακα.

ΑΓΓΕΙΙΤΙΔΑ

Τι είναι η Αγγειίτιδα;

Αγγειίτιδα είναι η φλεγμονή των αιμοφόρων αγγείων.

Τα αιμοφόρα αγγεία είναι σωλήνες που μεταφέρουν το αίμα στα διάφορα σημεία του οργανισμού. Υπάρχουν τρεις τύποι αγγείων που μπορούν να προσβληθούν από Αγγειίτιδα:

α) Αρτηρίες, οι οποίες μεταφέρουν το αίμα από την καρδιά προς τα διάφορα σημεία του σώματος, δηλαδή στα όργανα (όπως είναι το ήπαρ και οι νεφροί) και στους ιστούς (όπως το δέρμα).

β) Φλέβες, οι οποίες επαναφέρουν το αίμα στην καρδιά.

γ) Τριχοειδή, τα οποία είναι μικροσκοπικά αγγεία μεταξύ των αρτηριών και των φλεβών, όπου το οξυγόνο και άλλες ουσίες περνούν από το αίμα στους ιστούς.

Το παρακάτω σχήμα δείχνει τη θέση των αγγείων στον οργανισμό μας (κυκλοφορικό σύστημα) (εικ. 13).

13. Σχηματική παρουσίαση των αγγείων του σώματος. Διακρίνονται μεγάλα αγγεία, μέσου μεγέθους αγγεία και μικρά αγγεία. Οι Αγγειίτιδες ταξινομούνται σήμερα με βάση το μέγεθος του αγγείου που προσβάλλουν, καθώς και τον ιστολογικό τύπο της προσβολής (κυρίως αν οδηγούν σε νέκρωση του τοιχώματος του αγγείου ή όχι).

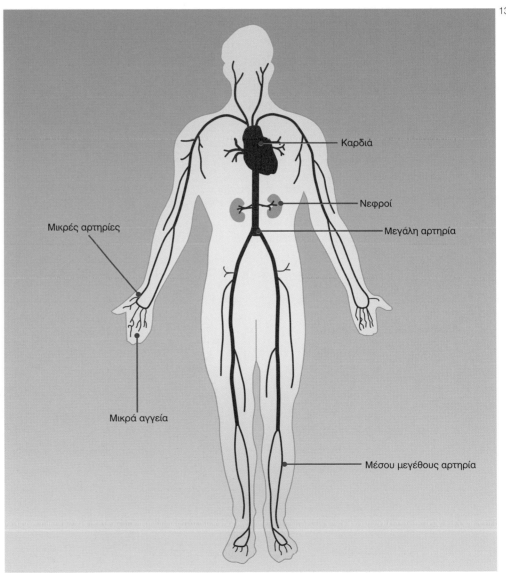

13

Καρδιά

Νεφροί

Μικρές αρτηρίες

Μεγάλη αρτηρία

Μικρά αγγεία

Μέσου μεγέθους αρτηρία

Πώς εκδηλώνεται και πώς εξελίσσεται η νόσος;

Για να λειτουργούν φυσιολογικά οι ιστοί και τα όργανα του σώματος πρέπει να τροφοδοτούνται κανονικά με αίμα. Αν τα αιμοφόρα αγγεία παρουσιάζουν φλεγμονή, η ροή του αίματος μπορεί να ελαττωθεί ή ακόμη και να σταματήσει (εικ. 14). Σε κάποιο σημείο το τοίχωμα του αγγείου μπορεί επίσης να εξασθενήσει, να υποχωρήσει και να σχηματισθεί κατά αυτόν τον τρόπο ανεύρυσμα. Το ανεύρυσμα μπορεί σε κάποιο σημείο να σπάσει και να προκληθεί αιμορραγία.

Η βλάβη που μπορεί να προκληθεί από την Αγγειίτιδα εξαρτάται από το σημείο του οργανισμού που προσβάλλεται: όσο μεγαλύτερο το αγγείο και όσο πιο σημαντικό το όργανο που αιματώνεται τόσο πιο μεγάλη και σοβαρή θα είναι η βλάβη. Για παράδειγμα, βλάβη στα μικρά αιμοφόρα αγγεία του δέρματος θα προκαλέσει εξάνθημα [ψηλαφητή πορφύρα: μικρές κόκκινες «κηλίδες» στο δέρμα που δεν εξαφανίζονται με την πίεση και μπορούμε να τις ψηλαφήσουμε (εικ. 15)]. Αν όμως προσβληθούν τα αγγεία των νεφρών, επηρεάζεται η λειτουργία των νεφρών και χρειάζεται έγκαιρη αντιμετώπιση και θεραπεία. Όταν οι νεφροί δε λειτουργούν, ο ασθενής χρειάζεται να υποβληθεί σε αιμοκάθαρση (τεχνητό νεφρό).

14. Η φλεγμονή του τοιχώματος των αγγείων έχει ως αποτέλεσμα τη μείωση της ροής του αίματος μέσα σε αυτά.

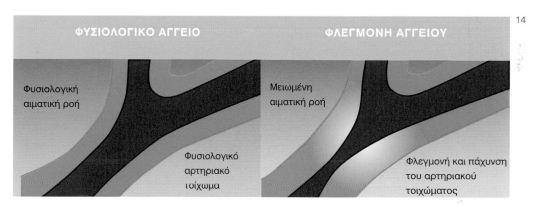

14

ΦΥΣΙΟΛΟΓΙΚΟ ΑΓΓΕΙΟ

Φυσιολογική αιματική ροή

Φυσιολογικό αρτηριακό τοίχωμα

ΦΛΕΓΜΟΝΗ ΑΓΓΕΙΟΥ

Μειωμένη αιματική ροή

Φλεγμονή και πάχυνση του αρτηριακού τοιχώματος

Η Αγγειίτιδα μπορεί να εμφανιστεί σε κάποιο άτομο που μέχρι εκείνη τη στιγμή ήταν εντελώς υγιές. Στην περίπτωση αυτή πρόκειται για πρωτοπαθή Αγγειίτιδα. Υπάρχει όμως και η δευτεροπαθής Αγγειίτιδα, η οποία παρατηρείται σε άτομα που ήδη πάσχουν από κάποια νόσο. Αυτό συμβαίνει στη Ρευματοειδή Αρθρίτιδα (ΡΑ), στο Συστηματικό Ερυθηματώδη Λύκο (ΣΕΛ) ή στο σύνδρομο Sjögren. Συνήθως οι διάφοροι τύποι Αγγειίτιδας καθορίζονται ανάλογα με το μέγεθος των αγγείων που έχουν προσβληθεί.

ΑΓΓΕΙΙΤΙΔΑ ΤΩΝ ΜΕΓΑΛΩΝ ΑΓΓΕΙΩΝ: Περιλαμβάνει την Κροταφική Αρτηρίτιδα και την Αρτηρίτιδα Takayasu.

ΑΓΓΕΙΙΤΙΔΑ ΤΩΝ ΜΕΣΟΥ ΜΕΓΕΘΟΥΣ ΑΓΓΕΙΩΝ Περιλαμβάνει την Οζώδη Πολυαρτηρίτιδα και τη νόσο Kawasaki. Οι αρτηρίες μέσου μεγέθους είναι, επίσης, δυνατό να προσβληθούν σε άτομα με ΡΑ, ΣΕΛ ή σύνδρομο Sjögren (δευτεροπαθής αγγειίτιδα).

ΑΓΓΕΙΙΤΙΔΑ ΤΩΝ ΜΙΚΡΩΝ ΑΡΤΗΡΙΩΝ Περιλαμβάνει την Κοκκιωμάτωση Wegener, τη Μικροσκοπική Πολυαγγειίτιδα και το σύνδρομο Churg-Strauss. Η Αγγειίτιδα των μικρών αγγείων μπορεί να συνοδεύει πολλές ρευματικές νόσους, όπως η ΡΑ και ο ΣΕΛ. Μπορεί να εμφανιστεί σε λοιμώξεις, όπως είναι η ηπατίτιδα Β και C και σπάνια σε καρκίνους, όπως η λευχαιμία και τα λεμφώματα.

ΑΓΓΕΙΙΤΙΔΑ ΤΩΝ ΜΙΚΡΩΝ ΑΓΓΕΙΩΝ (ΣΥΝΗΘΩΣ ΤΡΙΧΟΕΙΔΩΝ) Προσβάλλει συνήθως το δέρμα και μερικές φορές μπορεί να προκληθεί από αντίδραση σε κάποια φάρμακα (εικ. 15).

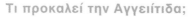

15. Η Αγγειίτιδα μικρών αγγείων μπορεί να εκδηλωθεί ως «ψηλαφητή πορφύρα» στα κάτω άκρα, δηλαδή με τη μορφή ερυθρών ψηλαφητών κηλίδων μεγέθους κεφαλής καρφίτσας που δεν υποχωρούν με την πίεση.

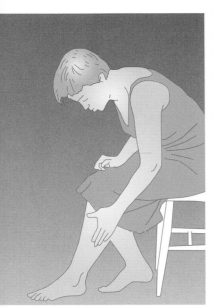

15

Τι προκαλεί την Αγγειίτιδα;

Στις περισσότερες περιπτώσεις η αιτία της Αγγειίτιδας είναι άγνωστη. Γνωρίζουμε πάντως ότι η Αγγειίτιδα δεν κληρονομείται. Ίσως, σε ορισμένες μορφές να υπάρχει κληρονομική προδιάθεση που εκδηλώνεται με την εμφάνισή της σε διαφορετικά μέλη της ίδιας οικογένειας.

Γνωρίζουμε τι μπορεί να προκαλέσει κάποιες μορφές Αγγειίτιδας. Για παράδειγμα, φάρμακα και λοιμώξεις, ιδιαίτερα η ηπατίτιδα B και C, μπορεί να προκαλέσουν Αγγειίτιδα των μικρών αγγείων.

Από τη μέχρι τώρα έρευνα πιστεύουμε ότι οι περισσότεροι τύποι Αγγειίτιδας είναι αυτοάνοσα νοσήματα.

Πώς γίνεται η διάγνωση;

Με βιοψία προσβεβλημένου αγγείου ή άλλου πάσχοντος οργάνου. Οι εξετάσεις αίματος και ούρων μπορούν να επισημάνουν τυχόν φλεγμονή των αιμοφόρων αγγείων και να δείξουν την εξέλιξη της πορείας της Αγγειίτιδας (αν βελτιώνεται ή αν επιδεινώνεται), όταν αυτή έχει ήδη διαγνωστεί. Η γενική εξέταση αίματος μπορεί να φανεί χρήσιμη, γιατί θα δείξει εάν υπάρχει αναιμία (χαμηλή τιμή αιματοκρίτη) και αν ο αριθμός λευκών αιμοσφαιρίων και αιμοπεταλίων είναι φυσιολογικός. Η αυξημένη ταχύτητα καθίζησης των ερυθρών αιμοσφαιρίων (ΤΚΕ, που δείχνει πόσο γρήγορα καθιζάνουν τα ερυθρά αιμοσφαίρια του αίματος μέσα σε ένα σωληνάριο) και η αυξημένη τιμή της C αντιδρώσας πρωτεΐνης (CRP) αποτελούν ενδείξεις φλεγμονής.

Ο ασθενής μπορεί να υποβληθεί σε ειδικότερες εξετάσεις, προκειμένου να διαπιστωθεί ο βαθμός λειτουργίας των ζωτικών οργάνων που έχουν προσβληθεί από Αγγειίτιδα, όπως είναι οι νεφροί (ουρία, κρεατινίνη, ηλεκτρολύτες και γενική ούρων) ή το ήπαρ (μέτρηση ηπατικών ενζύμων). Οι απλές ακτινογραφίες θώρακος μπορούν να δείξουν την ύπαρξη προσβολής των πνευμόνων (πνευμονοπάθειας) και της καρδιάς (καρδιοπάθειας). Συγκεκριμένα, για την καλύτερη διάγνωση της καρδιακής προσβολής γίνονται ειδικές εξετάσεις αίματος (π.χ. έλεγχος των επιπέδων του ενζύμου CK-MB, τροπονίνης) αλλά και άλλες εξετάσεις, όπως είναι το υπερηχοκαρδιογράφημα και το ηλεκτροκαρδιογράφημα.

Η αγγειογραφία είναι μια εξέταση που απεικονίζει τα μέσου και μεγάλου μεγέθους αιμοφόρα αγγεία των εσωτερικών οργάνων (νεφροί, έντερο, εγκέφαλος, θώρακας). Οι ανοσολογικές εξετάσεις αίματος μπορεί, επίσης, να φανούν χρήσιμες. Αν εκτός από την Αγγειίτιδα συνυπάρχει και άλλη πάθηση, όπως η ΡΑ ή ο ΣΕΛ, τότε θα πρέπει να επακολουθήσουν άλλες ειδικότερες εξετάσεις αίματος, για να εξακριβωθεί κατά πόσο το συγκεκριμένο νόσημα είναι ενεργό.

Η τελική διάγνωση τίθεται συνήθως με τη βιοψία πάσχοντος οργάνου, δηλαδή με τη λήψη τεμαχίου δέρματος, νεύρου, νεφρού, πνεύμονα η άλλου οργάνου που παρουσιάζει προσβολή από την Αγγειίτιδα.

Πώς αντιμετωπίζεται η Αγγειίτιδα;

Τα τελευταία χρόνια έχει σημειωθεί σημαντική πρόοδος όσον αφορά στην αντιμετώπιση της Αγγειίτιδας. Το είδος της θεραπείας εξαρτάται σε κάθε περίπτωση από:

- το είδος των αγγείων που έχουν προσβληθεί
- το βαθμό έκτασης της βλάβης και
- το είδος των οργάνων που έχουν προσβληθεί.

Για παράδειγμα, όταν η βλάβη αφορά ζωτικά όργανα, όπως είναι οι νεφροί, η καρδιά ή το νευρικό σύστημα, η θεραπευτική αντιμετώπιση είναι πιο επιθετική απ' ό,τι όταν το όργανο που έχει προσβληθεί είναι μόνο το δέρμα. Οι πιο σοβαροί τύποι Αγγειίτιδας συνήθως προσβάλλουν τις αρτηρίες μέσου και μικρού μεγέθους.

Σε Αγγειίτιδα των μικρών αγγείων χρησιμοποιούνται μικρές δόσεις κορτιζόνης ή σε ορισμένες περιπτώσεις καμία θεραπεία. Στις περιπτώσεις αυτές αρκεί ν' αντιμετωπιστεί μόνο η συνυπάρχουσα λοίμωξη ή να διακοπεί το υπεύθυνο φάρμακο ή η τροφή που προκάλεσε την εμφάνιση της νόσου.

Σε Αγγειίτιδα που προσβάλλει τους νεφρούς (ειδικά αν έχει προσβάλλει τα αγγεία μικρού και μέσου μεγέθους) είναι πιθανότερο να χορηγηθεί συνδυασμός φαρμάκων, δηλαδή:

- ένα ανοσοκατασταλτικό φάρμακο (συνήθως κυκλοφωσφαμίδη) για την καταστολή του ανοσοποιητικού συστήματος.
- κορτικοστεροειδή, που μπορούν να ληφθούν από το στόμα ή ενδοφλεβίως.

Αν η Αγγειίτιδα αφορά κυρίως τις αρτηρίες μέσου μεγέθους, τότε ενδείκνυνται άλλες θεραπευτικές παρεμβάσεις. Για παράδειγμα:

- Η νόσος Kawasaki αντιμετωπίζεται ικανοποιητικά με χορήγηση μεγάλων δόσεων γ-σφαιρίνης, δηλαδή αντισωμάτων που λαμβάνονται από πλάσμα εθελοντών δοτών.
- Η Οζώδης Πολυαρτηρίτιδα, που σχετίζεται με ηπατίτιδα Β, μπορεί να αντιμετωπιστεί με αντιϊκή αγωγή (χορήγηση φαρμάκων που καταπολεμούν τους ιούς) ή με πλασμαφαίρεση (κάθαρση του αίματος από συγκεκριμένες ουσίες).

Αν υπάρχει Αγγειίτιδα που προσβάλλει τα μεγάλα αγγεία, τότε χρησιμοποιείται κορτιζόνη. Το φάρμακο αυτό είναι πολύ αποτελεσματικό στην Κροταφική Αρτηρίτιδα και στην Αρτηρίτιδα Takayasu.

Ποιοί είναι οι ειδικοί τύποι Αγγειίτιδας;

Αρτηρίτιδα Takayasu

Η νόσος αυτή προσβάλλει τις μεγάλες αρτηρίες που ξεκινούν από την καρδιά, όπως την αορτή και τους κλάδους της. Εμφανίζεται συνήθως σε νεαρές γυναίκες (ηλικία μικρότερη των 40). Είναι σπάνια στην Ευρώπη, συναντάται συχνότερα στην Ανατολική Ευρώπη, στην Άπω Ανατολή και στην Αφρική. Οι μεγάλες αρτηρίες λόγω της φλεγμονής στενεύουν και έτσι ελαττώνεται η παροχή αίματος προς τα άκρα και τα άλλα σημεία του οργανισμού. Παρόλα αυτά, η στένωση εξελίσσεται αργά και οι αρτηρίες συνήθως δεν αποφράζουν εντελώς, με αποτέλεσμα σπανίως να διακόπτεται η παροχή αίματος στα χέρια και στα πόδια ή σε ζωτικά όργανα. Η Αρτηρίτιδα Takayasu ανταποκρίνεται συνήθως στη θεραπεία με κορτικοστεροειδή.

Κροταφική (ή γιγαντοκυτταρική) Αρτηρίτιδα

Η νόσος αυτή προσβάλλει τις μεγάλες αρτηρίες που αιματώνουν τον εγκέφαλο και την περιοχή του τραχήλου σε άτομα ηλικίας άνω των 50 ετών. Προσβάλλει συνήθως τις κροταφικές αρτηρίες (πάνω από τον κρόταφο), εξ ου και η ονομασία της. Κάθε χρόνο προσβάλλονται περίπου 10 άτομα ανά 100.000 κατοίκους ηλικίας άνω των 50 ετών. Τις περισσότερες φορές προκαλεί καθημερινό έντονο πονοκέφαλο, πόνο και δυσκαμψία στους ώμους και τη λεκάνη (η λεγόμενη «ρευματική πολυμυαλγία»), πόνο στο σαγόνι κατά τη μάσηση, πυρετό και κακουχία. Περιστασιακά προκαλείται ελάττωση της αιμάτωσης των οφθαλμών που μπορεί να οδηγήσει σε θόλωση της όρασης και τύφλωση. Ευτυχώς, αυτός ο κίνδυνος μειώνεται σημαντικά με τη λήψη κορτικοστεροειδών. Παρόλα αυτά, αν πάσχετε από αυτόν τον τύπο Αγγειίτιδας και έχετε προβλήματα όρασης (βλέπετε διπλά ή θολά) πρέπει αμέσως να το αναφέρετε στο γιατρό σας (εικ. 16). Η διάγνωση τίθεται συνήθως με βιοψία της κροταφικής αρτηρίας.

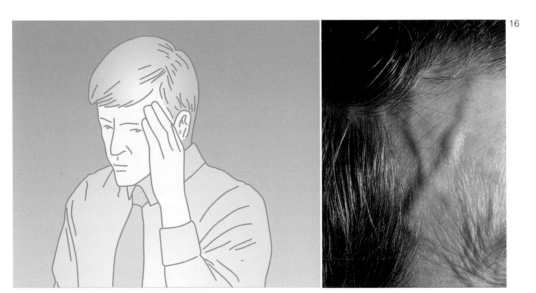

16. Σκληρή διόγκωση της κροταφικής αρτηρίας με πονοκέφαλο και πόνο των παρειών (μασητήρες μύες) κατά τη μάσηση της τροφής αποτελούν χαρακτηριστικά σημεία και συμπτώματα Κροταφικής Αρτηρίτιδας στα άτομα τρίτης ηλικίας.

16

Οζώδης Πολυαρτηρίτιδα

Η νόσος αυτή προκαλεί φλεγμονή στις αρτηρίες μέσου μεγέθους, ειδικότερα σε εκείνες που τροφοδοτούν με αίμα το έντερο, τους μυς και τους νεφρούς. Είναι δυνατό να προσβάλει μόνο μέρος του τοιχώματος του αγγείου, το οποίο σε κάποιο σημείο γίνεται πιο λεπτό και μπορεί να εξασθενήσει και να υποχωρήσει σχηματίζοντας ανεύρυσμα. Αν σπάσει το ανεύρυσμα πιθανόν να προκληθεί σοβαρή αιμορραγία. Ακόμα, ενδέχεται να προσβληθεί σ' ένα συγκεκριμένο σημείο όλο το τοίχωμα του αγγείου διακόπτοντας τη ροή του αίματος. Η σοβαρή αυτή νόσος εμφανίζεται ευτυχώς σπάνια (κάθε χρόνο μόνο 5 άτομα ανά 1.000.000 κατοίκους νοσούν από Οζώδη Πολυαρτηρίτιδα). Συνήθως εκδηλώνεται με πυρετό, απώλεια βάρους, πόνους στους μυς και στις αρθρώσεις, μουδιάσματα και κάψιμο στα χέρια και πόδια (προσβολή νεύρων), εξάνθημα (πορφύρα), πόνο στη κοιλιά και υψηλή αρτηριακή πίεση (υπέρταση). Η διάγνωση τίθεται με βιοψία προσβεβλημένου οργάνου ή με αγγειογραφία των αγγείων της κοιλιάς.

Νόσος Kawasaki

Η νόσος αυτή περιγράφτηκε για πρώτη φορά στην Ιαπωνία, στη δεκαετία του '60. Προσβάλλει αρτηρίες μικρού και μέσου μεγέθους νεαρών παιδιών. Οι ασθενείς συχνά εμφανίζουν γενικά συμπτώματα: υψηλό πυρετό, διογκωμένους λεμφαδένες (λεμφαδενοπάθεια), επιπεφυκίτιδα και φαρυγγίτιδα. Μερικές φορές η νόσος ονομάζεται και βλεννογονοδερματική λεμφαδενο-πάθεια (διότι προσβάλλει τους βλεννογόνους και το δέρμα προκαλώντας ένα εξάνθημα που μοιάζει με αυτό της ιλαράς). Μολονότι πρόκειται για σπάνια ασθένεια, είναι σοβαρή πάθηση που μπορεί να οδηγήσει σε επιπλοκές, εάν προσβληθούν οι αρτηρίες που αιματώνουν την καρδιά. Πάνω από το 60% των ασθενών που πάσχουν από τη νόσο Kawasaki εμφανίζει αυτή την επιπλοκή (στεφανιαία αρτηρίτιδα). Η νόσος αντιμετωπίζεται με τη χορήγης ανοσοσφαιρίνης και ασπιρίνης.

Κοκκιωμάτωση Wegener

Πρόκειται για σπάνια σχετικά νόσο. Κάθε χρόνο προσβάλλει περίπου 10 άτομα ανά 1.000.000 κατοίκους και εμφανίζεται λίγο πιο συχνά στους άνδρες απ' ό,τι στις γυναίκες. Εκδηλώνεται συνήθως με συμπτώματα όπως ελάττωση της ακοής, μπούκωμα στη μύτη και έλκη στο βλεν-νογόνο της μύτης και του στόματος. Τα αρχικά αυτά συμπτώματα είναι δυνατόν να συνοδεύον-ται από εκδηλώσεις από τους πνεύμονες, όπως βήχας, δύσπνοια και αιμόπτυση (αίμα στα πτύελα) ή και από άλλα όργανα, όπως το δέρμα, τους νεφρούς, το γαστρεντερικό και το νευ-ρικό σύστημα. Όλες οι εκδηλώσεις αυτές οφείλονται στη φλεγμονή των αγγείων του προσβε-βλημένου οργάνου. Μεγάλο ποσοστό των ασθενών αυτών έχουν στον ορό του αίματος τους αντισώματα που στρέφονται κατά των λευκών αιμοσφαιρίων (ANCA). Η οριστική διάγνωση της Κοκκιωμάτωσης Wegener τίθεται: 1) με την παρουσία των ειδικών ANCA αντισωμάτων και 2) με τα χαρακτηριστικά ευρήματα από τη βιοψία του πάσχοντος οργάνου (πνεύμονας, νεφροί). Σήμερα η θεραπεία είναι αποτελεσματική, ιδιαίτερα με τη χορήγηση κυκλοφωσφαμίδης. Η κυ-κλοφωσφαμίδη σταματά την εξέλιξη της νόσου στους περισσότερους ασθενείς.

Σύνδρομο Churg-Strauss

Ο Churg και ο Strauss ήταν δύο γιατροί (Παθολογοανατόμοι) που περιέγραψαν πρώτοι αυτή την πάθηση. Τη νόσο αναπτύσσουν ασθενείς που υποφέρουν από βρογχικό άσθμα. Τα άτομα με το σύνδρομο αυτό παρουσιάζουν συμπτώματα από τους πνεύμονες, το γαστρεντερικό σω-λήνα, το δέρμα και το νευρικό σύστημα. Οι εκδηλώσεις οφείλονται σε φλεγμονή των αγγείων των πασχόντων οργάνων. Συνήθως το σύνδρομο συνοδεύεται από μεγάλο αριθμό ηωσινόφι-λων (τύπος λευκών αιμοσφαιρίων) στο αίμα.

Οι ασθενείς αντιμετωπίζονται με κορτικοστεροειδή και ανοσοκατασταλτικά φάρμακα.

Μικροσκοπική Πολυαγγειίτιδα

Η διάγνωση αυτού του τύπου Αγγειίτιδας γίνεται συνήθως από τους Νεφρολόγους, δεδομένου ότι σχεδόν όλοι αυτοί οι ασθενείς πάσχουν από νεφροπάθεια, που μπορεί, να οδηγήσει και σε νεφρική ανεπάρκεια. Οι ασθενείς λόγω αναιμίας παραπονιούνται συχνά ότι νιώθουν διαρκή κόπωση. Τα πρώτα σημάδια νεφροπάθειας μπορούν να φανούν στις εξετάσεις ούρων από την παρουσία αίματος ή/και λευκώματος. Η Μικροσκοπική Πολυαγγειίτιδα μπορεί επίσης, να προσβάλει τους πνεύμονες προκαλώντας αιμορραγία, που εμφανίζεται με δύσπνοια (δυσκολία στην αναπνοή) και αιμόπτυση (αίμα στα πτύελα).

Οι περισσότεροι από τους ασθενείς αυτούς έχουν στο αίμα τους τα ANCA αντισώματα (παρόμοια με αυτά που ανευρίσκονται στο αίμα ασθενών με Κοκκιωμάτωση Wegener). Η θεραπευτική αντιμετώπιση είναι παρόμοια με αυτή της Κοκκιωμάτωσης Wegener.

Πορφύρα Henoch-Schönlein

Η νόσος αυτή προσβάλλει συνήθως παιδιά, τα οποία παρουσιάζουν:

- εξάνθημα, που ονομάζεται πορφύρα (ερυθρές κηλίδες του δέρματος που δεν εξαφανίζονται με την πίεση) (εικ. 7, 15)
- αιματουρία (παρουσία αίματος στα ούρα)
- πόνους στις αρθρώσεις
- πόνους στην κοιλιά που συνοδεύονται σε μερικές περιπτώσεις από παρουσία αίματος στα κόπρανα.

Αυτός ο τύπος Αγγειίτιδας είναι κατά κανόνα αυτοπεριοριζόμενος (δηλαδή υποχωρεί αυτόματα χωρίς θεραπεία) και συνήθως δεν προκαλεί σημαντικές βλάβες στους νεφρούς, στις αρθρώσεις, στο δέρμα ή στο έντερο. Στους ενήλικες ενδέχεται η βλάβη των νεφρών να είναι σοβαρή και να καταλήξει σε νεφρική ανεπάρκεια, εάν δεν χορηγηθεί η κατάλληλη θεραπεία.

Αγγειίτιδα από κρυοσφαιρίνες (κρυοσφαιριναιμική)

Οι κρυοσφαιρίνες είναι πρωτεΐνες που έχουν την ιδιότητα να ενώνονται μεταξύ τους (να «κολλάνε») στο κρύο και να καθιζάνουν προκαλώντας βλάβες στα αγγεία. Είναι πολύ σημαντικό να διαγνωστεί αυτή η μορφή της Αγγειίτιδας, ώστε να αποφευχθούν εγκαίρως βλάβες διαφόρων οργάνων, νεύρων, δέρματος, νεφρών, ήπατος κ.λπ. Το συχνότερο αίτιο κρυοσφαιριναιμίας (παρουσίας κρυοσφαιρινών στο αίμα) είναι η ηπατίτιδα C. Αυτές οι πρωτεΐνες, που είναι δυνατό να βλάψουν τον οργανισμό, μπορούν να αφαιρεθούν από το αίμα με μια διαδικασία που ονομάζεται πλασμαφαίρεση (ένα είδος φιλτραρίσματος του πλάσματος του αίματος).

Σύνδρομο Goodpasture

Τι είναι το σύνδρομο Goodpasture;

Είναι μια σπάνια αυτοάνοση νόσος η οποία επηρεάζει τους πνεύμονες και τους νεφρούς. Χαρακτηρίζεται από την ύπαρξη αυτοαντισωμάτων τα οποία στρέφονται εναντίον συστατικών της βασικής μεμβράνης του νεφρού και του πνεύμονα. Η νόσος περιγράφηκε για πρώτη φορά από τον παθολόγο E. Goodpasture από τον οποίο και πήρε το όνομά της.

Επιδημιολογία της νόσου

Προσβάλλει περίπου 1 άτομο ανα 1.000.000 ανθρώπους. Μπορεί να εμφανιστεί σε όλες τις ηλικίες αλλά πιο συχνά προσβάλλει άτομα μεταξύ 8 και 30 ετών, καθώς και άτομα μεταξύ 50 και 65 ετών. Επίσης, αντίθετα με τα περισσότερα αυτοάνοσα νοσήματα, οι άντρες προσβάλλονται 6 φορές συχνότερα από τις γυναίκες.

Πού οφείλεται η νόσος;

Η βασική μεμβράνη είναι μια δομή που υπάρχει σε όλα τα όργανα και τα αγγεία του ανθρώπου. Αποτελείται από πολλές πρωτεΐνες, μεταξύ των οποίων και το κολλαγόνο. Στο σύνδρομο Goodpasture, το ανοσοποιητικό σύστημα παράγει αυτοαντισώματα εναντίον του κολλαγόνου τύπου IV της βασικής μεμβράνης του νεφρού και του πνεύμονα. Διάφοροι παράγοντες φαίνεται να παίζουν ρόλο στην ανάπτυξη του συνδρόμου. Τέτοιοι είναι: η έκθεση σε διάφορα χημικά, μεταξύ των οποίων και το εντομοκτόνο παρακουάτ, οι ιικές λοιμώξεις και το κάπνισμα. Η νόσος δε μεταδίδεται από τους γονείς στα παιδιά, όμως η κληρονομικότητα φαίνεται να προδιαθέτει στην ανάπτυξη του συνδρόμου.

Τι συμπτώματα έχει ο ασθενής με σύνδρομο Goodpasture;

Η πλειοψηφία των ασθενών με αυτή τη νόσο έχουν συμπτώματα από τους πνεύμονες και από τους νεφρούς. 20 με 40% έχουν εκδηλώσεις μόνο από τους νεφρούς, ενώ το 10% των ασθενών παρουσιάζει εκδηλώσεις μόνο από τους πνεύμονες. Τα αρχικά συμπτώματα μπορεί να είναι πολύ ήπια, όπως τάση προς έμετο, κούραση, δύσπνοια και ωχρότητα δέρματος. Τα συμπτώματα αυτά, συνήθως, ακολουθούν εκδηλώσεις από τους νεφρούς και μετά από κάποιες μέρες ή κάποιους μήνες, συμπτώματα από τους πνεύμονες. Τα συμπτώματα από τους νεφρούς, αρχικά, είναι ήπια και ο ασθενής αισθάνεται αδιάθετος και ανόρεκτος, όμως καθώς εξελίσσεται η νόσος εμφανίζονται πιο σοβαρές εκδηλώσεις, όπως αύξηση της αρτηριακής πίεσης, πρηξίματα των κάτω άκρων και αιματουρία. Τα συμπτώματα από τους πνεύμονες μπορεί να είναι πολύ ήπια, όπως ξηρός βήχας και ήπια δύσπνοια, έως σοβαρά, όπως η σοβαρή δύσπνοια και η αιμόπτυση (πτύελα με πρόσμιξη αίματος). Αν η αιμορραγία από τους πνεύμονες διαρκέσει μεγάλο χρονικό διάστημα χωρίς να γίνει αντιληπτή, μπορεί να προκαλέσει αναιμία στον ασθενή. Επίσης, αξίζει να σημειωθεί ότι αυτή η αιμορραγία συμβαίνει πολύ συχνότερα σε αυτούς που καπνίζουν και σε αυτούς που έχουν λοίμωξη στους πνεύμονες.

Πώς γίνεται η διάγνωση του συνδρόμου Goodpasture;

Λόγω της ταχείας εξέλιξης της νόσου, συνήθως η διάγνωση γίνεται όταν αυτή βρίσκεται σε προχωρημένα στάδια. Ο πιο γρήγορος και ασφαλής τρόπος για να γίνει η διάγνωση του συνδρόμου είναι η βιοψία νεφρού ή σπανιότερα η βιοψία πνεύμονα. Χρήσιμη, επίσης, είναι και η ανίχνευση στο αίμα αντισωμάτων έναντι της βασικής μεμβράνης (GBM), καθώς και εναντίον των αντιγόνων του κυτταροπλάσματος των ουδετεροφίλων (ΑΝCΑ). Τα τελευταία ανιχνεύονται στο ένα τρίτο των ασθενών με το σύνδρομο Goodpasture.

Στις εξετάσεις αίματος μπορεί να ανευρεθούν αυξημένος αριθμός λευκών αιμοσφαιρίων και υψηλά επίπεδα ουρίας και κρεατινίνης. Επίσης είναι πιθανό οι ασθενείς αυτοί να εμφανίσουν αναιμία, λόγω της χρόνιας απώλειας αίματος.

Στις εξετάσεις ούρων μπορεί να βρεθούν ερυθρά αιμοσφαίρια και πρωτεΐνες. Η πλειονότητα των ασθενών εμφανίζει παθολογικά ευρήματα στην ακτινογραφία θώρακος.

Θεραπεία

Οι στόχοι της θεραπείας είναι η απομάκρυνση των αυτοαντισωμάτων από την κυκλοφορία και η διακοπή της νέας παραγωγής αυτοαντισωμάτων.

Έτσι, η θεραπεία του συνδρόμου Goodpasture περιλαμβάνει την πλασμαφαίρεση (απομάκρυνση των αυτοαντισωμάτων) και τη λήψη κορτικοστεροειδών και ανοσοκατασταλτικών φαρμάκων (διακοπή της νέας παραγωγής αυτοαντισωμάτων). Αξίζει, τέλος, να σημειωθεί ότι η διακοπή του καπνίσματος για τους ασθενείς αυτούς είναι επιβεβλημένη.

Πρόγνωση

Παλαιότερα, το νόσημα αυτό ήταν θανατηφόρο, όμως σήμερα, με τις σύγχρονες θεραπευτικές παρεμβάσεις, οι ασθενείς αυτοί έχουν πολύ καλύτερη πορεία. Ειδικότερα, οι βλάβες στους πνεύμονες συνήθως δεν είναι μόνιμες. Αντιθέτως, οι βλάβες στους νεφρούς μπορεί να είναι μη αναστρέψιμες. Έτσι, περίπου το ένα τρίτο των ασθενών, εάν δε δοθεί έγκαιρα θεραπεία, μπορεί να αναπτύξει νεφρική ανεπάρκεια τελικού σταδίου και να οδηγηθεί στη χρόνια αιμοκάθαρση.

Νόσος Αδαμαντιάδη-Behçet

Τι είναι η νόσος Αδαμαντιάδη-Behçet;

Η νόσος ή σύνδρομο Αδαμαντιάδη-Behçet είναι χρόνια πολυσυστηματική Αγγειίτιδα, η οποία χαρακτηρίζεται κυρίως από υποτροπιάζουσες αφθώδεις εξελκώσεις του στόματος (άφθες) και των έξω γεννητικών οργάνων, δερματικά εξανθήματα (εξελκώσεις, θυλακίτιδα, οζώδες ερύθημα) και φλεγμονή των ματιών (ιρίτιδα, ιριδοκυκλίτιδα).

Άλλες εκδηλώσεις της νόσου μπορεί να είναι η αρθρίτιδα, η προσβολή του κεντρικού νευρικού συστήματος ή ΚΝΣ (παραλύσεις κρανιακών νεύρων, επιληπτικοί σπασμοί, εγκεφαλίτιδα), η θρόμβωση των φλεβών και η Αγγειίτιδα ζωτικών οργάνων.

Ποια άτομα προσβάλλει;

Προσβάλλει άτομα και των δύο φύλων όλων των ηλικιών, κυρίως μεταξύ 20-40 ετών. Βαρύτερη μορφή και πιο ενεργή νόσο εμφανίζουν, συνήθως, τα νέα άτομα και ιδιαίτερα οι άνδρες. Η νόσος εμφανίζει ιδιαίτερη γεωγραφική κατανομή κατά μήκος της παλαιάς οδού του μεταξιού (Άπω και Μέση Ανατολή, χώρες γύρω από τη Μεσόγειο). Στις χώρες αυτές η επίπτωση (νέα περιστατικά κάθε χρόνο) είναι περίπου 1 στα 10.000 άτομα, ενώ στην Ευρώπη και στη Βόρειο Αμερική 1: 500.000.

Η νόσος περιγράφτηκε για πρώτη φορά από τον Ιπποκράτη, στη συνέχεια το 1930 από τον Έλληνα οφθαλμίατρο Β. Αδαμαντιάδη και το 1937 από τον Τούρκο δερματολόγο Η. Behçet.

Πού οφείλεται και ποια είναι η παθογένειά της;

Η αιτιοπαθογένεια της νόσου είναι άγνωστη. Όμως, γενετικοί και περιβαλλοντικοί παράγοντες φαίνεται ότι συμβάλλουν στην εμφάνιση της νόσου. Ενοχοποιούνται: α) λοιμώδεις παράγοντες όπως βακτήρια (π.χ. ο στρεπτόκοκκος του στόματος) ή ιοί (π.χ. ο ιός του απλού έρπητα), β) ανοσολογικοί μηχανισμοί με δυσλειτουργία που επάγεται από λοιμώδη αίτια, γ) γενετικοί παράγοντες, όπως το γονίδιο HLA-B51, που καθιστούν τα άτομα επιρρεπή στην εμφάνιση της νόσου και δ) ενδοθηλιακές και αγγειακές δυσλειτουργίες (αυξημένα αντιενδοθηλιακά αντισώματα). Σημαντικό ρόλο στην παθογένεια πιστεύεται ότι έχει, επίσης, η υπερδραστηριότητα των ουδετεροφίλων πολυμορφοπυρήνων κυττάρων, όπως αυτή εκφράζεται με το pathergy test. Η νόσος δεν είναι κληρονομική και μάλλον ούτε και αυτοάνοση, αν και στο 50% περίπου των ασθενών έχουν βρεθεί αυτοαντισώματα που στρέφονται κατά του βλεννογόνου του στόματος.

Η κύρια παθολογοανατομική βλάβη είναι η Αγγειίτιδα αρτηριών και φλεβών με τάση για σχηματισμό φλεβικών θρόμβων.

Πώς γίνεται ή διάγνωση;

Δεν υπάρχουν παθογνωμονικά κλινικά ή εργαστηριακά διαγνωστικά ευρήματα. Η διάγνωση μπορεί να καθυστερεί επειδή οι κλινικές εκδηλώσεις δεν εμφανίζονται ταυτόχρονα και γι' αυτό βασίζεται στα κριτήρια της διεθνούς ομάδας για τη νόσο Behçet, που θεσπίστηκαν το 1990 και τα οποία είναι τα ακόλουθα:

1) Υποτροπιάζουσες εξελκώσεις του στόματος (αφθώδη ή ερπητοειδή) τουλάχιστον 3 σε περίοδο 12 μηνών (εικ. 17) και 2 από τα ακόλουθα:

2) Υποτροπιάζουσες εξελκώσεις των έξω γεννητικών οργάνων

3) Οφθαλμικές βλάβες

4) Δερματικές βλάβες

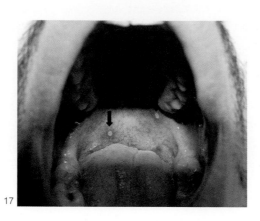

17. Χαρακτηριστικές εξελκώσεις στόματος σε ασθενή με νόσο Αδαμαντιάδη-Behçet (μαύρα βέλη).

5) Θετικό pathergy test (2 mm ερυθηματώδης βλατίδα ή φλύκταινα, 48 ώρες μετά από λοξή νύξη του δέρματος σε βάθος 5 mm με βελόνα διαμέτρου 20-22 mm).

Το φάσμα των κλινικών εκδηλώσεων, οι οποίες έχουν την τάση να υποτροπιάζουν, είναι ευρύ. Σήμερα η νόσος αναγνωρίζεται ως πολυσυστηματική Αγγειίτιδα, η οποία προσβάλλει όλους τους τύπους (φλέβες, αρτηρίες) και τα μεγέθη των αγγείων (μικρά έως και μεγάλα), τις αρθρώσεις, τους πνεύμονες, το ΚΝΣ και το γαστρεντερικό σύστημα. Οι βλεννογονοδερματικές αλλοιώσεις συνιστούν τα κύρια διαγνωστικά σημεία.

Με ποια άλλα νοσήματα μπορεί να μοιάζει;

Η νόσος Αδαμαντιάδη-Behçet, η νόσος του Crohn, η Ελκώδης Κολίτιδα και ο οικογενής Μεσογειακός πυρετός έχουν μερικές κοινές κλινικές εκδηλώσεις.

Στη διαφορική διάγνωση, ανάλογα με την εκδήλωση, θα πρέπει κυρίως να περιλαμβάνονται: η αντιδραστική αρθρίτιδα και το σύνδρομο Reiter, ο ΣΕΛ, τα φλεγμονώδη νοσήματα του εντέρου (νόσος του Crohn, Ελκώδης Κολίτιδα), η Σκλήρυνση κατά Πλάκας, η Σαρκοείδωση, οι Συστηματικές Αγγειίτιδες, το σύνδρομο Stevens-Johnson, τα Αφροδίσια νοσήματα, ο απλός έρπης και διάφορα δερματικά νοσήματα (λειχήνας, πέμφιγα, πεμφιγοειδές).

Ποιες είναι οι επιπλοκές της νόσου;

Η ραγοειδίτιδα (φλεγμονή των ματιών) που μπορεί να καταλήξει σε τύφλωση, η μηνιγγοεγκεφαλίτιδα και η προσβολή των μεγάλων αγγείων (απόφραξη άνω κοίλης φλέβας), η Αγγειίτιδα της πνευμονικής αρτηρίας (δύσπνοια, πυρετός, αιμόπτυση, θωρακικό άλγος) θεωρούνται ως οι σοβαρότερες εκδηλώσεις ή και επιπλοκές.

Ποια είναι η πρόγνωση της νόσου;

Η κλινική πορεία της νόσου μπορεί να είναι χρόνια και χαρακτηρίζεται από υφέσεις και εξάρσεις.

Οι εξάρσεις της νόσου συνήθως αραιώνουν καθώς αυξάνει η ηλικία του ασθενούς. Οι κυριότερες αιτίες νοσηρότητας, οι οποίες μπορεί να αποβούν και θανατηφόρες, είναι η προσβολή του ΚΝΣ, η αγγειακή νόσος (ρήξεις ανευρυσμάτων), η πνευμονική προσβολή (αιμόπτυση), η προσβολή του εντέρου (διάτρηση), η θρόμβωση των ηπατικών φλεβών, η βαριάς μορφής καρδιακή νόσος και η αμυλοείδωση. Οι υποτροπές και οι επιπλοκές της χρόνιας οφθαλμικής προσβολής (ραγοειδίτιδα) μπορεί να οδηγήσουν σε απώλεια της όρασης εντός της πενταετίας. Ο κίνδυνος της οφθαλμικής προσβολής είναι υψηλότερος στους νέους άνδρες απ' ό,τι στις γυναίκες με μεταγενέστερη έναρξη της νόσου. Η θνησιμότητα μπορεί να φθάνει έως και 15% εντός της πενταετίας.

Ποια είναι η θεραπεία;

Η θεραπεία της νόσου είναι συμπτωματική και εμπειρική. Εξαρτάται κυρίως από τη βαρύτητα της νόσου, τις εκδηλώσεις και το προσβαλλόμενο όργανο. Στη φαρμακευτική φαρέτρα του γιατρού περιλαμβάνονται σήμερα πολλά φάρμακα.

Οι βλάβες των βλεννογόνων θεραπεύονται συνήθως τοπικά με κρέμες ή αλοιφές που περιέχουν κορτικοστεροειδή.

Η ασπιρίνη, σε δόση 325 mg ημερησίως, χορηγείται για τη θρομβοφλεβίτιδα.

Η αζαθειοπρίνη, η κυκλοσπορίνη Α, η ιντερφερόνη α και τα κορτικοστεροειδή είναι οι κύριοι θεραπευτικοί παράγοντες.

Η κολχικίνη, σε δόση 0.5 mg, 2-3 φορές ημερησίως, είναι αποτελεσματική για την αρθρίτιδα, το οζώδες ερύθημα και τις βλάβες των έξω γεννητικών οργάνων των γυναικών.

Η θαλιδομίδη, σε δόση 100 mg ημερησίως, είναι, πιθανώς η πιο αποτελεσματική για τις εξελκώσεις του στόματος και των γεννητικών οργάνων, όμως μπορεί να προκαλέσει έξαρση του οζώδους ερυθήματος. Οι υποτροπές είναι ο κανόνας μετά τη διακοπή του φαρμάκου, η δε νευροτοξικότητα και τερατογένεση έχουν ως συνέπεια την περιορισμένη χρησιμοποίησή του.

Η αζαθειοπρίνη, σε δόση 2.5 mg/Kg/ημερησίως, είναι αποτελεσματική για την αποφυγή της τύφλωσης. Η πρώιμη χορήγηση αζαθειοπρίνης, εκτός από τη δράση που έχει στην αναστολή της εξέλιξης της νόσου και των βαριών οφθαλμικών επιπλοκών, γενικά είναι δυνατό να επιδράσει ευνοϊκά στη μακροχρόνια πρόγνωση.

Η κυκλοσπορίνη α, σε δόση 5 mg/Kg/ημερησίως, δρα αποτελεσματικά και γρήγορα σε οφθαλμική προσβολή.

Τα κορτικοστεροειδή χρησιμοποιούνται στην οξεία φάση της νόσου για την καταστολή της φλεγμονής, ο ρόλος τους όμως είναι περιορισμένος όταν χορηγούνται μακροχρόνια, για επιπλοκές του ΚΝΣ ή του οφθαλμού.

Η χλωραμβουκίλη είναι το φάρμακο εκλογής για οφθαλμική νόσο ή νόσο του ΚΝΣ.

Η κυκλοφωσφαμίδη και τα κορτικοστεροειδή συνιστώνται για τα ανευρύσματα της πνευμονικής αρτηρίας, αλλά και εμπειρικά για παρεγχυματική προσβολή του ΚΝΣ και για εκδηλώσεις Συστηματικής Αγγειίτιδας.

Η ιντερφερόνη-α συνιστάται ειδικά για την οφθαλμική νόσο, όπως και οι βιολογικοί παράγοντες anti-TNF α.

Συνδυασμοί των φαρμάκων αυτών με κορτικοστεροειδή ή αζαθειοπρίνη και κυκλοσπορίνη μπορεί να δοκιμαστούν σε περιπτώσεις ανθεκτικές σε ένα μόνο φάρμακο.

Υπάρχουν πρόσφατες μελέτες που δείχνουν ότι ο αναστολέας του παράγοντα νέκρωσης των όγκων (Infliximab) είναι αποτελεσματικός σε ραγοειδίτιδα, βαριά οφθαλμική προσβολή που προκαλείται από τη νόσο.

Ποιοι είναι οι μελλοντικοί ερευνητικοί στόχοι;

Η έρευνα αποσκοπεί κυρίως στην ανεύρεση της αιτίας ή των αιτίων που προκαλούν την αγγειοπάθεια και στην καλύτερη κατανόηση της παθογένειας επιδιώκοντας την πρόληψη και την ανεύρεση άλλων φαρμάκων που θα μπορούν να στοχεύουν στην εξουδετέρωση του αιτίου, στη θεραπεία της προσβολής των οργάνων και των επιπλοκών της νόσου.

Ελπίδα για το μέλλον

Τα τελευταία χρόνια έχουν γίνει σημαντικές πρόοδοι στη θεραπεία των Αγγειίτιδων και όλοι ελπίζουμε ότι στο μέλλον θα γίνουν και άλλα σημαντικά βήματα προς αυτή την κατεύθυνση, καθώς ανακαλύπτουμε ολοένα και νέα στοιχεία για την αιτία και παθογένεια αυτών των παθήσεων.

ΦΛΕΓΜΟΝΩΔΕΙΣ ΑΡΘΡΙΤΙΔΕΣ

Ρευματοειδής Αρθρίτιδα

Τι είναι η Ρευματοειδής Αρθρίτιδα;

Η Ρευματοειδής Αρθρίτιδα είναι μια χρόνια φλεγμονώδης νόσος που προκαλεί πόνο, οίδημα (διόγκωση), δυσκαμψία και απώλεια της λειτουργικότητας των αρθρώσεων. Παρουσιάζει μερικά χαρακτηριστικά που τη διαφοροποιούν από άλλα είδη αρθρίτιδας.

Για παράδειγμα, η Ρευματοειδής Αρθρίτιδα συνήθως εκδηλώνεται με συμμετρική προσβολή πολλών αρθρώσεων. Δηλαδή, εάν πάσχει το δεξιό γόνατο ή οι αρθρώσεις του δεξιού χεριού, πάσχουν και οι αντίστοιχες αρθρώσεις από την αριστερή πλευρά του σώματος. Η νόσος συχνά προσβάλλει τον καρπό και τις κεντρικές μεσοφαλαγγικές αρθρώσεις των δαχτύλων (εικ. 18). Εκτός από τις αρθρώσεις είναι δυνατό να προσβάλει και άλλα μέρη του σώματος (βλ. παρακάτω). Επίσης, οι ασθενείς μπορεί να παρουσιάσουν κόπωση, περιστασιακά πυρετό και γενικά αίσθημα κακοδιαθεσίας (κακουχία). Ένα άλλο χαρακτηριστικό της νόσου είναι ότι εκδηλώνεται διαφορετικά από άτομο σε άτομο. Η ήπια μορφή της νόσου χαρακτηρίζεται από περιόδους, κατά τις οποίες, τα συμπτώματα χειροτερεύουν (εξάρσεις) και περιόδους βελτίωσης (υφέσεις). Σε πιο βαριά μορφή της νόσου η ασθένεια μπορεί να είναι σε ενεργότητα για μεγάλα χρονικά διαστήματα και ενδέχεται να προκαλέσει σοβαρές λειτουργικές βλάβες των αρθρώσεων.

Αν και η Ρευματοειδής Αρθρίτιδα μπορεί να έχει σοβαρές επιπτώσεις στην υγεία του ασθενή, οι σύγχρονες θεραπευτικές παρεμβάσεις– όπως η χορήγηση φαρμάκων, η ανάπαυση και η άσκηση, η εκπαίδευση του ασθενή, καθώς και ποικίλα προγράμματα κοινωνικής και ψυχολογικής υποστήριξης – επιτρέπουν στους περισσότερους ασθενείς να είναι δραστήριοι και

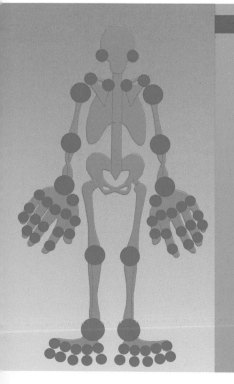

18. Στο σχήμα σημειώνονται οι αρθρώσεις που προσβάλλει η Ρευματοειδής Αρθρίτιδα.

18

ΤΑ ΧΑΡΑΚΤΗΡΙΣΤΙΚΑ ΤΗΣ ΡΕΥΜΑΤΟΕΙΔΟΥΣ ΑΡΘΡΙΤΙΔΑΣ

➤ Ευαίσθητες, θερμές και διογκωμένες αρθρώσεις.

➤ Προσβολή πολλών αρθρώσεων (πολυαρθρική προσβολή). Συχνά, προσβάλλονται οι αρθρώσεις του καρπού και οι εγγύς φαλαγγικές αρθρώσεις των δαχτύλων των χεριών. Επίσης, μπορεί να προσβληθούν οι αρθρώσεις του αυχένα, οι ώμοι, οι αγκώνες, τα ισχία, τα γόνατα, οι ποδοκνημικές αρθρώσεις και οι αρθρώσεις των άκρων ποδών.

➤ Συμμετρική προσβολή. Για παράδειγμα, εάν πάσχει το ένα γόνατο, πάσχει και το αντίστοιχο στην άλλη πλευρά του σώματος.

➤ Εύκολη κόπωση, περιστασιακή εμφάνιση πυρετού, γενικό αίσθημα κακοδιαθεσίας.

➤ Πόνος και παρατεταμένη δυσκαμψία των αρθρώσεων κατά την αφύπνιση ή μετά από παρατεταμένη ακινησία.

➤ Προσβολή -εκτός των αρθρώσεων- και άλλων οργάνων του σώματος.

➤ Η συμπτωματολογία μπορεί να επιμένει για πολλά χρόνια.

➤ Τα συμπτώματα μπορεί να διαφέρουν από ασθενή σε ασθενή.

παραγωγικοί. Τα τελευταία χρόνια η έρευνα της παθογένειας της Ρευματοειδούς Αρθρίτιδας έχει συμβάλει σε ικανοποιητικό βαθμό στην κατανόηση της νόσου, γεγονός που οδήγησε τους ερευνητές σε ανάπτυξη πιο αποτελεσματικών θεραπειών.

Πώς εκδηλώνεται η νόσος και πώς εξελίσσεται

ΑΡΘΡΩΣΕΙΣ Η φυσιολογική άρθρωση –δηλαδή η περιοχή όπου συνενώνονται δύο οστά –περιβάλλεται από τον αρθρικό θύλακο (σάκο), ο οποίος τη στηρίζει και την προστατεύει (εικ. 19). Τα άκρα των δυο οστών που συμμετέχουν στην άρθρωση επικαλύπτονται από χόνδρο. Από την εσωτερική πλευρά, ο αρθρικός θύλακος καλύπτεται από τον αρθρικό υμένα που παράγει ένα υγρό, το αρθρικό υγρό. Το υγρό αυτό λιπαίνει και τρέφει τους χόνδρους και τα οστά της άρθρωσης.

Στη Ρευματοειδή Αρθρίτιδα, το ανοσολογικό σύστημα του οργανισμού για αδιευκρίνιστους λόγους επιτίθεται στα κύτταρα του ίδιου του οργανισμού μέσα στον αρθρικό θύλακο με καταστροφικά αποτελέσματα. Άλλωστε, για το λόγο αυτόν η Ρευματοειδής Αρθρίτιδα θεωρείται «αυτοάνοσο νόσημα». Με την εμφάνιση της νόσου τα λευκά αιμοσφαίρια, που αποτελούν μέρος του φυσιολογικού ανοσολογικού συστήματος, συγκεντρώνονται στον αρθρικό υμένα και προκαλούν φλεγμονή. Η φλεγμονή αυτή ονομάζεται υμενίτιδα και εμφανίζει συμπτώματα όπως: θερμότητα, ερυθρότητα, οίδημα και πόνο, δηλαδή τυπικά συμπτώματα της Ρευματοειδούς Αρθρίτιδας.

Καθώς η Ρευματοειδής Αρθρίτιδα εξελίσσεται, τα κύτταρα που διηθούν τον αρθρικό υμένα επεκτείνονται, εισβάλλουν και διαβρώνουν τους αρθρικούς ιστούς καταστρέφοντας τους χόνδρους και τα οστά. Οι σύνδεσμοι και οι τένοντες, οι οποίοι ενισχύουν και σταθεροποιούν την άρθρωση, εξασθενούν και δεν είναι σε θέση να λειτουργήσουν φυσιολογικά. Έτσι, προκαλείται πόνος και παραμόρφωση των αρθρώσεων, οι οποίες είναι συχνές εκδηλώσεις της νόσου. Επιπλέον, οι φλεγμονώδεις αντιδράσεις στη Ρευματοειδή Αρθρίτιδα συντελούν στην απώλεια της οστικής μάζας, γεγονός που μπορεί να οδηγήσει σε οστεοπόρωση (οστά εύθραυστα, επιρρεπή σε κατάγματα). Πιστεύεται ότι η καταστροφή των οστών αρχίζει από τον πρώτο με δεύτερο χρόνο έναρξης της νόσου. Το γεγονός αυτό υπογραμμίζει τη σημασία της έγκαιρης διάγνωσης και της πρώιμης έναρξης χορήγησης θεραπευτικής αγωγής για την αποτελεσματική θεραπευτική αντιμετώπιση της Ρευματοειδούς Αρθρίτιδας.

ΑΛΛΑ ΜΕΡΗ ΤΟΥ ΣΩΜΑΤΟΣ ΠΟΥ ΜΠΟΡΕΙ ΝΑ ΠΡΟΣΒΛΗΘΟΥΝ Η Ρευματοειδής Αρθρίτιδα, εκτός από τις αρθρώσεις, είναι δυνατό να προσβάλει και άλλα μέρη του σώματος. Το ένα πέμπτο περίπου των ασθενών εμφανίζει ρευματοειδή οζίδια. Πρόκειται για υποδόρια (δηλαδή κάτω από το δέρμα) ογκίδια που συνήθως εμφανίζονται κοντά στις αρθρώσεις. Πολλοί ασθενείς εμ-

19

ΦΥΣΙΟΛΟΓΙΚΗ ΑΡΘΡΩΣΗ

Αρθρικός Υμένας

Πάννος

Χόνδρος

Ουδετερόφιλο

Ανοσοσύμπλεγμα

ΑΡΘΡΩΣΗ ΣΤΗ ΡΕΥΜΑΤΟΕΙΔΗ ΑΡΘΡΙΤΙΔΑ

Κύτταρα που συμμετέχουν στη φλεγμονή

Λεμφοκύτταρο

Μακροφάγο

Δακτυλιοειδές Κύτταρο

Πλασματοκύτταρο

Αγγειογένεση

Φλεγμονή στον αρθρικό υμένα

19. Σχηματική αναπαράσταση μιας άρθρωσης. Στο αριστερό μισό της εικόνας παρουσιάζονται τα φυσιολογικά στοιχεία της άρθρωσης, ενώ στο δεξί μισό οι αλλαγές που συμβαίνουν στη Ρευματοειδή Αρθρίτιδα. Παρατηρήστε ότι ο αρθρικός υμένας έχει καταληφθεί από κύτταρα φλεγμονής, τα οποία αργά και σταθερά καταστρέφουν τα δομικά στοιχεία της άρθρωσης.

φανίζουν αναιμία (μείωση του φυσιολογικού αριθμού των ερυθρών αιμοσφαιρίων). Άλλα, λιγότερο συχνά συμπτώματα είναι ο πόνος στον αυχένα, η ξηρότητα των οφθαλμών (ξηροφθαλμία) και η ξηρότητα του στόματος (ξηροστομία). Πολύ σπάνια οι ασθενείς μπορεί να εμφανίσουν φλεγμονή των αιμοφόρων αγγείων (αγγειίτιδα), του περιβλήματος (υπεζωκότα) των πνευμόνων (πλευρίτιδα) ή του σάκου της καρδιάς (περικαρδίτιδα).

Ποιους προσβάλλει;

Η Ρευματοειδής Αρθρίτιδα προσβάλλει όλες τις φυλές και εθνικότητες. Συνήθως η νόσος αρχίζει κατά την 3η ή 4η δεκαετία της ζωής του ασθενούς, αλλά είναι δυνατό να προσβάλει και άτομα μεγαλύτερης ηλικίας. Ωστόσο, όχι σπάνια, η νόσος μπορεί να εμφανιστεί σε νέους ενήλικες, ενώ ακόμα και τα παιδιά μπορούν να προσβληθούν από μια ειδική μορφή της νόσου που ονομάζεται νεανική χρόνια ή ιδιοπαθής αρθρίτιδα. Όπως σε άλλα είδη αρθρίτιδας και αυτοανόσων νοσημάτων, η συχνότητα εμφάνισης της Ρευματοειδούς Αρθρίτιδας είναι κατά δυο με τρεις φορές μεγαλύτερη στις γυναίκες απ' ό,τι στους άνδρες. Υπολογίζεται ότι το 1% των ενηλίκων πάσχουν από Ρευματοειδή Αρθρίτιδα.

Μελέτες που πραγματοποιήθηκαν στην Ελλάδα έδειξαν ότι η Ρευματοειδής Αρθρίτιδα εμφανίζει αρκετές ιδιομορφίες σε σύγκριση με άλλα κράτη. Για παράδειγμα, όσον αφορά τη σοβαρότητα της Ρευματοειδούς Αρθρίτιδας, ο ελληνικός πληθυσμός εμφανίζεται σχετικά ευνοημένος. Κλινικές μελέτες έδειξαν ότι σε σύγκριση με ασθενείς της Βόρειας Ευρώπης οι Έλληνες ασθενείς που πάσχουν από Ρευματοειδή Αρθρίτιδα παρουσιάζουν γενικά ηπιότερη μορφή της νόσου. Επιπλέον, φαίνεται ότι οι ασθενείς στην Ελλάδα παρουσιάζουν ορισμένες εργαστηριακές και γενετικές ιδιαιτερότητες.

Σύμφωνα με μετρήσεις, οι οικονομικές και κοινωνικές επιπτώσεις της νόσου, καθώς και όλων των άλλων μορφών αρθρίτιδας, είναι σημαντικές τόσο σε κοινωνικό, όσο και σε προσωπικό επίπεδο. Από οικονομικής άποψης, το κόστος της φαρμακευτικής και της χειρουργικής θεραπείας σε συνδυασμό με το χαμένο χρόνο εργασίας εξαιτίας της προκληθείσας από τη νόσο αναπηρίας, ανέρχεται σε εκατομμύρια ευρώ. Σε ορισμένες περιπτώσεις η νόσος μπορεί να επηρεάσει την ικανότητα του ασθενούς να ολοκληρώσει απλές καθημερινές δραστηριότητες, να περιορίσει τις πιθανότητες εύρεσης εργασίας και να αποδιοργανώσει την οικογενειακή ζωή. Επιπλέον, εκτός από τις άμεσες συνέπειες της νόσου, οι ασθενείς συχνά υποφέρουν από συμπτώματα κατάθλιψης, άγχους και αίσθημα ανεπάρκειας. Γι' αυτό, η σύγχρονη αντιμετώπιση του νοσήματος περιλαμβάνει και εκπαιδευτικά προγράμματα αυτοεξυπηρέτησης, που διευκολύνουν τους ασθενείς στην αντιμετώπιση των καθημερινών προβλημάτων, έτσι ώστε να είναι αυτόνομοι και δημιουργικοί. Στο κεφάλαιο «Διάγνωση και Θεραπεία της Ρευματοειδούς Αρθρίτιδας», που ακολουθεί, περιγράφονται τέτοιου είδους προγράμματα.

Τι προκαλεί τη Ρευματοειδή Αρθρίτιδα;

Αν και δεν είναι γνωστή η ακριβής αιτία εμφάνισης του νοσήματος, οι έρευνες των τελευταίων ετών έχουν αρχίσει να αποκαλύπτουν τους παράγοντες που σχετίζονται με την παθογόνειά του. Μολονότι πολλά ερωτήματα παραμένουν ακόμα αναπάντητα, οι μέχρι τώρα παρατηρήσεις συγκλίνουν στο ότι η εμφάνιση της Ρευματοειδούς Αρθρίτιδας οφείλεται στην αλληλεπίδραση πολλών παραγόντων: γενετικών, περιβαλλοντικών και ορμονικών. Τα τελευταία χρόνια οι γνώσεις μας για τα γενετικά χαρακτηριστικά των ασθενών, καθώς και για άλλους παράγοντες (λοιμογόνους, περιβαλλοντικούς, ορμονικές αλλαγές και ψυχολογικές πιέσεις) που μπορούν να ενεργοποιήσουν κάποιους βιολογικούς μηχανισμούς στον οργανισμό των ασθενών προκαλώντας έτσι την εμφάνιση Ρευματοειδούς Αρθρίτιδας, έχουν αυξηθεί σημαντικά. Οι έρευνες προσπαθούν να ρίξουν φως στους παράγοντες αυτούς και στον τρόπο που αλληλεπιδρούν μεταξύ τους προκαλώντας την εμφάνιση του νοσήματος (βλ. κεφάλαιο «Σύγχρονη Έρευνα»).

ΓΕΝΕΤΙΚΟΙ (ΚΛΗΡΟΝΟΜΙΚΟΙ) ΠΑΡΑΓΟΝΤΕΣ: Υπάρχει γενετική προδιάθεση για την ανάπτυξη Ρευματοειδούς Αρθρίτιδας. Αυτό σημαίνει ότι οι ασθενείς κληρονομούν από τους γονείς τους ορισμένα γονίδια (δηλαδή γενετικά χαρακτηριστικά) που τους καθιστούν πιο επιρρεπείς στην ασθένεια αυτή. Φαίνεται δε ότι περισσότερα από ένα γονίδια που αφορούν τη νόσο αυτή καθορίζουν τη μορφή και τη σοβαρότητά της. Ωστόσο, προς το παρόν δεν έχει βρεθεί η ακριβής και απόλυτη μέθοδος εξιχνίασης της προδιάθεσης της ροπής αυτής ούτε ο τύπος του ατόμου που έχει μεγαλύτερη πιθανότητα να προσβληθεί από Ρευματοειδή Αρθρίτιδα κάποια στιγμή της ζωής του.

Έχει διαπιστωθεί ότι ορισμένα από τα γονίδια, που ευθύνονται για την προδιάθεση εμφάνισης της νόσου, ελέγχουν τη λειτουργία του ανοσολογικού συστήματος. Αυτό δε σημαίνει ότι οι ασθενείς με τέτοιου είδους γονίδια θα νοσήσουν οπωσδήποτε, αφού είναι φανερό ότι και άλλα, ακόμα άγνωστα γονίδια, καθώς και ορισμένοι περιβαλλοντικοί και άλλοι παράγοντες παίζουν κάποιο ρόλο στην ενεργοποίηση της ασθένειας.

ΠΕΡΙΒΑΛΛΟΝΤΙΚΟΙ ΠΑΡΑΓΟΝΤΕΣ: Είναι πιθανό ότι κάποιος περιβαλλοντικός παράγοντας (π.χ. λοιμώδης, όπως κάποιος ιός ή ένα βακτήριο) πυροδοτεί την ενεργοποίηση της Ρευματοειδούς Αρθρίτιδας σε άτομα των οποίων το γενετικό υπόστρωμα τα καθιστά ευάλωτα στη νόσο αυτή. Η Ρευματοειδής Αρθρίτιδα δεν είναι μεταδοτική.

ΟΡΜΟΝΙΚΟΙ ΠΑΡΑΓΟΝΤΕΣ: Πιθανότατα υπάρχουν διάφοροι ορμονικοί παράγοντες που ευθύνονται και αυτοί για την εμφάνιση της Ρευματοειδούς Αρθρίτιδας όπως και άλλων αυτοανόσων νοσημάτων. Πιστεύεται δε ότι η διαταραχή κάποιων ορμονών μπορεί να προκαλέσει την ενεργοποίηση της νόσου σ' ένα άτομο με γενετική προδιάθεση που έχει ήδη εκτεθεί σε κάποιο εκλυτικό περιβαλλοντικό παράγοντα.

Πώς γίνεται η διάγνωση;

Η διάγνωση της Ρευματοειδούς Αρθρίτιδας είναι κατά κανόνα κλινική, δηλαδή γίνεται με τη λήψη του ιστορικού, την κλινική εξέταση και μερικές εξετάσεις ρουτίνας. Εντούτοις, στα αρχικά της στάδια πιθανώς να είναι δύσκολο να διαγνωστεί. Οι αιτίες ποικίλλουν, επειδή το είδος και η σοβαρότητα των συμπτωμάτων διαφέρουν από ασθενή σε ασθενή. Μπορεί να απαιτείται κάποιος χρόνος προκειμένου να αποκλειστούν άλλες πιθανές διαγνώσεις, αφού η νόσος ενδέχεται να εμφανίζει συμπτώματα παρόμοια με αυτά άλλων τύπων αρθρίτιδας. Μερικές φορές λίγα μόνο συμπτώματα εκδηλώνονται από τα αρχικά στάδια εμφάνισης της νόσου, η δε συνολική κλινική εικόνα εξελίσσεται με την πάροδο του χρόνου. Γι' αυτόν το λόγο ο γιατρός χρησιμοποιεί διάφορα μέσα και μεθόδους, προκειμένου να τη διαγνώσει και να αποκλείσει άλλου είδους νοσήματα.

ΑΤΟΜΙΚΟ ΙΣΤΟΡΙΚΟ: Στο ατομικό ιστορικό καταγράφονται τα συμπτώματα του ασθενούς, το πότε και το πώς αυτά άρχισαν. Το είδος της επικοινωνίας μεταξύ ασθενούς και γιατρού έχει ιδιαίτερη σημασία. Για παράδειγμα, η περιγραφή του πόνου, της δυσκαμψίας των αρθρώσεων και των μεταβολών τους στο χρόνο έχουν μεγάλη σημασία για να σχηματίσει ο γιατρός μια πρώτη γνώμη.

ΚΛΙΝΙΚΗ ΕΞΕΤΑΣΗ: Εδώ περιλαμβάνεται η πλήρης ιατρική εξέταση των συστημάτων του οργανισμού, όπως π.χ. του δέρματος, των οφθαλμών, των πνευμόνων, της καρδιάς, της κοιλιάς, των αρθρώσεων, του νευρικού και του μυϊκού συστήματος.

ΕΡΓΑΣΤΗΡΙΑΚΕΣ ΕΞΕΤΑΣΕΙΣ: Για να ερμηνευθούν τα συμπτώματα των ασθενών και να προχωρήσουν οι θεράποντες γιατροί στη διάγνωση της νόσου γίνονται πολλές εργαστηριακές εξετάσεις. Μια κοινή εξέταση είναι η δοκιμασία για την ανεύρεση του ρευματοειδούς παράγοντα (RA test), δηλαδή ενός παθολογικού αντισώματος που ανιχνεύεται στο αίμα των περισσοτέρων ασθενών με Ρευματοειδή Αρθρίτιδα. Εντούτοις, όλοι οι ασθενείς δεν είναι θετικοί στο ρευματοειδή παράγοντα και ούτε το σύνολο των ατόμων, που έχουν ρευματοειδή παράγοντα στον ορό του αίματός τους πάσχει από Ρευματοειδή Αρθρίτιδα. Άλλες κοινές εξετάσεις είναι η γενική αίματος, η ταχύτητα καθίζησης των ερυθρών αιμοσφαιρίων (ΤΚΕ), η γενική ούρων και οι πρωτεΐνες οξείας φάσης με κύριο εκπρόσωπο την C-αντιδρώσα πρωτεΐνη [(CRP) οι τιμές της υποδηλώνουν την παρουσία ή απουσία φλεγμονής ή λοίμωξης], καθώς και άλλες βιοχημικές εξετάσεις που ελέγχουν τη λειτουργία των νεφρών και του ήπατος.

ΑΚΤΙΝΟΛΟΓΙΚΕΣ ΚΑΙ ΑΛΛΕΣ ΕΞΕΤΑΣΕΙΣ: Οι ασθενείς με Ρευματοειδή Αρθρίτιδα υποβάλλονται σε ακτινολογικό έλεγχο των αρθρώσεων, προκειμένου να εκτιμηθούν η παρουσία και ο βαθμός των αρθρικών βλαβών. Ακόμα, όταν κριθεί απαραίτητο, διάφορες άλλες εξετάσεις (ακτινογραφίες, αξονική τομογραφία, υπερηχογράφημα κ.λπ.) μπορούν να χρησιμοποιηθούν για τη διερεύνηση της μορφολογίας άλλων οργάνων.

Πώς αντιμετωπίζεται η Ρευματοειδής Αρθρίτιδα;

Η αντιμετώπιση της Ρευματοειδούς Αρθρίτιδας απαιτεί συντονισμένη προσπάθεια και συνεργασία μεταξύ ασθενούς και γιατρού, ενώ συχνά κρίνεται αναγκαία και η συμμετοχή εξειδικευμένου ιατρικού και παραϊατρικού προσωπικού. Στη σύγχρονη πρακτική, ομάδα στελεχωμένη από γιατρούς διαφόρων ειδικοτήτων, εξειδικευμένους νοσηλευτές, φυσικοθεραπευτές, ψυχολόγους, διαιτολόγους και κοινωνικούς λειτουργούς αναλαμβάνει τη φροντίδα και την παρακολούθηση των ασθενών αυτών. Ο συντονιστής/επικεφαλής της ομάδας αυτής μπορεί να είναι ο θεράπων Ρευματολόγος.

Μελέτες έδειξαν ότι οι σωστά ενημερωμένοι ασθενείς, που συμμετέχουν ενεργά στη ρύθμιση της πορείας της νόσου, αντιμετωπίζουν λιγότερα προβλήματα και επισκέπτονται λιγότερο συχνά το θεράποντα γιατρό. Τόσο τα προγράμματα εκπαίδευσης και αυτοεξυπηρέτησης ασθενών με αρθρίτιδα, όσο και οι ομάδες υποστήριξης συμβάλλουν στη σωστότερη ενημέρωση του ασθενούς και στην υιοθέτηση από τον ίδιο ενεργητικής στάσης απέναντι στη νόσο. Στα προγράμματα αυτοεξυπηρέτησης οι ασθενείς ενημερώνονται σχετικά με τη νόσο και τη θεραπεία της, τις υπάρχουσες τεχνικές ασκήσεων και χαλάρωσης, ενώ παράλληλα έχουν τη δυνατότητα να επικοινωνήσουν μεταξύ τους και γενικά να επιλύσουν διάφορα προβλήματα. Γενικότερα, τα προγράμματα αυτά βοηθούν μακροπρόθεσμα τους ασθενείς:

- να κατανοήσουν τη νόσο
- να μειώσουν τον πόνο σε περιόδους εξάρσεων της νόσου
- να υποστηριχθούν σωματικά και ψυχολογικά
- να μπορούν να ελέγχουν τη νόσο, να νιώθουν μεγαλύτερη αυτοπεποίθηση, να σχεδιάζουν και να ζουν μια ζωή με πλήρεις δραστηριότητες.

Αν και προς το παρόν για τη Ρευματοειδή Αρθρίτιδα δεν υπάρχει πλήρης ίαση, εντούτοις, η νόσος μπορεί να αντιμετωπιστεί αποτελεσματικά στους περισσότερους ασθενείς, με σωστή και έγκαιρη αγωγή.

Αντικειμενικοί στόχοι της θεραπείας είναι:

- η ύφεση της νόσου (δηλαδή η μείωση ή η εξάλειψη της φλεγμονής)
- η ανακούφιση από τον πόνο
- ο περιορισμός της καταστροφής των αρθρώσεων και
- η βελτίωση της λειτουργικότητας και της ποιότητας ζωής των ασθενών.

Η θεραπεία συνίσταται κυρίως στη χορήγηση δραστικών ανοσοκατασταλτικών φαρμάκων που εμποδίζουν την ανάπτυξη της φλεγμονής, ενώ παράλληλα ο ασθενής ακολουθεί ειδική υποστηρικτική αγωγή, η οποία έχει ως στόχο να βελτιώσει τον τρόπο ζωής του.

Οι ασθενείς με μακροχρόνιο ιστορικό (και συχνά ελλιπή θεραπευτική αγωγή), μόνιμες βλάβες αλλά χωρίς στοιχεία φλεγμονής, συνήθως αντιμετωπίζονται διαφορετικά. Στην περίπτωση αυτή ακολουθείται συντηρητική θεραπευτική αγωγή σε συνδυασμό με χειρουργικές επεμβάσεις. Έτσι, ένας ασθενής με παραμορφωτικές βλάβες, λόγω παλιάς μη αποτελεσματικής θεραπείας για την αρθρίτιδα, λαμβάνει αγωγή για την ανακούφιση από τον πόνο, ενώ συγχρόνως υποβάλλεται σε φυσικοθεραπεία και σε διορθωτικές ορθοπεδικές επεμβάσεις, προκειμένου να διατηρηθεί η λειτουργικότητα των αρθρώσεων.

α. Τρόπος ζωής

Η ενθάρρυνση δραστηριοτήτων που ενισχύουν την ικανότητα του ατόμου να λειτουργεί ανεξάρτητα, χωρίς φοβία και ανασφάλεια για το μέλλον του, αποτελεί αναπόσπαστο μέρος μιας ολοκληρωμένης θεραπευτικής προσέγγισης.

ΑΝΑΠΑΥΣΗ ΚΑΙ ΑΣΚΗΣΗ Η άσκηση και η ανάπαυση βοηθούν σημαντικά. Για τους ασθενείς με Ρευματοειδή Αρθρίτιδα χρειάζεται να υπάρχει ισορροπία με περιόδους μεγαλύτερης ανάπαυσης, όταν η νόσος βρίσκεται σε έξαρση και με περισσότερη άσκηση, όταν αυτή βρίσκεται σε ύφεση. Με την ανάπαυση αποφεύγεται η καταπόνηση των αρθρώσεων και μειώνονται η φλεγμονή και ο πόνος. Το χρονικό διάστημα που απαιτείται για ανάπαυση διαφέρει από άτομο σε άτομο, αλλά σε γενικές γραμμές, μικρά διαστήματα ανάπαυσης ωφελούν περισσότερο απ' ό,τι η παρατεταμένη κατάκλιση (εικ. 21).

Η άσκηση είναι σημαντική για την ενδυνάμωση των μυών, τη διατήρηση της ευκινησίας και της ευλυγισίας των αρθρώσεων. Επίσης, μειώνει τον πόνο, διατηρεί το σωματικό βάρος σε κανονικά επίπεδα, εξασφαλίζει καλύτερο ύπνο και δημιουργεί ευεξία. Το πρόγραμμα ασκήσεων θα πρέπει να σχεδιάζεται και να εκτελείται σωστά λαμβάνοντας υπόψη τις φυσικές ικανότητες του ατόμου, τα όρια αντοχής του και τις συνεχώς μεταβαλλόμενες ανάγκες του.

ΦΡΟΝΤΙΔΑ ΤΩΝ ΑΡΘΡΩΣΕΩΝ ΠΟΥ ΠΑΣΧΟΥΝ Η χρησιμοποίηση νάρθηκα για μικρό χρονικό διάστημα στην πάσχουσα άρθρωση ανακουφίζει μερικούς ασθενείς. Οι νάρθηκες χρησιμοποιούνται κυρίως

στον καρπό και στο χέρι, καθώς επίσης στον αστράγαλο και στο πόδι. Ο γιατρός ή ο φυσικοθερα-
πευτής μπορεί να βοηθήσει στη σωστή τοποθέτηση και στην εφαρμογή του νάρθηκα. Προκειμένου
να μειωθεί η καταπόνηση των αρθρώσεων, επινοούνται διάφοροι τρόποι αυτοεξυπηρέτησης του
ασθενούς (π.χ. ενδύματα με φερμουάρ, χρησιμοποίηση γλώσσας υποδημάτων με μακριά λαβή)
και εφευρίσκονται ειδικές κατασκευές, οι οποίες βοηθούν τον ασθενή όταν κάθεται ή όταν σηκώ-
νεται από την καρέκλα, από το κάθισμα της τουαλέτας και από το κρεβάτι, διευκολύνουν δε γενι-
κότερα στην εκτέλεση των καθημερινών του κινήσεων (εικ. 20-23).

ΚΑΤΑΠΟΛΕΜΗΣΗ ΤΟΥ ΑΓΧΟΥΣ Οι ασθενείς με Ρευματοειδή Αρθρίτιδα αντιμετωπίζουν όχι μόνο
σωματικά αλλά και ψυχολογικά προβλήματα. Συναισθήματα που προκαλούνται εξαιτίας της
νόσου – φόβος, θυμός, απογοήτευση– συνδυαζόμενα με πόνο και περιορισμό της κινητικότητας
του ατόμου μπορεί ν' αυξήσουν το άγχος στον ασθενή. Αν και δεν έχει αποδειχθεί ότι το άγχος
μπορεί να προκαλέσει τη Ρευματοειδή Αρθρίτιδα, εντούτοις, συχνά δυσχεραίνει τη ζωή του ασθε-

20. Η χαλάρωση στο
κρεβάτι και η
περιορισμένη (αλλά όχι
μόνιμη) ακινητοποίηση
της άρθρωσης στη
φάση της οξείας
φλεγμονής είναι
απαραίτητες.
Στο εικονίδιο (α)
απεικονίζεται η σωστή
θέση του νάρθηκα για
την ακινητοποίηση της
άρθρωσης, ενώ στο
εικονίδιο (β) η
λανθασμένη τοποθέτησή
του, η οποία μπορεί να
οδηγήσει σε αγκύλωση
της πάσχουσας
άρθρωσης και σε
ατροφία των μυών.
Η σωστή ακινητοποίηση
για μία ώρα, τρεις
φορές ημερησίως είναι
υποβοηθητική και
ανακουφίζει τον ασθενή.

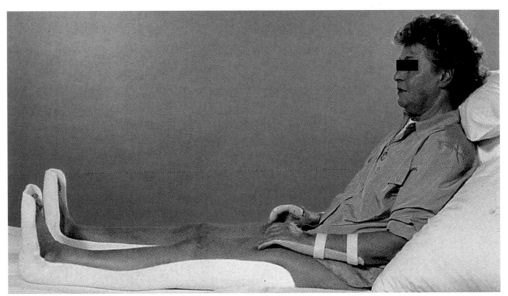

20

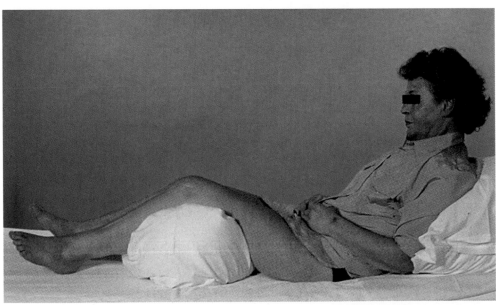

νούς. Το άγχος μειώνει την αντοχή στον πόνο. Έτσι, για την αντιμετώπισή του προτείνονται διάφορα μέσα, όπως ανάπαυση σε τακτά χρονικά διαστήματα και ασκήσεις χαλάρωσης. Επίσης, τα προγράμματα άσκησης, η συμμετοχή σε ομάδες ψυχολογικής υποστήριξης και η σωστή επικοινωνία με τους θεραπευτές συμβάλλουν στην καταπολέμηση του άγχους.

ΥΓΙΕΙΝΗ ΔΙΑΤΡΟΦΗ Εκτός από συγκεκριμένους τύπους ελαίων, δεν έχει αποδειχθεί επιστημονικά ότι υπάρχει κάποιο είδος τροφής που βοηθά ή βλάπτει τους περισσότερους ασθενείς με Ρευματοειδή Αρθρίτιδα. Από κάποιες προκαταρκτικές παρατηρήσεις Ελλήνων και ξένων ερευνητών, που όμως δεν έχουν πλήρως επιβεβαιωθεί, φάνηκε ότι ενδεχομένως σε άτομα που νηστεύουν και τρέφονται με ελαιόλαδο και χόρτα ο κίνδυνος εμφάνισης της νόσου είναι μικρότερος. Παρόλα αυτά, μια ισορροπημένη διατροφή με αρκετές (αλλά όχι υπερβολικές) θερμίδες, πρωτεΐνες και ασβέστιο παίζει σημαντικό ρόλο στην κατάσταση των ασθενών. Ορισμένοι δε από αυτούς ίσως χρειαστεί να είναι πιο προσεκτικοί στην κατανάλωση αλκοολούχων ποτών λόγω της λήψεως φαρμάκων.

ΠΕΡΙΒΑΛΛΟΝ Ορισμένοι ασθενείς παρατηρούν ότι η αρθρίτιδα επιδεινώνεται με τις απότομες αλλαγές του καιρού. Εντούτοις, δεν έχει αποδειχθεί ότι υπάρχουν συγκεκριμένες κλιματολογικές συνθήκες που μπορούν να ωφελήσουν ή να επιδεινώσουν τη νόσο.

β. Φαρμακευτική αγωγή

Η πλειοψηφία των ασθενών που πάσχει από Ρευματοειδή Αρθρίτιδα πρέπει να υποβάλλεται σε φαρμακευτική αγωγή εφ' όρου ζωής. Μερικά φάρμακα χορηγούνται για την αντιμετώπιση της φλεγμονής, ενώ άλλα μόνο για την ανακούφιση από τον πόνο. Η γενική κατάσταση του ασθενούς, η υπάρχουσα αλλά και η αναμενόμενη εξέλιξη της νόσου, η χρονική διάρκεια χορήγησης των φαρμάκων, η αποτελεσματικότητα και οι πιθανές παρενέργειες αυτών, λαμβάνονται υπόψη, προκειμένου να συστηθεί η κατάλληλη φαρμακευτική αγωγή.

Βασική φαρμακευτική αγωγή κατά της Ρευματοειδούς Αρθρίτιδας είναι η χορήγηση ειδικών δραστικών ανοσοκατασταλτικών φαρμάκων που εμποδίζουν την ανάπτυξη των φλεγμονών. Τα κυριότερα φάρμακα που χρησιμοποιούνται ανήκουν στην ομάδα των ονομαζόμενων «τροπο-

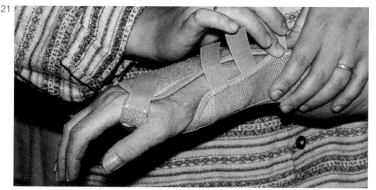

21. Η τοποθέτηση νάρθηκα στον καρπό και στην άκρα χείρα ξεκουράζει τις αρθρώσεις όχι μόνο στη φάση της οξείας φλεγμονής, αλλά και όταν οι αρθρώσεις έχουν υποστεί μόνιμες (μη αναστρέψιμες) βλάβες.

22. Ο ασθενής μπορεί να μάθει πώς να χειρίζεται διάφορα αντικείμενα, έτσι ώστε ν' αποφευχθεί η άσκηση μεγάλης δύναμης στις αρθρώσεις που πάσχουν. Στην εικόνα αυτή ο ασθενής πιάνει το πιρούνι με όλη σχεδόν την παλάμη, προκειμένου να μην ασκηθεί μεγάλη δύναμη με το δείκτη και τον αντίχειρα στη λαβή του πιρουνιού.

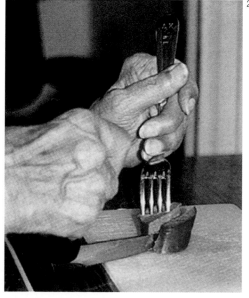

ποιητικών της νόσου αντιρρευματικών φαρμάκων» και χορηγούνται για να επιβραδύνουν την εξέλιξη της νόσου (βλ. Κεφάλαιο: «Τα αυτόανοσα νοσήματα και η θεραπεία τους»). Σε μεγάλες δόσεις τα φάρμακα αυτά είναι τοξικά και ορισμένα έχουν χρησιμοποιηθεί για τη θεραπεία του καρκίνου. Ωστόσο, σε μικρές δόσεις έχουν αποδειχθεί πολύ αποτελεσματικά και ασφαλή για τη θεραπεία των χρόνιων ρευματικών νοσημάτων. Με την άμεση και κατάλληλη θεραπευτική αγωγή στους ασθενείς, στους οποίους διαγνώστηκε προσφάτως η ύπαρξη της νόσου, επιτυγχάνεται καλύτερα η αποφυγή μη αναστρέψιμων βλαβών των αρθρώσεων ή των άλλων πασχόντων οργάνων. Σε αντίθεση με ό,τι συνέβαινε στο παρελθόν, τα δραστικά αυτά θεραπευτικά φάρμακα και συγκεκριμένα τα ανοσοκατασταλτικά, χορηγούνται όσο το δυνατό νωρίτερα. Όταν η χορήγηση ενός μόνο φαρμάκου δεν επιφέρει τα αναμενόμενα αποτελέσματα, ακολουθείται συνδυασμένη θεραπευτική αγωγή με δύο ή περισσότερα φάρμακα. Την τελευταία δεκαετία, η εισαγωγή των νεότερων βιολογικών θεραπειών έχει βοηθήσει σημαντικά στην αντιμετώπιση ασθενών με Ρευματοειδή Αρθρίτιδα που δεν ανταποκρίνονται στην αγωγή με τα παραδοσιακά τροποποιητικά της νόσου αντιρευματικά φάρμακα. Σε αυτές περιλαμβάνονται: οι αναστολείς του παράγοντα

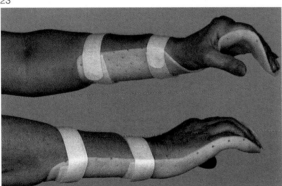

23

νέκρωσης όγκων (anti–TNFa, Adalimumab, Etanercept, Infliximab), οι αναστολείς της διέγερσης των Τ–λεμφοκυττάρων (Abatacept), οι αναστολείς των Β– λεμφοκυττάρων (Rituximab), οι αναστολείς της ιντερλευκίνης–1 (Anakinra) και πρόσφατα οι αναστολείς της ιντερλευκίνης–6 (Tocilizumab).

γ. Χειρουργική παρέμβαση

Οι ασθενείς που παρουσιάζουν σοβαρές, μη αναστρέψιμες βλάβες των αρθρώσεών τους μπορούν να υποβληθούν σε διάφορες χειρουργικές επεμβάσεις. Πρωταρχικός σκοπός των επεμβάσεων αυτών είναι η μείωση του πόνου, η ανά-

23. Υποστηρικτικός νάρθηκας για την άρθρωση του καρπού. Ο νάρθηκας αυτός βοηθά στη διατήρηση της σωστής θέσης και της μερικής ακινητοποίησης του καρπού. Η διατήρηση σωστής θέσης είναι ένα από τα στοιχεία του προγράμματος φυσικοθεραπείας που παρακολουθούν ασθενείς με Ρευματοειδή Αρθρίτιδα. Τα υπόλοιπα περιλαμβάνουν: ισομετρικές και ισοκινητικές ασκήσεις, ασκήσεις χαλάρωσης, ασκήσεις για διατήρηση του εύρους των κινήσεων των αρθρώσεων και για τόνωση της καλής φυσικής κατάστασης του ασθενούς.

κτηση της λειτουργικότητας των αρθρώσεων που πάσχουν και η βελτίωση της ποιότητας ζωής του ασθενούς, έτσι ώστε αυτός να είναι σε θέση να εκτελεί τις καθημερινές του δραστηριότητες. Όμως, η χειρουργική επέμβαση δεν ενδείκνυται σε όλες τις περιπτώσεις και η απόφαση θα πρέπει να ληφθεί μόνο μετά από προσεκτική εξέταση και συζήτηση μεταξύ ασθενούς και γιατρού. Μαζί θα πρέπει να εκτιμήσουν τη γενικότερη κατάσταση της υγείας του ασθενούς, την κατάσταση της άρθρωσης ή του τένοντα που πρόκειται να χειρουργηθεί, καθώς και το λόγο, τους κινδύνους και τα πλεονεκτήματα της χειρουργικής επέμβασης. Ταυτόχρονα, θα πρέπει να συνεκτιμηθεί και το κόστος της επέμβασης. Η αντικατάσταση της άρθρωσης (αρθροπλαστική), η αποκατάσταση των τενόντων και η υμενεκτομή αποτελούν τις πιο συχνές χειρουργικές επεμβάσεις.

ΑΝΤΙΚΑΤΑΣΤΑΣΗ ΤΗΣ ΑΡΘΡΩΣΗΣ (ΟΛΙΚΗ ΑΡΘΡΟΠΛΑΣΤΙΚΗ) Είναι η πιο συχνή επέμβαση σε ασθενείς με Ρευματοειδή Αρθρίτιδα και γίνεται πρώτα απ' όλα για να ανακουφιστεί ο ασθενής από τον πόνο και να βελτιωθεί ή να προστατευτεί η λειτουργικότητα της άρθρωσης. Οι τεχνητές αρθρώσεις δεν είναι πάντα μόνιμες και ίσως κάποια στιγμή στο μέλλον χρειαστεί ν' αντικατασταθούν.

ΑΠΟΚΑΤΑΣΤΑΣΗ ΤΕΝΟΝΤΩΝ Η Ρευματοειδής Αρθρίτιδα μπορεί να προκαλέσει βλάβη –ακόμη και ρήξη– των τενόντων, δηλαδή των ιστών που συνδέουν το μυ με το οστούν. Στη συγκεκριμένη χειρουργική επέμβαση, που γίνεται συχνότερα στα χέρια, αποκαθίσταται ο κατεστραμμένος τένοντας με την προσάρτησή του σε άλλον υγιή τένοντα. Η επέμβαση αυτή μπορεί να αποκαταστήσει τη λειτουργικότητα του χεριού.

ΥΜΕΝΕΚΤΟΜΗ Με τη χειρουργική αυτή επέμβαση ο Ορθοπεδικός, ουσιαστικά, αφαιρεί τον αρθρικό υμένα που φλεγμαίνει. Σπάνια πραγματοποιείται υμενεκτομή σήμερα, γιατί αφενός δεν μπορεί να εξαιρεθεί όλος ο αρθρικός υμένας και αφετέρου ο ιστός που αφαιρείται τελικά αναπλάσσεται.

δ. Τακτική ιατρική παρακολούθηση

Η τακτική ιατρική παρακολούθηση είναι σημαντική για τον έλεγχο της πορείας της νόσου, της αποτελεσματικότητας και των παρενεργειών των φαρμάκων, και μπορεί να οδηγήσει σε τροποποίηση της θεραπευτικής αγωγής. Ένας τυπικός έλεγχος συνδυάζει την αντικειμενική κλινική εξέταση με την υποβολή του ασθενούς σε αιματολογικές και άλλες εργαστηριακές εξετάσεις, όπως π.χ. ακτινολογικές.

Η πρόληψη της οστεοπόρωσης είναι πολύ σημαντική, ειδικά όταν ο ασθενής λαμβάνει, μακροχρόνια και συνεχώς, κορτικοστεροειδή. Στην οστεοπόρωση μειώνεται το ασβέστιο των οστών με αποτέλεσμα αυτά να γίνονται αδύναμα και εύθραυστα. Σε πολλές γυναίκες προχωρημένης ηλικίας ο κίνδυνος εμφάνισης οστεοπόρωσης αυξάνει, γίνεται δε μεγαλύτερος στους πάσχοντες από Ρευματοειδή Αρθρίτιδα, ειδικά εάν ο ασθενής λαμβάνει και κορτικοστεροειδή, όπως πρεδνιζολόνη. Οι συγκεκριμένες ασθενείς θα πρέπει να συμβουλευτούν το γιατρό τους σχετικά με τα πλεονεκτήματα που μπορούν να τους προσφέρουν τα συμπληρώματα ασβεστίου και βιταμίνης D, η φαρμακευτική υποκατάσταση ορμονών ή άλλες ειδικές για την οστεοπόρωση θεραπείες.

ε. Εναλλακτικές και συμπληρωματικές θεραπείες

Ειδική διατροφή, συμπληρώματα βιταμινών και άλλες εναλλακτικές μέθοδοι έχουν, επίσης, προταθεί για τη θεραπεία της Ρευματοειδούς Αρθρίτιδας. Αν και πολλές από αυτές μπορεί να μην είναι επιζήμιες, εντούτοις, όπως έδειξαν εμπεριστατωμένες επιστημονικές μελέτες, δεν έχουν αποδειχτεί πλήρως τα ευεργετικά τους αποτελέσματα ή δεν έχουν ποτέ διαπιστωθεί. Κάποιες εναλλακτικές ή συμπληρωματικές θεραπείες, π.χ. ομοιοπαθητική, βελονισμός, μπορεί να βοηθήσουν τον ασθενή στην αντιμετώπιση ή στη μείωση του άγχους που δημιουργεί η χρόνια νόσος. Όπως συμβαίνει με κάθε θεραπεία, οι ασθενείς πριν ξεκινήσουν μια εναλλακτική ή μια νέου τύπου θεραπεία θα πρέπει να συζητούν με τους θεράποντες ιατρούς τα πλεονεκτήματα και τα μειονεκτήματά της. Εάν ο ιατρός εκτιμήσει ότι η μέθοδος αυτή αξίζει να χρησιμοποιηθεί και δεν είναι επιζήμια, τότε μπορεί αυτή να συμπεριληφθεί στη θεραπευτική αγωγή που θ' ακολουθήσει ο ασθενής. Όμως, είναι σημαντικό να μην παραμελείται η τακτική φροντίδα του πάσχοντος ατόμου με την κλασική θεραπευτική αγωγή.

Συνηθισμένα ερωτήματα ασθενών

▶ *Η Ρευματοειδής Αρθρίτιδα και η Οστεοαρθρίτιδα αφορούν την ίδια ασθένεια;*
Όχι, είναι διαφορετικές ασθένειες. Η Ρευματοειδής Αρθρίτιδα οφείλεται σε φλεγμονή της άρθρωσης. Η Οστεοαρθρίτιδα είναι περισσότερο νόσος που προκαλείται από φθορά του χόνδρου, ο οποίος δεν μπορεί να αντέξει το φορτίο που δέχεται. Φλεγμονή μπορεί να εντοπιστεί και στην Οστεοαρθρίτιδα, αλλά δεν είναι τόσο εκτεταμένη όσο στη Ρευματοειδή Αρθρίτιδα. Επίσης, φθορά του χόνδρου μπορεί να παρατηρηθεί και στη Ρευματοειδή Αρθρίτιδα αλλά σε προχωρημένα στάδια. Η θεραπεία των δύο αυτών ασθενειών είναι τελείως διαφορετική και δεν πρέπει να συγχέονται μεταξύ τους.

▶ *Υπάρχει κάποια δίαιτα που να βοηθάει στη Ρευματοειδή Αρθρίτιδα;*

Υπάρχουν αρκετές δημοσιεύσεις για ειδικές δίαιτες που υποτίθεται ότι βοηθούν στη θεραπεία της Ρευματοειδούς Αρθρίτιδας. Ωστόσο, υπάρχουν κάποια επιστημονικά δεδομένα που υποστηρίζουν ότι συγκεκριμένες δίαιτες μπορεί να μειώσουν την εμφάνιση των συμπτωμάτων σε μερικούς ασθενείς. Επίσης, κάποιοι ασθενείς παρατηρούν ότι ορισμένα φαγητά επιδεινώνουν την αρθρίτιδα. Οι τροφές αυτές διαφέρουν από ασθενή σε ασθενή. Αν διαπιστώσετε ότι ορισμένα φαγητά επιδεινώνουν τα συμπτώματά σας, αποφύγετέ τα. Μην αποκλείετε, όμως, από τη διατροφή σας φαγητά που επιδεινώνουν την αρθρίτιδα άλλων ασθενών αλλά όχι τη δική σας. Θυμηθείτε ότι κάθε οργανισμός είναι διαφορετικός. Μεγαλύτερες πιθανότητες βοήθειας μπορεί να σας προσφέρουν οι δίαιτες με μειωμένα κεκορεσμένα λίπη και πολλά πολυακόρεστα, όπως αυτά που υπάρχουν στα ψάρια. Σύμφωνα με κάποια στοιχεία, η νηστεία και η χορτοφαγία μπορεί να βοηθήσει, όμως, μην αρχίσετε τέτοιου είδους δίαιτα χωρίς να συμβουλευθείτε το γιατρό ή το διαιτολόγο σας, επειδή τα μειονεκτήματα μπορεί να υπερέχουν των πλεονεκτημάτων. Είναι προτιμότερο το βάρος σας να παραμένει σε φυσιολογικά επίπεδα.

▶ *Πρέπει να μετακινηθώ σε περιοχή με διαφορετικό κλίμα;*

Το κλίμα επηρεάζει τα συμπτώματα κάποιων ασθενών αλλά δεν αλλάζει την κλινική πορεία της νόσου. Πολλοί ασθενείς νιώθουν καλύτερα σε θερμό περιβάλλον. Συχνά, δεν είναι ανεκτός ο συνδυασμός ζέστης και υγρασίας, ενώ για αρκετούς ασθενείς ο κρύος καιρός είναι ο ιδανικότερος.

Αν σκέφτεστε να μετακινηθείτε σε περιοχή με άλλο κλίμα, σκεφτείτε το κλίμα της περιοχής αυτής όλες τις εποχές του χρόνου. Σταθμίστε, επίσης, τις συνέπειες της απομάκρυνσής σας από το συγγενικό και το οικογενειακό περιβάλλον σας, καθώς και από τους γιατρούς σας. Πάνω από όλα, θυμηθείτε ότι η αλλαγή κλίματος δε θα αλλάξει την ασθένειά σας ούτε και θα εμποδίσει την εξέλιξή της.

▶ *Πρέπει να αποφύγω την εγκυμοσύνη;*

Όχι, εκτός και αν ήδη έχετε πολυμελή οικογένεια και δε θα μπορείτε να ανταποκριθείτε στις υποχρεώσεις σας. Οι περισσότερες μητέρες με Ρευματοειδή Αρθρίτιδα αισθάνονται καλύτερα όταν είναι έγκυες, ενώ μετά τη γέννηση του παιδιού μια πιθανή επιδείνωση των συμπτωμάτων μπορεί να αντιμετωπιστεί εύκολα. Μεγαλύτερη σημασία έχει να μην παίρνετε φάρμακα που μπορεί να βλάψουν το έμβρυο. Συζητήστε τη θεραπευτική αγωγή με το γιατρό σας έγκαιρα πριν από την εγκυμοσύνη.

▶ *Μπορώ να πάρω αντισυλληπτικά χάπια;*

Ναι, η λήψη αντισυλληπτικού δε θα αλλάξει ούτε τη μορφή της ασθένειας, ούτε τη θεραπεία της. Η αντισύλληψη είναι πιο σημαντική όταν λαμβάνετε φάρμακα, όπως π.χ. μεθοτρεξάτη ή λεφλουνομίδη και τότε θα πρέπει η εγκυμοσύνη να αποφευχθεί.

▶ *Μπορώ να έχω σεξουαλικές επαφές;*

Δεν υπάρχει λόγος να αλλάξει η σεξουαλική σας ζωή. Ωστόσο, θα ανακαλύψετε ότι ορισμένες στάσεις στη σεξουαλική επαφή είναι πιο βολικές από άλλες.

▶ *Και με τη δουλειά μου;*

Σκοπός της θεραπείας είναι να διατηρήσετε όσο το δυνατό περισσότερες δραστηριότητες από αυτές που είχατε και πριν από την εμφάνιση της αρθρίτιδας. Αυτό αφορά τόσο στη δουλειά σας, όσο και στα εξωεπαγγελματικά ενδιαφέροντά σας. Πρέπει να εξακολουθείτε να εργάζεστε, εκτός και αν υπάρχει έντονη σωματική καταπόνηση. Για την προσαρμογή του εργασιακού περιβάλλοντος στις ανάγκες σας μπορεί να χρειαστείτε βοήθεια. Ρωτήστε τον κοινωνικό λειτουργό σας. Επίσης, μπορεί να χρειαστείτε βοήθεια από την εργοδοσία σας, για να γίνουν οι απαραίτητες προσαρμογές κατά την εκτέλεση των καθηκόντων σας και την εκπαίδευσή σας. Πολλοί εργοδότες ανησυχούν μήπως οι ασθενείς με Ρευματοειδή Αρθρίτιδα αναγκαστούν ν' απουσιάζουν συχνά από τη δουλειά τους. Αυτό δεν είναι αλήθεια, αλλά τις περισσότερες φορές θα πρέπει να απουσιάσετε από την εργασία σας λόγω των τακτικών αναγκαίων επισκέψεων στο γιατρό σας. Πρέπει τα ραντεβού σας να κανονίζονται έτσι, ώστε να παρακωλύουν όσο το δυνατό λιγότερο την εργασία σας.

Ποιες έρευνες έχουν γίνει;

Στο διάστημα των τελευταίων δεκαετιών η έρευνα έχει συμβάλει αποφασιστικά στην κατανόηση του ανοσολογικού συστήματος, της Γενετικής, της Κυτταρικής και της Μοριακής Βιολογίας. Παράλληλα, η Ρευματοειδής Αρθρίτιδα αποτελεί αντικείμενο εντατικής έρευνας σ' ένα μεγάλο αριθμό επιστημονικών ιδρυμάτων, αλλά και φαρμακευτικών εταιριών στην Ευρώπη, τις ΗΠΑ και αλλού. Η υψηλή χρηματοδότηση ενός μεγάλου ποσοστού κλινικών και εργαστηριακών μελετών έχει συμβάλει στην παραγωγή νέων φαρμάκων και θεραπευτικών μεθόδων με ιδιαίτερα ενθαρρυντικά αποτελέσματα. Οι σύγχρονοι επιστήμονες προσεγγίζουν τη Ρευματοειδή Αρθρίτιδα με τρόπους που φαίνονταν αδιανόητοι πριν από μια δεκαετία.

Σε εξειδικευμένα κέντρα γίνονται έρευνες σχετικά με τις βασικές διαταραχές του ανοσολογικού συστήματος σε ασθενείς που πάσχουν από Ρευματοειδή Αρθρίτιδα αλλά και σε πειραματόζωα, προκειμένου να εξηγηθούν τα αίτια και ο τρόπος εξέλιξης της νόσου. Τα αποτελέσματα αυτών των ερευνών αναμένεται να οδηγήσουν σύντομα σε πολύ αποτελεσματικές θεραπείες, που θα έχουν τη δυνατότητα να καταστέλλουν τη φλεγμονή στα αρχικά της στάδια.

Ειδικότερα, οι ερευνητές μελετούν τους γενετικούς παράγοντες που προδιαθέτουν ορισμένα άτομα στο να εμφανίσουν Ρευματοειδή Αρθρίτιδα, καθώς και τους παράγοντες που σχετίζονται με τη σοβαρότητα της νόσου. Τα αποτελέσματα αυτών των ερευνών συμβάλλουν στην κατανόηση της νόσου και αναμένεται να βοηθήσουν τόσο στη δημιουργία νέων θεραπειών, όσο και στη λήψη αποφάσεων όσον αφορά στη θεραπευτική. Σε μια σημαντική προσπάθεια που γίνεται για την ταυτοποίηση των γονιδίων που ευθύνονται για την εμφάνιση της νόσου, πολλά διεθνή ρευματολογικά κέντρα και ερευνητικά ιδρύματα συνεργάζονται με στόχο τη συλλογή ιατρικών πληροφοριών και γενετικού υλικού από ασθενείς που πάσχουν από Ρευματοειδή Αρθρίτιδα και από τις οικογένειές τους. Οι επιστήμονες, εξάλλου, γνωρίζουν το γενετικό υπόβαθρο της Ρευματοειδούς Αρθρίτιδας, ύστερα από μελέτες που έγιναν σε πειραματόζωα, τα οποία έπασχαν από αυτοάνοση φλεγμονώδη αρθρίτιδα, ασθένεια παρόμοια με αυτή που συναντάται στον άνθρωπο. Στα πειραματόζωα αυτά έχουν βρεθεί γενετικές περιοχές που επηρεάζουν την εμφάνιση και τη σοβαρότητα της νόσου. Αυτή η μέθοδος έχει αποκαλύψει την ύπαρξη σημαντικών ομοιοτήτων μεταξύ των ποντικών και των ανθρώπων και έχει βοηθήσει στην ταυτοποίηση ορισμένων γονιδίων που, πιθανώς, θα οδηγήσουν στην εξακρίβωση των αιτίων εμφάνισης της Ρευματοειδούς Αρθρίτιδας στον άνθρωπο.

Η πολύπλοκη αλληλεπίδραση μεταξύ ορμονικού, νευρικού και ανοσοποιητικού συστήματος στη Ρευματοειδή Αρθρίτιδα αποτελεί ένα ακόμη πεδίο έρευνας. Για παράδειγμα, οι επιστήμονες μελετούν κατά πόσο και με ποιο τρόπο οι φυσιολογικές μεταβολές στα επίπεδα των στεροειδών ορμονών (όπως τα οιστρογόνα και η τεστοστερόνη) κατά τη διάρκεια της ζωής του ατόμου μπορούν να σχετίζονται με την ανάπτυξη, τη βελτίωση ή την έξαρση της νόσου. Στο πλαίσιο αυτό οι ερευνητές προσπαθούν να εξηγήσουν το λόγο της συχνότερης εμφάνισης της Ρευματοειδούς Αρθρίτιδας στις γυναίκες απ' ό,τι στους άνδρες. Επιπλέον, οι επιστήμονες εξετάζουν με ποιο τρόπο, τα παραπάνω συστήματα αλληλεπιδρούν με περιβαλλοντικούς και γενετικούς παράγοντες. Τα αποτελέσματα και αυτών των ερευνών, ίσως, υποδείξουν νέες θεραπευτικές στρατηγικές.

Ο αδιάκοπα αυξανόμενος αριθμός μελετών δείχνει ότι λοιμώδεις παράγοντες, όπως ιοί και βακτήρια, ενδεχομένως σε άτομα με κληρονομική προδιάθεση για τη νόσο ευθύνονται για την ενεργοποίηση της Ρευματοειδούς Αρθρίτιδας. Οι ερευνητές προσπαθούν να ανακαλύψουν τον υπεύθυνο λοιμώδη παράγοντα και να κατανοήσουν το βασικό μηχανισμό μέσω του οποίου οι παραπάνω παράγοντες ενεργοποιούν τη φλεγμονή στη Ρευματοειδή Αρθρίτιδα. Η ταυτοποίηση των εκλυτικών παραγόντων και η κατανόηση του μηχανισμού δράσης τους μπορεί να οδηγήσει σε νέες θεραπείες.

Οι επιστήμονες προσπαθούν να ανακαλύψουν νέα φάρμακα ή συνδυαστικές φαρμακευτικές αγωγές που έχουν την ικανότητα να μειώσουν τη φλεγμονή και να επιβραδύνουν ή να ανακόψουν την εξέλιξη της Ρευματοειδούς Αρθρίτιδας με τις λιγότερες δυνατές παρενέργειες. Από μελέτες που έγιναν σε ανθρώπους έχει διαπιστωθεί ότι υπάρχει μια σειρά ουσιών, που προήλθαν από τη βιοφαρμακευτική ή τη βιολογική έρευνα, οι οποίες έχουν την ιδιότητα αυτή. Τα νέα αυτά φάρμακα συχνά βασίζονται σε μόρια που βρίσκονται φυσιολογικά στον οργανισμό και δρουν σε συγκεκριμένα στάδια της φλεγμονής.

Ακόμη, πολυάριθμες μελέτες επικεντρώνονται σε διάφορα θέματα που αφορούν στην ποιότητα ζωής των ασθενών με Ρευματοειδή Αρθρίτιδα, αλλά και στην ποιότητα, στο κόστος και στην αποτελεσματικότητα των παρεχόμενων υπηρεσιών υγείας στους συγκεκριμένους ασθενείς. Έχει παρατηρηθεί ότι ακόμη και μικρή βελτίωση στη σωματική και ψυχική κατάσταση του ασθενούς μπορεί να επιδράσει στην ποιότητα της ζωής του.

Τα αποτελέσματα των ερευνών αυτών θα βοηθήσουν τους υπεύθυνους στην παροχή υπηρεσιών υγείας να σχεδιάσουν ολοκληρωμένες θεραπευτικές στρατηγικές, που θα καλύπτουν όλες τις ανάγκες του ασθενή, ψυχολογικές και σωματικές.

Ελπίδα για το μέλλον

Προκειμένου να γίνει κατανοητή η πολυπλοκότητα της Ρευματοειδούς Αρθρίτιδας και να εξηγηθούν το πώς και γιατί αυτή αναπτύσσεται, γιατί μερικά άτομα προσβάλλονται από τη νόσο και άλλα όχι, γιατί η σοβαρότητά της ποικίλλει, η διεθνής επιστημονική κοινότητα προσπαθεί να μελετήσει τα προβλήματα αυτά. Στις μέρες μας τα αποτελέσματα των ερευνών επηρεάζουν σημαντικά τους ασθενείς με Ρευματοειδή Αρθρίτιδα παροτρύνοντάς τους να παραμένουν ενεργοί στην καθημερινή ζωή, στην οικογένεια και στην εργασία πολύ περισσότερο απ' ό,τι συνέβαινε είκοσι χρόνια πριν. Οι ερευνητές συνεχίζουν ν' αναζητούν τρόπους όχι μόνο για να σταματήσουν την εξέλιξη της νόσου στα αρχικά της στάδια προτού γίνει παραμορφωτική, αλλά και για την πλήρη εξάλειψή της.

ΡΕΥΜΑΤΙΚΟΣ ΠΥΡΕΤΟΣ

Τι είναι ο Ρευματικός Πυρετός;

Ο Ρευματικός Πυρετός είναι μια φλεγμονώδης νόσος που μπορεί να προσβάλει πολλά όργανα, όπως την καρδιά, τις αρθρώσεις, το νευρικό σύστημα και το δέρμα. Μπορεί να παρατηρηθεί σε οποιαδήποτε ηλικία, πιο συχνά όμως εμφανίζεται σε παιδιά ηλικίας 6-15 ετών. Η εμφάνιση του Ρευματικού Πυρετού έχει περιοριστεί σημαντικά στις αναπτυγμένες χώρες μετά τη βελτίωση των συνθηκών διαβίωσης, της διατροφής και των αντιβιοτικών, παραμένει όμως συχνή στις αναπτυσσόμενες χώρες.

Ποια είναι τα αίτια του Ρευματικού Πυρετού;

Τα συμπτώματα στο Ρευματικό Πυρετό εμφανίζονται γενικά μέσα σε διάστημα 5 εβδομάδων μετά από μη θεραπευθείσα λοίμωξη του φάρυγγα από στρεπτόκοκκο της ομάδας Α. Οι περισσότερες στρεπτοκοκκικές λοιμώξεις του φάρυγγα όμως, ακόμη και στους ασθενείς που δεν έχουν λάβει αντιβιοτική αγωγή, δε συνοδεύονται από Ρευματικό Πυρετό. Η ακριβής αιτία της ασθένειας είναι άγνωστη. Πιστεύεται ότι στο Ρευματικό Πυρετό το ανοσολογικό σύστημα ατόμων που είναι γενετικά προδιατεθειμένα αντιδρά τόσο κατά αντιγόνων του στρεπτόκοκκου όσο και κατά κυττάρων της καρδιάς, μια και μερικά από τα αντιγόνα του στρεπτόκοκκου εμφανίζουν ομοιότητες με πρωτεΐνες των καρδιακών βαλβίδων ή των μυϊκών ινών της καρδιάς. Τα αντισώματα αυτά προκαλούν φλεγμονή στην καρδιά.

Ποια είναι τα συμπτώματα του Ρευματικού Πυρετού;

Η κλινική εικόνα του Ρευματικού Πυρετού περιλαμβάνει τον παρακάτω συνδυασμό συμπτωμάτων: διογκωμένες και επώδυνες αρθρώσεις (προσβολή κυρίως των μεγάλων αρθρώσεων) (εικ. 24), πυρετό, καταβολή, θωρακικό πόνο και δύσπνοια.

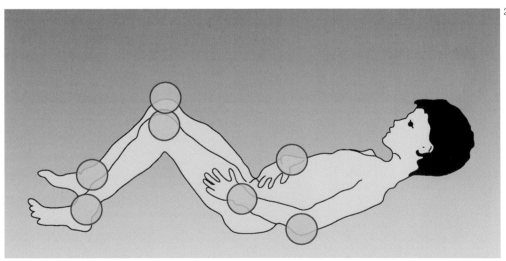

24. Απεικόνιση των φλεγμονωδών αρθρώσεων σε ασθενή με Ρευματικό Πυρετό (προσβολή κυρίως των μεγάλων αρθρώσεων).

24

Πώς γίνεται η διάγνωση του Ρευματικού Πυρετού;

Οι γιατροί στηρίζουν τη διάγνωση του Ρευματικού Πυρετού σε ένα συνδυασμό μείζονων και ελάσσονων κριτηρίων. Για να τεθεί η διάγνωση απαιτούνται 2 κύρια κριτήρια ή 1 κύριο και 2 ελάσσονα. Ευρήματα που επιβεβαιώνουν προηγούμενη λοίμωξη του φάρυγγα από στρεπτόκοκκο της ομάδας Α είναι καθοριστικά για τη διάγνωση (βλ. πίν.).

25. Ερύθημα marginatum σε ασθενή με Ρευματικό Πυρετό.

Τα πιο συχνά μείζονα κριτήρια είναι η παρουσία πόνου και διόγκωσης στις αρθρώσεις που μετακινούνται από άρθρωση σε άρθρωση (μεταναστευτική αρθρίτιδα) και η παρουσία φλεγμονής στην καρδιά. Προσβολή του νευρικού συστήματος μπορεί σπάνια να παρατηρηθεί με τη μορφή της χορείας, δηλ. της εμφάνισης ακούσιων κινήσεων των άνω και κάτω άκρων. Σε σπάνιες επίσης περιπτώσεις μπορεί να παρατηρηθεί ένα ροδαλό, μη κνησμώδες εξάνθημα στον κορμό και στα άκρα (ερύθημα marginatum) (εικ. 25) ή υποδόρια οζίδια. Το ηλεκτροκαρδιογράφημα και η ανεύρεση υψηλών δεικτών φλεγμονής μπορούν να βοηθήσουν στη διάγνωση ή στον αποκλεισμό άλλων νοσημάτων.

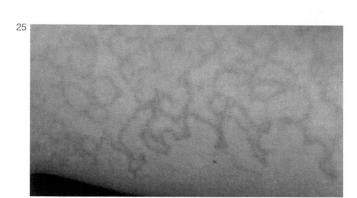

Ποια είναι η θεραπεία του Ρευματικού Πυρετού;

Η θεραπεία περιλαμβάνει τη χορήγηση αντιβιοτικών (πενικιλίνης ή άλλων) για την εκρίζωση της λοίμωξης του φάρυγγα. Χορήγηση της πενικιλίνης για μήνες ή και έτη έχει σκοπό την αποτροπή των υποτροπών. Για τον περιορισμό της φλεγμονής, κυρίως στις αρθρώσεις, χρησιμοποιείται συχνά ασπιρίνη ή κορτιζόνη. Οι περισσότεροι ασθενείς αναρρώνουν μετά από 6 εβδομάδες. Σε κάποιες, ωστόσο, περιπτώσεις μπορούν να παρατηρηθούν χρόνιες βλάβες, όπως η προσβολή μίας ή περισσότερων καρδιακών βαλβίδων, και να χρειαστεί μελλοντικά χειρουργική διόρθωσή τους. Σε σπάνιες περιπτώσεις η φλεγμονή της καρδιάς μπορεί να οδηγήσει σε καρδιακή βλάβη και χρόνια καρδιακή ανεπάρκεια.

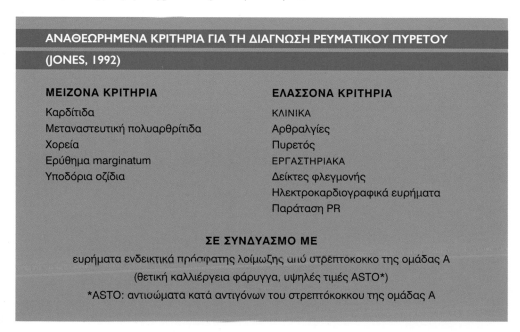

ΑΝΑΘΕΩΡΗΜΕΝΑ ΚΡΙΤΗΡΙΑ ΓΙΑ ΤΗ ΔΙΑΓΝΩΣΗ ΡΕΥΜΑΤΙΚΟΥ ΠΥΡΕΤΟΥ

(JONES, 1992)

ΜΕΙΖΟΝΑ ΚΡΙΤΗΡΙΑ	ΕΛΑΣΣΟΝΑ ΚΡΙΤΗΡΙΑ
Καρδίτιδα	ΚΛΙΝΙΚΑ
Μεταναστευτική πολυαρθρίτιδα	Αρθραλγίες
Χορεία	Πυρετός
Ερύθημα marginatum	ΕΡΓΑΣΤΗΡΙΑΚΑ
Υποδόρια οζίδια	Δείκτες φλεγμονής
	Ηλεκτροκαρδιογραφικά ευρήματα
	Παράταση PR

ΣΕ ΣΥΝΔΥΑΣΜΟ ΜΕ
ευρήματα ενδεικτικά πρόσφατης λοίμωξης υπό στρεπτόκοκκο της ομάδας Α
(θετική καλλιέργεια φάρυγγα, υψηλές τιμές ASTO*)
*ASTO: αντιώματα κατά αντιγόνων του στρεπτόκοκκου της ομάδας Α

ΣΠΟΝΔΥΛΑΡΘΡΟΠΑΘΕΙΕΣ

Οι Φλεγμονώδεις Σπονδυλαρθροπάθειες ή Σπονδυλαρθρίτιδες ή Οροαρνητικές Αρθρίτιδες (ΟΡ.ΑΡ) αποτελούν μια ομάδα νοσημάτων που έχουν ορισμένα κοινά χαρακτηριστικά, δηλαδή παρόμοιες κλινικές εκδηλώσεις και εργαστηριακά ευρήματα.

Ποια άτομα προσβάλλονται;

Προσβάλλονται συνήθως άτομα νεαρής ηλικίας, 20-40 χρονών, τα οποία μπορεί να έχουν γενετική προδιάθεση στη νόσο.

Από τι χαρακτηρίζονται;

Χαρακτηρίζονται από προσβολή κυρίως των αρθρώσεων της σπονδυλικής στήλης (ΣΣ) (αυχένα, ράχης και οσφύος), που εκδηλώνεται με πρωινή οσφυαλγία και δυσκαμψία και σπανιότερα των αρθρώσεων των άκρων (γονάτων, ισχίων, ώμων, κ.λπ). Η οσφυαλγία και η δυσκαμψία βελτιώνονται συνήθως με τη δραστηριότητα του ατόμου και επιδεινώνονται με την ανάπαυση. Η φλεγμονή των αρθρώσεων της ΣΣ ονομάζεται Σπονδυλίτιδα ή Σπονδυλαρθρίτιδα και γι'αυτόν το λόγο οι ΟΡ.ΑΡ καλούνται επίσης Σπονδυλαρθρίτιδες ή Σπονδυλαρθροπάθειες. Άλλη χαρακτηριστική εκδήλωση των Σπονδυλαρθροπαθειών είναι η φλεγμονή στις περιοχές όπου οι αρθρικοί θύλακοι, οι σύνδεσμοι ή οι τένοντες προσφύονται στο υυτιούν. Η φλεγμονή στις περιοχές αυτές (γνωστές και ως ενθέσεις) ονομάζεται ενθεσοπάθεια ή ενθεσίτιδα. Συχνή εντόπιση της ενθεσοπάθειας είναι η κάτω επιφάνεια της πτέρνας ή η οπίσθια επιφάνεια όπου προσφύεται ο αχίλλειος τένοντας και εκδηλώνεται με πόνο στις αντίστοιχες περιοχές.

Εκτός από τις αρθρώσεις, οι ΟΡ.ΑΡ μπορεί να προσβάλουν και άλλα όργανα, όπως τα μάτια, το δέρμα και τους βλεννογόνους και σπανιότερα την καρδιά, τους πνεύμονες και το έντερο. Ειδικότερα, η προσβολή των ματιών οφείλεται σε φλεγμονή της ίριδας (ιρίτιδα) ή του ραγοειδή χιτώνα (ραγοειδίτιδα).

Οι ΟΡ.ΑΡ οφείλουν το όνομά τους στην απουσία από το αίμα των ασθενών του ρευματοειδούς παράγοντα, ενός αντισώματος που βρίσκεται συνήθως στο αίμα των ασθενών με Ρευματοειδή Αρθρίτιδα. Στις ΟΡ.ΑΡ. δεν περιλαμβάνεται η Οροαρνητική Ρευματοειδής Αρθρίτιδα. Άλλο χαρακτηριστικό εργαστηριακό εύρημα αποτελεί η ανεύρεση του αντιγόνου ιστοσυμβατότητας HLA-B27, που αποτελεί ένα γενετικό δείκτη. Το HLA-B27 είναι προϊόν ενός εντελώς φυσιολογικού γονιδίου που υπάρχει στο 6 με 8% του γενικού πληθυσμού. Το HLA-B27 ανευρίσκεται πολύ συχνά στους πάσχοντες χωρίς, όμως, να αποτελεί διαγνωστικό δείκτη αυτών των νοσημάτων. Το HLA-B27 δεν προκαλεί τη νόσο, αλλά τα άτομα με το αντιγόνο αυτό έχουν μεγαλύτερη προδιάθεση να εμφανίσουν σπονδυλίτιδα, γι' αυτό η νόσος εμφανίζεται συχνά σε άτομα της ίδιας οικογένειας.

Η επικρατέστερη άποψη για την παθογένεια των ΟΡ.ΑΡ υποστηρίζει ότι κάποιος μικροοργανισμός πιθανόν έρχεται σε επαφή με το αντιγόνο HLA-B27 πυροδοτώντας μια σειρά μη φυσιολογικών φλεγμονωδών αντιδράσεων που οδηγούν στην εκδήλωση της Σπονδυλαρθροπάθειας.

Η ομάδα των Σπονδυλαρθροπαθειών περιλαμβάνει την αγκυλοποιητική σπονδυλίτιδα, την ψωριασική αρθρίτιδα, τις αντιδραστικές αρθρίτιδες με το σύνδρομο Reiter, τη σπονδυλίτιδα των φλεγμονωδών νόσων του εντέρου (νόσος του Crohn και ελκώδης κολίτιδα) και τις αδιαφοροποίητες Σπονδυλαρθροπάθειες. Οι αδιαφοροποίητες Σπονδυλαρθροπάθειες λόγω ελλείψεως παθογνωμονικών κλινικών εκδηλώσεων δεν μπορούν να ταξινομηθούν σε μια από τις άλλες μορφές των φλεγμονωδών Σπονδυλαρθροπαθειών.

1. Αγκυλοποιητική Σπονδυλίτιδα

Η Αγκυλοποιητική Σπονδυλίτιδα (ΑΣ) είναι μια χρόνια φλεγμονώδης νόσος που προσβάλλει τη σπονδυλική στήλη και τις ιερολαγόνιες αρθρώσεις (αρθρώσεις στην περιοχή των γλουτών που συνενώνουν το ιερό οστούν με τα λαγόνια οστά). Λιγότερο συχνά προσβάλλει τα ισχία, τους ώμους και τα γόνατα, ενώ ακόμη σπανιότερα τις μικρές περιφερικές αρθρώσεις. Εκδηλώνεται κυρίως σε άτομα νεαρής ηλικίας, 15-30 ετών και είναι τρεις φορές συχνότερη στους άντρες.

Η αιτία που προκαλεί την ΑΣ δεν είναι γνωστή. Το αντιγόνο HLA-B27 ανευρίσκεται στο 90% των πασχόντων, ενώ από τα άτομα που έχουν το αντιγόνο HLA-B27 μόνο το 2% θα εμφανίσουν Σπονδυλαρθροπάθεια.

Η κλινική εικόνα της ΑΣ ποικίλλει από συχνά επεισόδια οσφυαλγίας καθ' όλη τη διάρκεια της ζωής έως βαριά χρόνια νόσο. Η ΑΣ εκδηλώνεται συνήθως με οσφυαλγία που είναι χαρακτηριστικά εντονότερη τις πρώτες πρωινές ώρες. Κατά την πρωινή έγερση υπάρχει έντονη δυσκαμψία της οσφύος, που υποχωρεί μετά από αρκετή ώρα ή αφού ο ασθενής κάνει αρκετές κινήσεις και ασκήσεις. Εκτός της οσφυαλγίας, πολύ κοινό σύμπτωμα της ΑΣ είναι ο έντονος πόνος βαθιά στο γλουτό, συχνά αμφοτερόπλευρα. Ο πόνος αυτός, χαρακτηριστικός της ιερολαγονίτιδας, επιτείνεται με το βήχα, το φτέρνισμα ή τη στροφή του κορμού. Σπανιότερα ο πόνος μπορεί να μην ξεκινά από τη σπονδυλική στήλη αλλά από το ισχίο, το γόνατο ή τον ώμο, οπότε δυσχεραίνεται η διάγνωση της νόσου. Με την πάροδο του χρόνου, η χρόνια φλεγμονή προκαλεί μόνιμες αλλοιώσεις της σπονδυλικής στήλης με χαρακτηριστική στάση του σώματος, όπως ευθειασμό της οσφύος, κύφωση της θωρακικής μοίρας της σπονδυλικής στήλης και «αγκύλωση» του αυχένα.

Εκτός από τις αρθρώσεις, η ΑΣ μπορεί να προσβάλει και άλλα όργανα, όπως τα μάτια, την καρδιά, τους πνεύμονες και το έντερο. Ειδικότερα:

Α) Η προσβολή των ματιών οφείλεται σε φλεγμονή του μέσου χιτώνα (του ραγοειδούς), που αποτελείται από την ίριδα, το ακτινωτό σώμα και το χοριοειδή. Η φλεγμονή των ματιών, που θα εμφανίσει το 40% των πασχόντων από ΑΣ τουλάχιστον μια φορά στη ζωή τους, ονομάζεται ιρίτιδα/ιριδοκυκλίτιδα ή ραγοειδίτιδα. Η ραγοειδίτιδα εκδηλώνεται με αιφνίδιο έντονο πόνο και θάμπωμα της όρασης. Με υποψία της επιπλοκής αυτής επιβάλλεται άμεση έναρξη θεραπείας.

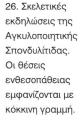

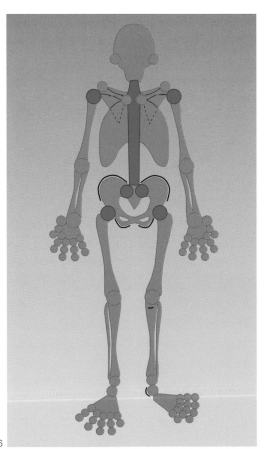

26. Σκελετικές εκδηλώσεις της Αγκυλοποιητικής Σπονδυλίτιδας. Οι θέσεις ενθεσοπάθειας εμφανίζονται με κόκκινη γραμμή.

26

Β) Σπανίως η ΑΣ προσβάλλει την καρδιά, η προσβολή συνήθως είναι ήπια και παραμένει ασυμπτωματική. Διαγιγνώσκεται συνήθως σε τυχαίο έλεγχο είτε ως διαταραχή της αγωγιμότητας είτε ως ανεπάρκεια της αορτικής βαλβίδας.

Γ) Η αρθρίτιδα μεταξύ πλευρών - σπονδυλικής στήλης ή πλευρών - στέρνου μπορεί να προκαλέσει μείωση της έκπτυξης του θώρακα με πόνο κατά το βήχα ή τη βαθιά εισπνοή. Σε λίγες περιπτώσεις παρατηρείται μείωση του αερισμού των πνευμόνων (περιοριστική πνευμονοπάθεια).

Η διάγνωση της ΑΣ στηρίζεται στο ιστορικό και στην κλινική εξέταση και επιβεβαιώνεται με τα ακτινολογικά ευρήματα. Η συνηθέστερη διαγνωστική δοκιμασία είναι η ακτινογραφία της λεκάνης που αναδεικνύει την ιερολαγονίτιδα, συνήθως αμφοτερόπλευρα και συμμετρικά, ενώ χαρακτηριστικές είναι και οι υπόλοιπες αλλοιώσεις της σπονδυλικής στήλης, οι σπόνδυλοι με «τετράγωνο» σχήμα και η παρουσία συνδεσμόφυτων (οστικές γέφυρες που συνενώνουν τους σπονδύλους).

Οι νεότερες απεικονιστικές τεχνικές (αξονική και μαγνητική τομογραφία) παρόλο που είναι ακριβέστερες χρησιμοποιούνται σπανιότερα λόγω του κόστους τους, ιδιαίτερα όταν υπάρχουν αμφιβολίες για τη διάγνωση μετά τον κλινικό και απλό απεικονιστικό έλεγχο.

Η θεραπεία της ΑΣ στοχεύει στην ανακούφιση των ασθενών, στη διατήρηση καλής λειτουργικότητας και στην επιβράδυνση της εξέλιξης της νόσου. Η φαρμακευτική αγωγή περιλαμβάνει τα απλά αναλγητικά και τα μη στεροειδή αντιφλεγμονώδη φάρμακα. Απαραίτητο συμπλήρωμα της θεραπείας είναι η φυσικοθεραπεία, η σωματική άσκηση και ειδικότερα η κολύμβηση.

Παλιότερα σε ασθενείς με βαριά νόσο και περιφερική αρθρίτιδα είχαν χορηγηθεί ανοσοτροποποιητικά φάρμακα, όπως η σουλφασαλαζίνη και η μεθοτρεξάτη. Σήμερα, τη θεραπεία εκλογής αποτελούν οι βιολογικοί παράγοντες, μια νέα ομάδα φαρμάκων, που αδρανοποιούν την πρωτεΐνη TNF-α (Adalimumab-HUMIRA, Etanercept-ENBREL, Infliximab-REMICADE) που ευθύνεται για τη φλεγμονή, με ενθαρρυντικά αποτελέσματα.

2. Ψωριασική Αρθρίτιδα

Η ψωρίαση είναι μια δερματοπάθεια που χαρακτηρίζεται κυρίως, από ερυθρές «πλάκες», οι οποίες καλύπτονται από αργυρόχροα λέπια και συνήθως εντοπίζεται στα γόνατα, τους αγκώνες ή το τριχωτό της κεφαλής. Στο 10-20% των ασθενών με ψωρίαση εμφανίζεται αρθρίτιδα, η οποία ονομάζεται ψωριασική αρθρίτιδα. Ο τύπος της αρθρικής προσβολής εμφανίζει μεγάλη ποικιλομορφία. Συχνότερη μορφή είναι: η ασύμμετρη προσβολή λίγων αρθρώσεων· συνήθως διογκώνεται και πονάει ένα δάκτυλο χεριού ή ποδιού, το οποίο αποκτά χαρακτηριστική αλλαντοειδή («σαν λουκάνικο») μορφή. Μπορεί να συνυπάρχει αρθρίτιδα του γόνατος ή των αστραγάλων. Άλλες μορφές αρθρικής προσβολής είναι: 1) η αρθρίτιδα με κατανομή παρόμοια με αυτή της Ρευματοειδούς Αρθρίτιδας, δηλαδή συμμετρική προσβολή των μικρών κυρίως αρθρώσεων των χεριών και των ποδιών (πολυαρθρίτιδα), 3) προσβολή των τελικών (άπω) αρθρώσεων των δακτύλων που συνοδεύεται από αλλοιώσεις των νυχιών, όπως είναι τα βοθρία ή η υπέγερση των νυχιών και 3) προσβολή της σπονδυλικής στήλης που εκδηλώνεται με οσφυαλγία και μπορεί να συνοδεύεται ή όχι από περιφερική αρθρίτιδα. Η Ψωριασική Αρθρίτιδα συνήθως, εμφανίζεται μετά από μια δεκαετία από τα πρώτα συμπτώματα της ψωρίασης, ενώ σπανίως η αρθρίτιδα μπορεί να εκδηλωθεί πριν από τις δερματικές βλάβες. Η διάγνωση της νόσου είναι αρκετά δύσκολη, ιδιαίτερα σε πρώιμα στάδια και σε ήπιες μορφές της νόσου.

Η θεραπεία της Ψωριασικής Αρθρίτιδας είναι παρόμοια με αυτήν της Ρευματοειδούς Αρθρίτιδας. Σκοπός της θεραπείας είναι να καταστείλει τη φλεγμονή και να ανακουφίσει τους ασθενείς από τα συμπτώματα της νόσου, τον πόνο και το εξάνθημα και επιπλέον να επιβραδύνει την καταστροφή των αρθρώσεων. Φάρμακα που χορηγούνται για τους προαναφερθέντες λόγους είναι τα άλατα χρυσού, η μεθοτρεξάτη, η σουλφασαλαζίνη, η κυκλοσπορίνη και τελευταία οι βιολογικοί παράγοντες που δεσμεύουν τον TNF-α (βλ. ΑΣ).

3. Αντιδραστική Αρθρίτιδα

Η Αντιδραστική Αρθρίτιδα (ΑΑ) είναι η πιο συχνή μορφή φλεγμονώδους αρθρίτιδας που εμφανίζεται σε νέους άνδρες, 20-40 ετών, ως αποτέλεσμα «αντίδρασης» του ανοσολογικού συστήματος σε κάποια λοίμωξη που έχει ήδη προηγηθεί. Εκδηλώνεται με πόνο, διόγκωση και συχνά με ερυθρό και ζεστό δέρμα των προσβεβλημένων αρθρώσεων. Και σε αυτή τη μορφή οροαρνητικής αρθρίτιδας συχνότερα προσβάλλεται το γόνατο, ο αστράγαλος ή κάποιο δάκτυλο, συνήθως του ποδιού. Στους μισούς απο τους ασθενείς με ΑΑ προσβάλλονται, επίσης, οι αρθρώσεις της σπονδυλικής στήλης. Η φλεγμονή της ΣΣ εκδηλώνεται με δυσκαμψία, οσφυαλγία ή αυχεναλγία. Εκτός από τις αρθρώσεις, μπορεί να υπάρχει φλεγμονή στα μάτια (επιπεφυκίτιδα ή ιριδοκυκλίτιδα) και άλλες συνοδές εκδηλώσεις όπως πυρετός, κακουχία και απώλεια βάρους.

Η ΑΑ εκδηλώνεται μετά από κάποια λοίμωξη χωρίς να απαιτείται για τη διάγνωση η απόδειξη παρουσίας του ενοχοποιητικού λοιμώδη παράγοντα στην πάσχουσα άρθρωση. Συνήθως προηγείται (2-4 εβδομάδες) λοίμωξη του γαστρεντερικού ή του ουρογεννητικού συστήματος με ήπια ή μη αντιληπτά από τον ασθενή συμπτώματα. Το 70% των ασθενών με ΑΑ έχουν το αντιγόνο HLA-B27 (γενετική προδιάθεση).

Το σύνδρομο Reiter αποτελεί μορφή ΑΑ και χαρακτηρίζεται από την τριάδα των συμπτωμάτων: αρθρίτιδα, ουρηθρίτιδα και επιπεφυκίτιδα. Τα συμπτώματα της ΑΑ, σε αντίθεση με τις άλλες ΟΡ.ΑΡ ή τη Ρευματοειδή Αρθρίτιδα, διαρκούν λίγους μήνες (6-12) και υποχωρούν χωρίς να αφήνουν υπολειμματικές βλάβες.

4. Εντεροπαθητικές Αρθρίτιδες

Ο όρος «Εντεροπαθητική Αρθρίτιδα» αναφέρεται κυρίως στις αρθρικές εκδηλώσεις των δύο φλεγμονωδών νόσων του εντέρου, της Ελκώδους Κολίτιδας και της νόσου Crohn. Οι αρθρικές αυτές εκδηλώσεις είναι παρόμοιες και για τις δύο νόσους και περιλαμβάνουν φλεγμονή των αρθρώσεων των κάτω άκρων και της σπονδυλικής στήλης (σπονδυλαρθρίτιδα). Η αρθρίτιδα (15 με 20%) είναι μονο- ή ολιγοαρθρίτιδα κυρίως των κάτω άκρων, συνήθως συσχετίζεται με την ενεργότητα της εντερικής νόσου και υποχωρεί χωρίς υπολειμματικές βλάβες μέσα σε έξι περίπου εβδομάδες.

Ιερολαγονίτιδα με ή χωρίς οσφυαλγία παρατηρείται στο 20% περίπου των ασθενών με φλεγμονώδη εντεροπάθεια. Η κλινική πορεία της ιερολαγονίτιδας και της σπονδυλαρθρίτιδας είναι ανεξάρτητη από την πορεία της εντερικής νόσου. Η θεραπεία είναι όμοια με εκείνη της πρωτοπαθούς εντερικής νόσου.

Πού οφείλονται;

Ενοχοποιούνται κυρίως μικροβιακοί και γενετικοί παράγοντες.

Οι μικροβιακοί παράγοντες είναι συνήθως η σιγκέλλα, η σαλμονέλλα, τα χλαμύδια, κ.ά, οι οποίοι, κυρίως, μέσω μηχανισμού μοριακής μίμησης μεταξύ του αντιγόνων του μικροβίου και του HLA-B27 μορίου οδηγούν στην έναρξη της φλεγμονώδους διεργασίας της νόσου.

Πώς γίνεται η διάγνωση;

Η διάγνωση των ΟΡ.ΣΠ ΑΡ γίνεται κυρίως κλινικά (π.χ. χαμηλή πρωινή οσφυαλγία, ψωριασικό εξάνθημα, προσβολή του οφθαλμού, συμπτώματα από το έντερο) και ακτινολογικά (συνδεσμόφυτα, ιερορολαγονίτιδα).

Ποιες είναι οι επιπλοκές;

Οι κυριότερες επιπλοκές των νοσημάτων αυτών είναι η βαρειά προσβολή του οφθαλμού (ραγοειδίτιδα), η μόνιμη παραμόρφωση της ΣΣ, που εκδηλώνεται με κύφωση και η προσβολή της αορτικής βαλβίδας, που εκδηλώνεται με ανεπάρκεια της αορτής (σπάνια).

Ποια είναι η θεραπεία;

Η θεραπεία περιλαμβάνει τη φυσικοθεραπεία, τα μη στεροειδή αντιφλεγμονώδη φάρμακα, τη μεθοτρεξάτη, τη σουλφασαλαζίνη και τους βιολογικούς παράγοντες (αντι-TNFa).

Ποιοι είναι οι μελλοντικοί στόχοι;

Οι μελλοντικοί ερευνητικοί στόχοι αποσκοπούν κυρίως στη διερεύνηση και εξακρίβωση του αιτιολογικού παράγοντα με σκοπό την αποτελεσματική θεραπεία και αναστολή των ακτινολογικών αλλοιώσεων.

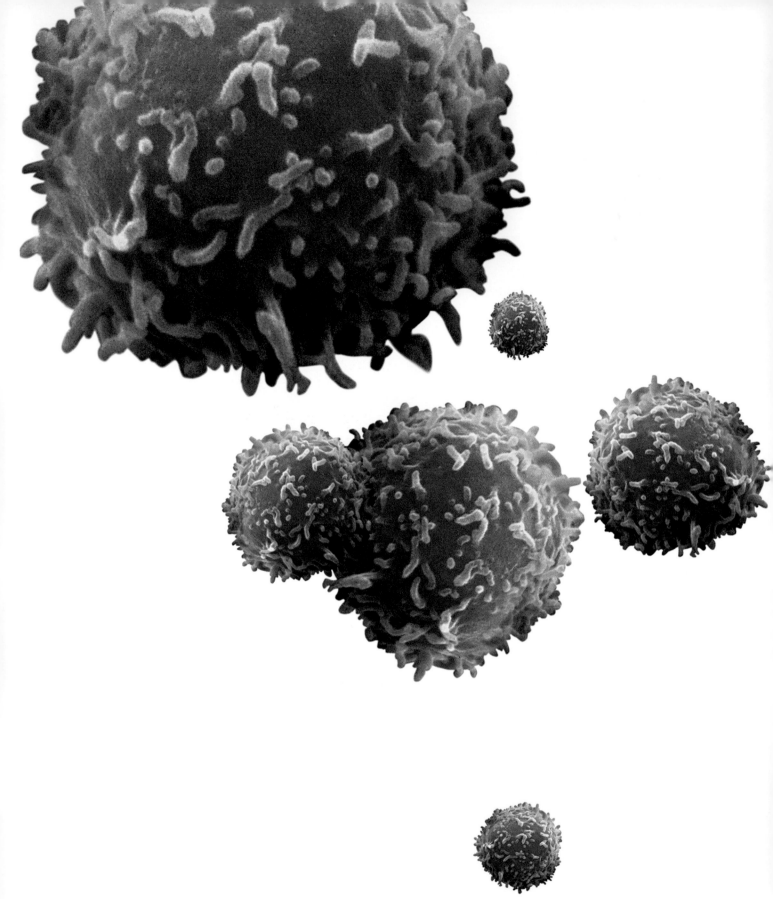

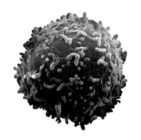

ΕΝΟΤΗΤΑ IV
ΟΡΓΑΝΟΕΙΔΙΚΑ ΑΥΤΟΑΝΟΣΑ ΝΟΣΗΜΑΤΑ

- Αίματος

- Γαστρεντερικού

- Δέρματος

- Ενδοκρινών Αδένων

- Ήπατος

- Νευρικού Συστήματος

- Νεφρών

- Οφθαλμών

- Πνευμόνων

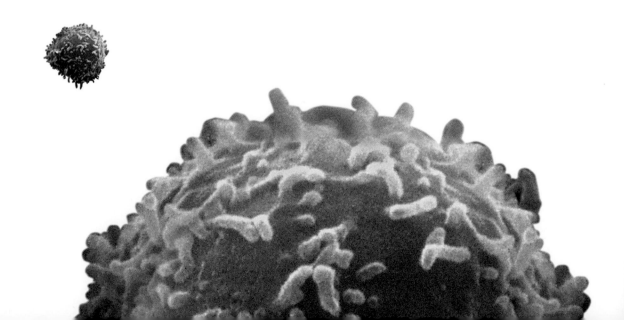

ΑΙΜΑΤΟΣ

Αυτοάνοση Αιμολυτική Αναιμία

Τι είναι η Αυτοάνοση Αιμολυτική Αναιμία;

Αυτοάνοση Αιμολυτική Αναιμία καλείται η αναιμία που προκαλείται από την καταστροφή των ερυθρών αιμοσφαιρίων (αιμόλυση), λόγω παρουσίας στο αίμα αντισωμάτων ειδικών για αυτόν τον τύπο κυττάρων.

Πώς ταξινομείται;

Η Αυτοάνοση Αιμολυτική Αναιμία στο ένα τέταρτο των ασθενών οφείλεται σε πρωτοπαθή διαταραχή του ανοσολογικού συστήματος και ονομάζεται ιδιοπαθής, ενώ στα δύο τρίτα των ασθενών είναι συνοδό κλινικό σύμπτωμα μίας άλλης νόσου, όπως του Συστηματικού Ερυθηματώδους Λύκου, και ονομάζεται δευτεροπαθής (βλ. πίν.) Τέλος, σε ένα μικρό ποσοστό προκαλείται από τη λήψη διαφόρων φαρμάκων.

Ποια είναι η αιτιολογία;

Τα αυτοαντισώματα που στρέφονται κατά των ερυθρών αιμοσφαιρίων μπορούν να δράσουν σε υψηλή θερμοκρασία (Αυτοάνοση Αιμολυτική Αναιμία θερμού τύπου), στο κρύο (Αυτοάνοση Αιμολυτική Αναιμία ψυχρού τύπου) ή ανεξάρτητα από αυτή (Αυτοάνοση Αιμολυτική Αναιμία μικτού τύπου). Η Αυτοάνοση Αιμολυτική Αναιμία θερμού τύπου είναι η πιο κοινή μορφή αυτής της αναιμίας και ευθύνεται για την πλειονότητα των περιπτώσεων αυτοάνοσης αιμόλυσης. Το αυτοαντίσωμα που την προκαλεί ανήκει στις ανοσοσφαιρίνες τύπου IgG και στρέφεται κατά ειδικής ομάδας πρωτεϊνών που βρίσκονται στην επιφάνεια των ερυθρυκυττάρων.

Όταν τα αντιερυθροκυτταρικά αντισώματα βρεθούν αρκετά κοντά μεταξύ τους πάνω στην επιφάνεια του ερυθροκυττάρου, τότε ενεργοποιούν μια ομάδα πρωτεϊνών που λέγεται συμπλήρωμα. Η ενεργοποίηση αυτή μπορεί να οδηγήσει, είτε σε καταστροφή του ερυθροκυττάρου είτε επηρεάζει το σχήμα του, το οποίο από αμφίκοιλο μετατρέπεται σε σφαιρικό (σφαιροκύτταρο) (εικ. 27).Τα σφαιροκύτταρα όμως δεν αποδίδουν λειτουργικά, αφού δε διαθέτουν ούτε την ελαστικότητα των ερυθροκυττάρων, ώστε να μπορούν να διέρχονται μέσα από μικρά σε διάμετρο αγγεία, ούτε την ανθεκτικότητά τους, ώστε να ανταποκρίνονται στις αλλαγές του περιβάλλοντος χώρου, όπως η θερμοκρασία και η χημική σύσταση, με αποτέλεσμα και αυτά γρήγορα να καταστρέφονται.

ΝΟΣΗΜΑΤΑ ΠΟΥ ΣΥΝΔΕΟΝΤΑΙ ΜΕ ΤΗΝ ΑΥΤΟΑΝΟΣΗ ΑΙΜΟΛΥΤΙΚΗ ΑΝΑΙΜΙΑ

1. ΑΙΜΑΤΟΛΟΓΙΚΑ ΝΟΣΗΜΑΤΑ
- Χρόνια λεμφογενής λευχαιμία
- Λεμφώματα
- Μυελοδυσπλαστικά σύνδρομα

2. ΑΥΤΟΑΝΟΣΑ ΝΟΣΗΜΑΤΑ
- Συστηματικός Ερυθηματώδης Λύκος
- Σύνδρομο Sjögren
- Αντιφωσφολιπιδικό σύνδρομο

3. ΦΛΕΓΜΟΝΩΔΕΙΣ ΝΟΣΟΙ ΤΟΥ ΕΝΤΕΡΟΥ
- Ελκώδης Κολίτιδα
- Νόσος Crohn

Συμπτώματα

Οι ασθενείς που πάσχουν από Αυτοάνοση Αιμολυτική Αναιμία συνήθως εμφανίζουν τα ακόλουθα συμπτώματα :

- κόπωση και αίσθηση αδυναμίας
- ωχρότητα δέρματος
- αίσθημα παλμών (αίσθημα φτερουγίσματος στην περιοχή του θώρακα)
- ταχυκαρδία
- ίκτερο, δηλαδή κιτρίνισμα του δέρματος και της κόρης των ματιών
- ήπια διόγκωση του σπληνός λόγω της υπερλειτουργίας του, αφού εκεί πραγματοποιείται η καταστροφή των ερυθροκυττάρων
- χολόλιθους, οι οποίοι προκαλούνται από τη συσσώρευση της χολερυθρίνης στη χοληδόχο κύστη, ουσίας που προέρχεται από την αποδόμηση των ερυθρών αιμοσφαιρίων.

Πώς γίνεται η διάγνωση;

Η διάγνωση της Αυτοάνοσης Αιμολυτικής Αναιμίας θερμού τύπου τίθεται με τη δοκιμασία της άμεσης Coombs. Με αυτή την εξέταση ανιχνεύονται τα αυτοαντισώματα στην επιφάνεια των ερυθροκυττάρων του ασθενούς. Επειδή, όμως, σε μεγάλο ποσοστό αυτών των ασθενών τα αυτοαντισώματα μπορούν να κυκλοφορούν και ελεύθερα στο αίμα τους, δηλαδή μη συνδεδεμένα με τα ερυθρά αιμοσφαίρια, για να γίνει αντιληπτή η παρουσία τους, χρησιμοποιείται η έμμεση δοκιμασία Coombs.

Πώς μπορεί να εξελιχθεί η νόσος;

Η κλινική πορεία των ασθενών με Αυτοάνοση Αιμολυτική Αναιμία θερμού τύπου είναι ποικιλόμορφη και μπορεί να κυμαίνεται από αργή και ήπια έως ταχύτατη, οπότε αντίστοιχα θα εκδηλώνεται ήπια αιμόλυση ή βαριά αναιμία λόγω της εκτεταμένης και μαζικής καταστροφής των ερυθροκυττάρων. Η βαρύτητα της νόσου εξαρτάται από την ποσότητα του συνδεδεμένου αυτοαντισώματος στα ερυθροκύτταρα, την ποιότητα της σύνδεσής του με το ερυθροκύτταρο, καθώς και τη δυνατότητά του να ενεργοποιεί το συμπλήρωμα.

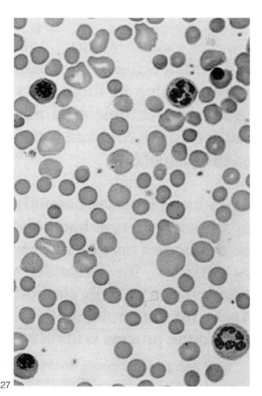

27. Σφαιροκύτταρα σε ασθενή με Αυτοάνοση Αιμολυτική Αναιμία.

27

Ποια είναι η θεραπεία της Αυτοάνοσης Αιμολυτικής Αναιμίας θερμού τύπου;

Η θεραπευτική αντιμετώπιση συνίσταται στην καταρχήν διερεύνηση της αιτίας της νόσου και στη χορήγηση κορτικοστεροειδών (κορτιζόνης) που οδηγούν σε ύφεση των συμπτωμάτων σε μεγάλο ποσοστό ασθενών. Σε περίπτωση αποτυχίας της θεραπείας με κορτικοστεροειδή ενδείκνυται η αφαίρεση του σπλήνα (σπληνεκτομή). Τα ανοσοκατασταλτικά φάρμακα (βλ. σελ. 171) χορηγούνται σε ασθενείς

με ανθεκτική νόσο και μπορούν να χορηγηθούν μόνα τους ή σε συνδυασμό με κορτικοστερο-
ειδή. Επειδή η ανταπόκριση των ασθενών στα φάρμακα αυτά είναι βραδεία, απαιτείται η πα-
ρατεταμένη λήψη τους. Η ενδοφλέβια χορήγηση γ-σφαιρίνης (βλ. σελ. 178) παρουσιάζει συχνά
θετικά αποτελέσματα. Η μετάγγιση αίματος κρίνεται αναγκαία μόνο όταν η αναιμία είναι τόσο
βαριά, ώστε να δημιουργεί κίνδυνο για τη ζωή του ασθενούς.

Ψυχρού τύπου Αυτοάνοση Αιμολυτική Αναιμία

Η ψυχρού τύπου Αυτοάνοση Αιμολυτική Αναιμία είναι λιγότερο συχνή και αντιπροσωπεύει το
ένα τρίτο των περιστατικών της νόσου. Η ιδιοπαθής μορφή της συνήθως εμφανίζεται στη μέση
ηλικία, ενώ η δευτεροπαθής συχνά συσχετίζεται με λοιμώξεις και με λεμφοϋπερπλαστικά νο-
σήματα. Υπεύθυνο για την αιμόλυση είναι ένα αντίσωμα που ανήκει στη τάξη των IgM ανοσο-
σφαιρινών, το οποίο στρέφεται κατά συγκεκριμένων πρωτεϊνών της μεμβράνης των ερυθρο-
κυττάρων. Το συγκεκριμένο αντίσωμα ενεργοποιεί το συμπλήρωμα, γεγονός το οποίο οδηγεί
σε λύση των ερυθροκυττάρων.

Η Αυτοάνοση Αιμολυτική Αναιμία από ψυχρό αντίσωμα χαρακτηρίζεται από:

- επεισόδια αιμόλυσης
- αγγειακή απόφραξη ειδικότερα στο ψύχος, με αποτέλεσμα κυάνωση των αυτιών, της μύτης
  και των δακτύλων.

Η άμεση δοκιμασία Coombs είναι θετική, σε αντίθεση με την έμμεση η οποία είναι αρνητική,
αφού το αντίσωμα δεν εντοπίζεται ελεύθερο στην κυκλοφορία αλλά πάνω στο ερυθροκύτταρο.

Ποια είναι η θεραπεία της ψυχρού τύπου Αυτοάνοσης Αιμολυτικής Αναιμίας;

Η φαρμακευτική αντιμετώπιση στηρίζεται στη χορήγηση ανοσοκατασταλτικών παραγόντων
(π.χ. κυκλοφωσφαμίδης) με ικανοποιητικά αποτελέσματα. Η πλασμαφαίρεση προκαλεί πρό-
σκαιρη βελτίωση της κλινικής εικόνας του ασθενούς. Οι μεταγγίσεις αίματος, όταν αυτές είναι
απαραίτητες, πρέπει να γίνονται έχοντας εξασφαλίσει ότι η θερμοκρασία του μεταγγιζόμενου
αίματος είναι όση του σώματος (δηλ. 37°C). Τέλος, η παραμονή του ασθενούς σε θερμό πε-
ριβάλλον είναι επωφελής.

Αυτοάνοση Θρομβοπενική Πορφύρα

Τι είναι η Αυτοάνοση Θρομβοπενική Πορφύρα;

Αυτοάνοση Θρομβοπενική Πορφύρα ονομάζεται η νόσος, η οποία χαρακτηρίζεται από αυξημένη καταστροφή των αιμοπεταλίων λόγω αυτοαντισωμάτων που στρέφονται κατά των αιμοπεταλίων. Η νόσος είναι συχνότερη σε νέες γυναίκες, ηλικίας από 20-40 ετών. Συχνή είναι και η εμφάνισή της στην παιδική ηλικία, μετά από ιογενή λοίμωξη.

Πώς ταξινομείται;

Οι περισσότερες περιπτώσεις της νόσου παρατηρούνται σε προηγουμένως υγιή άτομα οπότε και ονομάζεται ιδιοπαθής. Αυτοαντισώματα, όμως, έναντι των αιμοπεταλίων, είναι δυνατόν να παρατηρηθούν και σε διάφορες άλλες διαταραχές, οπότε η Αυτοάνοση Θρομβοπενική Πορφύρα, ονομάζεται δευτεροπαθής (βλ. πίν.).

28. Πορφυρικά εξανθήματα σε ασθενείς με Αυτοάνοση Θρομβοπενική Πορφύρα.

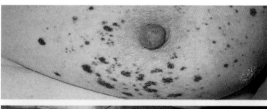
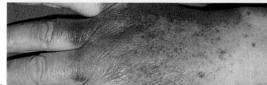

28

Συμπτώματα

Το κύριο κλινικό γνώρισμα της νόσου είναι η αιμορραγική διάθεση η οποία μπορεί να εκδηλωθεί ως:

- πορφύρα (εικ. 28)
- πετέχειες
- δερματικές εκχυμώσεις
- επίσταξη
- μηνορραγία
- αιμορραγία ούλων

ΝΟΣΗΜΑΤΑ ΠΟΥ ΣΥΝΔΕΟΝΤΑΙ ΜΕ ΤΗΝ ΑΥΤΟΑΝΟΣΗ ΘΡΟΜΒΟΠΕΝΙΚΗ ΠΟΡΦΥΡΑ	
1. ΛΕΜΦΟΫΠΕΡΠΛΑΣΤΙΚΑ ΝΟΣΗΜΑΤΑ	
2. ΝΕΟΠΛΑΣΜΑΤΑ	
3. ΙΟΓΕΝΕΙΣ ΛΟΙΜΩΞΕΙΣ	
4. ΑΥΤΟΑΝΟΣΑ ΝΟΣΗΜΑΤΑ	
➤ Συστηματικός Ερυθηματώδης Λύκος	➤ Μικτή νόσος συνδετικού ιστού
➤ Δερματομυοσίτιδα	➤ Σκληρόδερμα
➤ Κρυοσφαιριναιμία	➤ Σύνδρομο Sjögren
➤ Θυρεοειδίτιδα Hashimoto	➤ Σύνδρομο Evans

Ποια είναι η πορεία της νόσου;

Η έναρξη στα παιδιά είναι συνήθως οξεία, ενώ χρόνια και προοδευτική είναι στις ενήλικες γυναίκες. Εκτός από την ανεύρεση των αιμορραγικών εκδηλώσεων η κλινική εξέταση είναι συνήθως αρνητική (εικ. 28).

Πώς γίνεται η διάγνωση;

Η διάγνωση της ιδιοπαθούς Αυτοάνοσης Θρομβοπενικής Πορφύρας επιβεβαιώνεται με τον αποκλεισμό όλων των άλλων αιτίων που προκαλούν θρομβοπενία.

Τα αντιαιμοπεταλιακά αντισώματα επηρεάζουν εκτός του αριθμού των αιμοπεταλίων και τη λειτουργικότητά τους;

Έχουν περιγραφεί λειτουργικές διαταραχές των αιμοπεταλίων σε ασθενείς με παρουσία αντιαιμοπεταλιακών αντισωμάτων με ή χωρίς θρομβοπενία. Υπάρχει συσχέτιση μεταξύ ενεργότητας της νόσου και της βαρύτητας της λειτουργικής διαταραχής.

Πώς αντιμετωπίζεται;

Οι περισσότερες περιπτώσεις ιδιοπαθούς Αυτοάνοσης Θρομβοπενικής Πορφύρας, αντιμετωπίζονται αρχικά με κορτικοστεροειδή, τα οποία σε μεγάλο ποσοστό των περιπτώσεων αυξάνουν τον αριθμό των αιμοπεταλίων στα φυσιολογικά επίπεδα. Περίπου οι μισοί όμως από τους ασθενείς μετά τη διακοπή του φαρμάκου εμφανίζουν υποτροπή. Στις περιπτώσεις αυτές ενδείκνυται η αφαίρεση του σπλήνα. Η χορήγηση γ-σφαιρίνης προκαλεί γρήγορη αλλά προσωρινή αύξηση του αριθμού των αιμοπεταλίων γι' αυτό και χορηγείται μόνο σε ασθενείς που έχουν βαριά αιμορραγία ή υποβάλλονται σε χειρουργικές επεμβάσεις. Στην ανθεκτική χρόνια Αυτοάνοση Θρομβοπενική Πορφύρα χορηγούνται ανοσοκατασταλτικά φάρμακα (βλ. σελ. 171). Οι μεταγγίσεις αιμοπεταλίων γίνονται μόνο αν υπάρχει επικίνδυνη για τη ζωή αιμορραγία.

ΓΑΣΤΡΕΝΤΕΡΙΚΟΥ

Ελκώδης Κολίτιδα

Η Ελκώδης Κολίτιδα είναι μια πάθηση που προκαλεί φλεγμονή και πληγές, τα ονομαζόμενα «έλκη», τα οποία εμφανίζονται στις επιφανειακές στιβάδες (βλεννογόνος) που επικαλύπτουν τον αυλό του παχέος εντέρου. Η φλεγμονή αυτή παρουσιάζεται συνήθως στα τελικά μέρη του παχέος εντέρου, αλλά μπορεί να προσβάλει το παχύ έντερο σε όλο του το μήκος.

Χαρακτηρίζεται από συχνές διαρροϊκές κενώσεις. Τα έλκη σχηματίζονται σε περιοχές στις οποίες λόγω της φλεγμονής έχουν νεκρωθεί τα κύτταρα που καλύπτουν το εσωτερικό τοίχωμα του παχέος εντέρου. Αυτό έχει ως αποτέλεσμα να παρατηρείται σε αυτές τις περιοχές αιμορραγία και έκκριση βλέννης και πύου.

Η Ελκώδης Κολίτιδα υπάγεται στις φλεγμονώδεις νόσους του εντέρου (γενικότερη ονομασία για τις παθήσεις που προκαλούν φλεγμονή στο έντερο). Η διάγνωση μπορεί να είναι δύσκολη, γιατί παρόμοια συμπτώματα μπορεί να εμφανίσουν και άλλες διαταραχές του εντέρου, όπως είναι το σύνδρομο ευερέθιστου εντέρου (αυτό που συχνά αποκαλείται «Σπαστική Κολίτιδα») και η νόσος του Crohn (ένας άλλος τύπος φλεγμονώδους νόσου του εντέρου). Η τελευταία διαφέρει από την Ελκώδη Κολίτιδα, γιατί προκαλεί φλεγμονή σε βαθύτερες στιβάδες του τοιχώματος του εντέρου. Η νόσος του Crohn εμφανίζεται συνήθως στο λεπτό έντερο, αλλά μπορεί, επίσης, να προσβάλει το στόμα, τον οισοφάγο, το στομάχι, το δωδεκαδάκτυλο, τη σκωληκοειδή απόφυση, το παχύ έντερο και τον πρωκτό, πρακτικά δηλαδή οποιοδήποτε τμήμα του γαστρεντερικού σωλήνα.

Η Ελκώδης Κολίτιδα παρατηρείται συχνότερα σε άτομα ηλικίας μεταξύ 15 και 40 ετών, αν και μπορεί να προσβάλει και παιδιά ή άτομα μεγαλύτερης ηλικίας. Εμφανίζεται με την ίδια συχνότητα σε άνδρες και γυναίκες.

Ποια είναι η αιτία της Ελκώδους Κολίτιδας;

Υπάρχουν διάφορες θεωρίες για τα αίτια που προκαλούν Ελκώδη Κολίτιδα, αλλά καμιά από αυτές δεν έχει πλήρως τεκμηριωθεί. Ωστόσο, σύμφωνα με τη δημοφιλέστερη εξ αυτών, το ανοσοποιητικό σύστημα του ατόμου αντιδρά σε βακτηρίδια που υπάρχουν φυσιολογικά στο έντερο προκαλώντας έτσι μια αλυσιδωτή φλεγμονώδη αντίδραση στο τοίχωμα του εντέρου, με αποτέλεσμα ο οργανισμός να βλάπτει τελικά τα ίδια του τα κύτταρα.

Ασθενείς με Ελκώδη Κολίτιδα παρουσιάζουν διαταραχές της λειτουργίας του ανοσοποιητικού τους συστήματος. Δε γνωρίζουμε, όμως, εάν αυτό αποτελεί την αιτία ή το αποτέλεσμα της νόσου. Η ψυχολογική πίεση και η ευαισθησία σε συγκεκριμένες τροφές, αν και θεωρούνται δύο παράγοντες που μπορεί να πυροδοτήσουν σε ορισμένες περιπτώσεις την εμφάνιση των εκδηλώσεων της Ελκώδους Κολίτιδας, δεν αποτελούν τις κύριες αιτίες της νόσου.

Ποιες είναι οι εκδηλώσεις της Ελκώδους Κολίτιδας;

Οι πιο συνηθισμένες εκδηλώσεις της Ελκώδους Κολίτιδας είναι ο πόνος στην κοιλιά και οι αιματηρές διαρροϊκές κενώσεις. Οι ασθενείς ενδέχεται να παραπονούνται και για:

- Εύκολη κόπωση
- Απώλεια βάρους
- Ανορεξία
- Απώλεια υγρών και θρεπτικών συστατικών

Οι μισοί περίπου από τους ασθενείς εκδηλώνουν ήπιες μορφές της νόσου. Άλλοι εμφανίζουν συχνά πυρετό, αιματηρές διάρροιες, ναυτία (τάση για εμετό) και έντονο πόνο στην κοιλιά. Η Ελκώδης Κολίτιδα μπορεί, επίσης, να προκαλέσει προβλήματα και σε άλλα όργανα του σώματος εκτός από το έντερο, όπως αρθρίτιδα, φλεγμονή στα μάτια, βλάβες στο ήπαρ (λιπώδες ήπαρ, ηπατίτιδα, κίρρωση και πρωτοπαθή σκληρυντική χολαγγειίτιδα), οστεοπόρωση, εξάνθημα στο δέρμα (οζώδες ερύθημα), αναιμία και πέτρες στους νεφρούς. Κανείς δεν γνωρίζει την αιτία των επιπλοκών αυτών, αλλά πιστεύεται ότι το πάσχον ανοσοποιητικό σύστημα των ασθενών ενεργοποιεί τη φλεγμονή και σε άλλα σημεία του οργανισμού. Τα προβλήματα αυτά δεν είναι συνήθως σοβαρά και ορισμένα υποχωρούν με τη θεραπεία της Κολίτιδας.

Πώς γίνεται η διάγνωση της Ελκώδους Κολίτιδας;

Για τη διάγνωση της Ελκώδους Κολίτιδας απαιτείται τις περισσότερες φορές καλή κλινική εξέταση και σειρά εξετάσεων.

Εξετάσεις αίματος γίνονται για να διαπιστωθεί η αναιμία, η οποία μπορεί να οφείλεται στην απώλεια αίματος με τις αιματηρές διαρροϊκές κενώσεις (αιμορραγία από κάποιο τμήμα του παχέος εντέρου). Ο υψηλός αριθμός των λευκών αιμοσφαιρίων στη γενική εξέταση αίματος μπορεί ν' αποτελέσει ενδεικτικό στοιχείο για ύπαρξη φλεγμονής σε κάποιο σημείο του οργανισμού. Ακόμα, η εξέταση κοπράνων μπορεί να δείξει εάν υπάρχει αιμορραγία ή λοίμωξη στο έντερο.

Η κολονοσκόπηση αποτελεί μια άλλη εξέταση, μέσω της οποίας ο γιατρός μπορεί να δει τον αυλό του παχέος εντέρου με τη βοήθεια ενός οργάνου που λέγεται ενδοσκόπιο (στην προκειμένη περίπτωση κολοσκόπιο). Πρόκειται για ένα μακρύ και εύκαμπτο σωλήνα, που έχει φωτισμό και συνδέεται με ηλεκτρονικό υπολογιστή και οθόνη, τον οποίο εισάγει ο Γαστρεντερολόγος στο παχύ έντερο του ασθενούς από τον πρωκτό. Με τον τρόπο αυτόν ο γιατρός μπορεί να διαπιστώσει εάν υπάρχουν έλκη ή σημεία αιμορραγίας και φλεγμονής στο τοίχωμα του εντέρου και να προβεί σε βιοψία της βλάβης, εάν αυτή υφίσταται, δηλαδή σε αφαίρεση ενός πολύ μικρού δείγματος ιστού, προκειμένου αυτό να εξεταστεί στο μικροσκόπιο. Ο βαριούχος υποκλυσμός είναι μια άλλη ακτινολογική εξέταση κατά την οποία το παχύ έντερο γεμίζει με βάριο, ένα διάλυμα άσπρου χρώματος που μοιάζει με ασβέστη. Το βάριο επαλείφει το τοίχωμα του παχέος εντέρου και έχει την ιδιότητα να φαίνεται με την ακτινογραφία, οπότε ο Ακτινολόγος μπορεί να διαπιστώσει εάν υπάρχουν βλάβες του αυλού του εντέρου (όπως, για παράδειγμα, έλκη).

Ποια είναι η θεραπεία της Ελκώδους Κολίτιδας;

Η θεραπεία της Ελκώδους Κολίτιδας εξαρτάται από τη σοβαρότητα της νόσου. Οι περισσότεροι ασθενείς θεραπεύονται με φαρμακευτική αγωγή, αλλά σε σοβαρές καταστάσεις μπορεί να απαιτηθεί χειρουργική επέμβαση για να αφαιρεθεί το τμήμα του παχέος εντέρου που πάσχει. Ίαση της νόσου επιτυγχάνεται μόνο με τη χειρουργική επέμβαση.

Σε κάποιους ασθενείς η αποφυγή συγκεκριμένων τροφών, που ευθύνονται για την πρόκληση ερεθισμού του εντέρου, αποτελεί έναν τρόπο ελέγχου της νόσου. Η θεραπεία πρέπει να εξατομικεύεται, διότι κάθε ασθενής βιώνει διαφορετικά την ίδια νόσο. Σημαντική σε αυτές τις περιπτώσεις είναι η ψυχολογική υποστήριξη.

Μερικοί ασθενείς εμφανίζουν υφέσεις της νόσου (περιόδους όπου τα συμπτώματα παύουν να υπάρχουν), οι οποίες διαρκούν για μήνες ή ακόμη και για χρόνια. Παρόλα αυτά, στους περισσότερους ασθενείς τα παραπάνω συμπτώματα θα παρουσιαστούν ξανά. Εξαιτίας της εναλλαγής αυτής δεν μπορεί κανείς ν' αποφανθεί για την αποτελεσματικότητα της θεραπείας.

Ένα άτομο που πάσχει από Ελκώδη Κολίτιδα μπορεί να χρειάζεται να πάρει φαρμακευτική αγωγή για κάποιο χρονικό διάστημα και να επισκέπτεται τακτικά το γιατρό, ο οποίος προβαίνει στην εκτίμηση της κατάστασής του.

Φαρμακευτική θεραπευτική αγωγή

Οι περισσότεροι ασθενείς με ήπια ή μέτριας σοβαρότητας νόσο αντιμετωπίζονται σε πρώτη φάση με παράγοντες του 5 –αμινοσαλικυλικού οξέος (5-ASA) (ένα συνδυασμό των φαρμάκων σουλφοναμίδη, σουλφαπυριδίνη και σαλικυλικό οξύ), που βοηθά στον έλεγχο της φλεγμονής. Από την κατηγορία αυτή η σουλφασαλαζίνη είναι το φάρμακο που χρησιμοποιείται πιο συχνά (για όσο διάστημα είναι απαραίτητη) και μπορεί να χορηγηθεί σε συνδυασμό με άλλα φάρμακα. Όσοι δεν ανταποκρίνονται στη θεραπεία με σουλφασαλαζίνη μπορεί να ωφεληθούν από τη δράση άλλων φαρμάκων, που υπάγονται στην ίδια κατηγορία. Η ναυτία, οι έμετοι, η διάρροια και ο πονοκέφαλος είναι μερικές πιθανές παρενέργειες που μπορεί να εμφανιστούν.

Ασθενείς που πάσχουν από σοβαρή μορφή της νόσου και δεν ανταποκρίνονται στα σκευάσματα του αμινοσαλικυλικού οξέος μπορεί να αντιμετωπιστούν με κορτικοστεροειδή, τα οποία μπορεί να χορηγηθούν από το στόμα, ενδοφλεβίως, με υποκλυσμό ή με τη μορφή υπόθετου, ανάλογα με την εντόπιση της φλεγμονής. Αύξηση του σωματικού βάρους, ακμή, υπερτρίχωση του προσώπου, υπέρταση, διαταραχές της ψυχικής διάθεσης και αυξημένος κίνδυνος εμφάνισης λοιμώξεων αποτελούν ορισμένες παρενέργειες αυτών των φαρμάκων. Γι' αυτό οι ασθενείς πρέπει να παρακολουθούνται προσεκτικά από γιατρό.

Η χορήγηση άλλων φαρμάκων μπορεί να συμβάλει στην ανακούφιση από τον πόνο, τις διάρροιες ή στην καταπολέμηση μιας πιθανής λοίμωξης.

Σε ορισμένες περιπτώσεις τα συμπτώματα είναι τόσο σοβαρά που ο ασθενής πρέπει να νοσηλευθεί σε νοσοκομείο. Για παράδειγμα, κάποιος μπορεί να εμφανίσει σοβαρή αιμορραγία ή αφυδάτωση μετά από πολλές επαναλαμβανόμενες διαρροϊκές κενώσεις. Σε αυτή την περίπτωση ο γιατρός καλείται να αντιμετωπίσει την απώλεια αίματος, υγρών και ηλεκτρολυτών (ουσίες διαλυμένες μέσα στο αίμα που είναι απαραίτητες για τη λειτουργία των κυττάρων). Ένας τέτοιος ασθενής μπορεί να χρειάζεται ειδική δίαιτα, χορήγηση θρεπτικών ουσιών ενδοφλεβίως, φαρμακευτική αγωγή ή μερικές φορές χειρουργική επέμβαση.

Άλλα ανοσοτροποποιητικά φάρμακα που χρησιμοποιούνται για τη θεραπεία της Ελκώδους Κολίτιδας είναι η αζαθειοπρίνη και κυκλοσπορίνη Α.

Το 25 με 40% περίπου των ασθενών μπορεί να χρειαστεί να υποβληθεί σε χειρουργική επέμβαση για την αφαίρεση τμήματος του παχέος εντέρου που πάσχει, λόγω μαζικής αιμορραγίας, μεγάλης κρισιμότητας της νόσου, ρήξης του εντέρου ή αυξημένου κινδύνου εμφάνισης καρκίνου. Μερικές φορές όταν ο ασθενής δεν ανταποκρίνεται ικανοποιητικά στη φαρμακευτική αγωγή ή όταν εμφανίζονται ανεπιθύμητες ενέργειες από κορτικοστεροειδή ή άλλα φάρμακα, που, ενδεχομένως, είναι απειλητικές για τη ζωή του, ο θεράπων γιατρός μπορεί να προτείνει τη χειρουργική επέμβαση.

Νόσος του Crohn

Η νόσος του Crohn προκαλεί φλεγμονή στο λεπτό έντερο. Προσβάλλει συνήθως το κατώτερο τμήμα του, το οποίο ονομάζεται ειλεός, αλλά πρακτικά μπορεί να προσβάλει οποιοδήποτε τμήμα του γαστρεντερικού σωλήνα από την αρχή μέχρι το τέλος του (από το στόμα μέχρι τον πρωκτό). Η φλεγμονή επεκτείνεται και στις βαθύτερες στιβάδες του τοιχώματος του εντέρου. Έτσι, προκαλείται πόνος και το έντερο λόγω αυτού του ερεθισμού αδειάζει γρήγορα (διάρροια).

Πρόκειται για μια φλεγμονώδη νόσο, όπως ονομάζονται γενικώς οι παθήσεις που προκαλούν φλεγμονή του εντέρου. Είναι πολύ σημαντικό να μπορεί ο γιατρός να τη διακρίνει από το σύνδρομο του ευερέθιστου εντέρου και από την Ελκώδη Κολίτιδα, δεδομένου ότι οι παθήσεις αυτές προκαλούν παρόμοια συμπτώματα.

Η νόσος του Crohn προσβάλλει στο ίδιο ποσοστό άνδρες και γυναίκες και απ' ό,τι φαίνεται συναντάται συχνότερα σε κάποιες οικογένειες. Περίπου το 20% των ασθενών έχουν ένα συγγενή εξ αίματος που πάσχει από φλεγμονώδη νόσο του εντέρου και συγκεκριμένα κάποιον αδελφό ή αδελφή, σπανιότερα κάποιο παιδί ή κάποιον από τους γονείς.

Η νόσος του Crohn ονομάζεται επίσης Τελική Ειλεΐτιδα ή Τοπική Εντερίτιδα.

Ποια είναι τα αίτια της νόσου του Crohn;

Υπάρχουν πολλές θεωρίες για την αιτιολογία της νόσου του Crohn, αλλά καμία από αυτές δεν έχει τεκμηριωθεί. Σύμφωνα με τη δημοφιλέστερη, το ανοσοποιητικό σύστημα αντιδρά στην παρουσία βακτηριδίων που υπάρχουν φυσιολογικά στο έντερο με αποτέλεσμα να προκαλείται συνεχής φλεγμονή στο έντερο.

Οι ασθενείς με νόσο του Crohn παρουσιάζουν διαταραχές του ανοσοποιητικού τους συστήματος, αλλά κανείς δε γνωρίζει αν αυτές οι διαταραχές αποτελούν την αιτία ή το αποτέλεσμα της πάθησης.

Ποιες είναι οι εκδηλώσεις;

Τα πιο συνηθισμένα συμπτώματα της νόσου του Crohn είναι ο πόνος στην κοιλιά, συχνά στο κατώτερο δεξιό μέρος και η διάρροια. Οι ασθενείς μπορεί, επίσης, να αναφέρουν αιμορραγία από το ορθό, απώλεια βάρους και πυρετό. Η αιμορραγία μπορεί να είναι σοβαρή και επίμονη και να οδηγήσει σε αναιμία. Σε παιδιά που πάσχουν από τη νόσο του Crohn μπορεί να καθυστερήσει η ανάπτυξή τους.

Πώς γίνεται η διάγνωση της νόσου του Crohn;

Τις περισσότερες φορές για τη διάγνωση της νόσου απαιτούνται προσεκτική κλινική εξέταση και μια σειρά εξετάσεων.

Εξετάσεις αίματος μπορούν να γίνουν για να διαπιστωθεί το ενδεχόμενο αναιμίας, η οποία μπορεί να σημαίνει αιμορραγία στο έντερο. Μπορεί ακόμα να διαπιστωθεί αυξημένος αριθμός λευκών αιμοσφαιρίων στο αίμα, στοιχείο που υποδηλώνει την παρουσία φλεγμονής. Η εξέταση κοπράνων βοηθά το γιατρό να δει αν υπάρχει αιμορραγία ή φλεγμονή στο έντερο.

Ο γιατρός μπορεί, επίσης, να προβεί σε διάβαση του ανώτερου πεπτικού συστήματος για να εξετάσει το λεπτό έντερο. Σε αυτή την περίπτωση ο ασθενής καταπίνει βάριο (ένα λευκό διάλυμα που θυμίζει ασβέστη) και αλείφει το τοίχωμα του λεπτού εντέρου και εν συνεχεία υποβάλλεται σε μια σειρά ακτινογραφιών. Το βάριο έχει την ιδιότητα να φαίνεται στην ακτινογραφία αποκαλύπτοντας με τον τρόπο αυτόν τυχόν βλάβες που υπάρχουν στον αυλό του λεπτού εντέρου.

Μπορεί, επίσης, να γίνει κολονοσκόπηση, κατά την οποία ο γιατρός εισάγει ένα ενδοσκόπιο, μέσω του πρωκτού, στο παχύ έντερο. Πρόκειται για ένα μακρύ και εύκαμπτο σωλήνα, που έχει φωτισμό και συνδέεται με ηλεκτρονικό υπολογιστή και οθόνη. Με τον τρόπο αυτόν ο γιατρός μπορεί να διαπιστώσει εάν υπάρχει αιμορραγία ή φλεγμονή στο παχύ έντερο ή στον τελικό ειλεό και να προβεί σε βιοψία, δηλαδή σε αφαίρεση ενός μικρού δείγματος ιστού από το έντερο, προκειμένου αυτό να εξεταστεί στο μικροσκόπιο.

Αν με τις παραπάνω εξετάσεις διαπιστωθεί ότι πρόκειται για νόσο του Crohn, τότε απαιτούνται και ακτινολογικές εξετάσεις για τη διερεύνηση ολόκληρου του γαστρεντερικού σωλήνα για τον εντοπισμό και άλλων σημείων της νόσου.

Ποιες είναι οι επιπλοκές της νόσου του Crohn;

Η πιο συνηθισμένη επιπλοκή είναι η απόφραξη του εντέρου, η οποία συμβαίνει γιατί η νόσος αυτή έχει την τάση να προκαλεί πάχυνση του εντερικού τοιχώματος με οίδημα και σχηματισμό ουλών οδηγώντας έτσι σε στένωση του αυλού απ' όπου διέρχεται το εντερικό περιεχόμενο. Η νόσος του Crohn μπορεί, επίσης, να προκαλέσει πληγές και έλκη, τα οποία διεισδύουν μέσω της περιοχής που έχει υποστεί φλεγμονή στους γειτονικούς ιστούς, όπως είναι η ουροδόχος κύστη, ο κόλπος ή το δέρμα, με αποτέλεσμα το σχηματισμό συριγγίων. Συχνά προσβάλλονται οι περιοχές γύρω από τον πρωκτό και το ορθό. Τα συρίγγια είναι συνήθης επιπλοκή και πολλές φορές, επιμολύνονται. Αντιμετωπίζονται με φαρμακευτική αγωγή, αλλά σε κάποιες περιπτώσεις μπορεί να χρειαστεί χειρουργική επέμβαση.

Οι επιπτώσεις στη θρέψη των ασθενών αποτελεί συχνή επιπλοκή της νόσου του Crohn. Έχει διαπιστωθεί ότι οι ασθενείς εμφανίζουν έλλειψη πρωτεϊνών, θερμίδων και βιταμινών λόγω ανεπαρκούς διατροφικής πρόσληψης, απώλειας θρεπτικών συστατικών από το έντερο ή κακής απορρόφησης (δυσαπορρόφησης).

Άλλες επιπλοκές που σχετίζονται με τη νόσο του Crohn είναι: η αρθρίτιδα, βλάβες του δέρματος (εξανθήματα), φλεγμονή στα μάτια ή στο στόμα, πέτρες στους νεφρούς (νεφρολιθίαση), στη χοληδόχο κύστη (χολολιθίαση) ή άλλες παθήσεις του ήπατος και των χολαγγείων. Μερικά από αυτά τα προβλήματα υποχωρούν κατά το διάστημα χορήγησης της θεραπείας για την προσβολή του γαστρεντερικού συστήματος από τη νόσο, ενώ άλλα πρέπει να αντιμετωπιστούν εξειδικευμένα.

Ποια είναι η θεραπεία στη νόσο του Crohn;

Η θεραπεία της νόσου του Crohn εξαρτάται από την εντόπιση, τη σοβαρότητα, τις επιπλοκές της νόσου και την προγενέστερη χορηγηθείσα θεραπεία. Σκοπός της είναι ο έλεγχος της φλεγμονής, η αποκατάσταση της δυσαπορρόφησης και η ανακούφιση από διάφορα συμπτώματα, όπως είναι ο πόνος, οι διάρροιες και οι αιμορραγίες από το ορθό. Η θεραπεία περιλαμβάνει φαρμακευτική αγωγή, χειρουργική επέμβαση, διατροφική υποστήριξη και το συνδυασμό αυτών. Μέχρι σήμερα δεν υπάρχει οριστική θεραπεία της νόσου. Αν και ορισμένοι ασθενείς παρουσιάζουν μεγάλες περιόδους ύφεσης που διαρκούν χρόνια, η νόσος συνήθως υποτροπιάζει πολλές φορές στη διάρκεια της ζωής τους και γι' αυτό τα παραπάνω άτομα χρειάζονται στενή ιατρική παρακολούθηση. Δυστυχώς, κανείς δεν μπορεί να προβλέψει ούτε το χρόνο ούτε τη σοβαρότητα της υποτροπής.

Φαρμακευτική Θεραπευτική Αγωγή

Η θεραπεία περιλαμβάνει τέσσερις μεγάλες κατηγορίες φαρμάκων: τα αμινοσαλικυλικά, τα κορτικοστεροειδή, τα ανοσοκατασταλτικά και τους νέους βιολογικούς αντιφλεγμονώδεις παράγοντες. Οι περισσότεροι ασθενείς αρχικά υποβάλλονται σε αγωγή με αμινοσαλικυλικά, ουσίες που ελέγχουν τη φλεγμονή μέσω του δραστικού συστατικού 5-αμινοσαλικυλικό οξύ ή μεσαλαζίνη. Η σουλφασαλαζίνη είναι το φάρμακο αυτής της κατηγορίας που χρησιμοποιείται συχνότερα. Ασθενείς που παρουσιάζουν δυσανεξία στο σκεύασμα αυτό μπορούν να λάβουν μεσαλαζίνη (Asacol ή Pentasa) ή ολσαλαζίνη (Dipentum). Οι παρενέργειες των φαρμάκων αυτών είναι σχετικά σπάνιες, μπορεί, όμως, να προκαλέσουν ναυτία, έμετο, διάρροιες και κεφαλαλγίες.

Τα κορτικοστεροειδή χρησιμοποιούνται, επίσης, για τον έλεγχο της φλεγμονής και είναι ιδιαίτερα δραστικά, η μακροχρόνια, όμως, χρήση τους προκαλεί πολλές παρενέργειες, όπως οστεοπόρωση, καταρράκτη, σακχαρώδη διαβήτη κ.ά., με κυριότερη την ευαισθησία στις λοιμώξεις.

Φάρμακα που καταστέλλουν το ανοσολογικό σύστημα του οργανισμού είναι, επίσης, αποτελεσματικά. Το φάρμακο που χορηγείται συνηθέστερα είναι η αζαθειοπρίνη η οποία μεταβολίζεται σε 6-μερκαπτοπουρίνη.Τα φάρμακα αυτά χορηγούμενα σε συνδυασμό με κορτικοστεροειδή συμβάλλουν σημαντικά στην ελάττωση της δόσης των τελευταίων. Έχουν και αυτά παρενέργειες, όπως ναυτία, έμετο, διάρροια και κυρίως, ευαισθησία στις λοιμώξεις. Τα τελευταία χρόνια χρησιμοποιούνται βιολογικοί παράγοντες στη θεραπεία των αυτοανόσων νοσημάτων του εντέρου, δηλαδή ουσίες που έχουν στόχο συγκεκριμένα συστατικά του ανοσολογικού συστήματος. Μια τέτοια ουσία είναι η ινφλιξιμάμπη (Remicade), ένα μονοκλωνικό αντίσωμα, το οποίο δρα κατά του παράγοντα νέκρωσης των όγκων, που βρέθηκε ότι συμμετέχει στη δημιουργία της φλεγμονής στη νόσο του Crohn. Η ινφλιξιμάμπη έχει εγκριθεί για τη θεραπεία της μέτριας προς σοβαρή μορφής της νόσου που δεν ανταποκρίνεται στη συμβατική θεραπεία (αμινοσαλικυλικά, κορτικοστεροειδή και ανοσοκατασταλτικά), καθώς και στην περίπτωση ενεργών συριγγίων.

Τα αντιβιοτικά χρησιμοποιούνται τόσο ως συμπλήρωμα της θεραπείας, όσο και για τον έλεγχο των μικροβίων της εντερικής χλωρίδας, όταν υπάρχουν συρίγγια, στενώσεις του αυλού ή πριν από τη χειρουργική επέμβαση. Τα αντιβιοτικά που χρησιμοποιούνται είναι οι κεφαλοσπορίνες, οι κινολόνες και η μετρονιδαζόλη.

Οι διάρροιες και τα κοιλιακά άλγη συνήθως υποχωρούν μετά τον έλεγχο της φλεγμονής, αλλά σε μερικές περιπτώσεις κρίνεται απαραίτητη η χορήγηση και άλλων φαρμάκων. Τα αντιδιαρροϊκά, όπως η λοπεραμίδη (Imodium), η κωδεΐνη και η διφενοξυλάτη είναι χρήσιμα, ενώ άλλες φορές ο ασθενής πρέπει να πάρει υγρά και ηλεκτρολύτες ενδοφλεβίως, προκειμένου να αντιμετωπιστεί η αφυδάτωση.

Διατροφικά συμπληρώματα

Ο γιατρός μπορεί να συστήσει τη χορήγηση διατροφικών συμπληρωμάτων, ιδίως στα παιδιά που παρουσιάζουν καθυστέρηση στην ανάπτυξη, μέσω ειδικών σκευασμάτων υψηλής ενεργειακής αξίας. Μικρός αριθμός ασθενών μπορεί να χρειαστεί χορήγηση συμπληρωμάτων διατροφής ενδοφλεβίως σε περιπτώσεις, όπου απαιτείται ανάπαυση του εντέρου ή όταν λόγω της βαριάς φλεγμονής δεν είναι δυνατή η απορρόφηση των συστατικών των τροφών.

Χειρουργική αντιμετώπιση

Πολλοί ασθενείς υποβάλλονται σε εκτομή τμήματος του εντέρου είτε για να ελεγχθούν τα συμπτώματα, όταν αυτά δεν υποχωρούν με τη χορήγηση φαρμάκων είτε για να αντιμετωπιστούν επιπλοκές, όπως είναι η ρήξη του εντέρου, τα αποστήματα, ο ειλεός ή η μεγάλη αιμορραγία. Δυστυχώς, η αφαίρεση τμήματος του εντέρου δε λύνει το πρόβλημα, αφού η νόσος μπορεί να υποτροπιάσει σε διπλανά τμήματά του. Σε ασθενείς, στους οποίους η νόσος προσβάλλει το παχύ έντερο η ολική κολεκτομή, δηλαδή η αφαίρεση ολοκλήρου του παχέος εντέρου και η δημιουργία μόνιμης ειλεοστομίας αποτελεί θεραπευτική μέθοδο για την αντιμετώπιση της νόσου. Η ειλεοστομία (παρά φύσιν έδρα), δηλαδή η έξοδος του τελικού τμήματος του λεπτού εντέρου στη επιφάνεια του δέρματος (συνήθως στο δεξιό κατώτερο τμήμα του κοιλιακού τοιχώματος) από όπου εξέρχονται τα κόπρανα, δεν επηρεάζει σημαντικά την καθημερινή ζωή των ασθενών. Μερικές φορές γίνεται εκτομή μόνο του πάσχοντος τμήματος του εντέρου και τα τελικά μέρη ενώνονται, χωρίς να απαιτείται η δημιουργία κολοστομίας.

Επειδή η νόσος συχνά υποτροπιάζει μετά από χειρουργική επέμβαση, οι ασθενείς θα πρέπει να σταθμίσουν προσεκτικά τα οφέλη και τους κινδύνους της εγχείρησης συγκριτικά με άλλες θεραπευτικές μεθόδους. Εξάλλου, η χειρουργική επέμβαση δεν είναι η καταλληλότερη αντιμετώπιση για όλους. Για το λόγο αυτόν συστήνεται στους ασθενείς να συμβουλεύονται το γιατρό τους προκειμένου να βρεθεί η καταλληλότερη θεραπεία που ενδείκνυται για την περίπτωσή τους.

Οι ασθενείς που πάσχουν από τη νόσο του Crohn παρουσιάζουν συνήθως καλή γενική κατάσταση και για μεγάλα χρονικά διαστήματα δεν εμφανίζουν συμπτώματα, εφόσον η νόσος δεν έχει ενεργοποιηθεί. Αν και οι ασθενείς χρειάζεται να λαμβάνουν για μεγάλο χρονικό διάστημα φάρμακα και περιστασιακά να νοσηλεύονται, εντούτοις στην πλειοψηφία τους μπορούν να εργάζονται, να έχουν οικογένεια και γενικά να είναι ενεργά μέλη της κοινωνίας.

Κοιλιοκάκη

Η Κοιλιοκάκη είναι νόσος του πεπτικού συστήματος που προσβάλλει το λεπτό έντερο, προκαλώντας κακή απορρόφηση των συστατικών της τροφής (δυσαπορρόφηση). Είναι γνωστή και σαν εντεροπάθεια από γλουτένη. Οι ασθενείς με Κοιλιοκάκη δεν ανέχονται μια πρωτεΐνη που ονομάζεται γλουτένη και βρίσκεται στο σιτάρι, στη σίκαλη, στο κριθάρι και πιθανώς στη βρώμη. Έτσι, όταν καταναλώνουν τροφές που περιέχουν την πρωτεΐνη αυτή, το ανοσολογικό τους σύστημα αντιδρά καταστρέφοντας το λεπτό έντερο. Συγκεκριμένα, οι μικρές προεξοχές του εντερικού αυλού, που μοιάζουν με δάχτυλα και ονομάζονται εντερικές λάχνες, εξαφανίζονται. Οι λάχνες είναι τα όργανα με τα οποία γίνεται η απορρόφηση των συστατικών των τροφών και χωρίς αυτές το άτομο ανεξάρτητα από την ποσότητα της ληφθείσας τροφής δεν τρέφεται κανονικά. Η νόσος θεωρείται αυτοάνοση, επειδή το ίδιο το ανοσολογικό σύστημα προκαλεί τη διαταραχή, ανήκει δε και στα νοσήματα δυσαπορρόφησης λόγω της κακής απορρόφησης της τροφής.

Η Κοιλιοκάκη είναι οικογενής νόσος, δηλαδή συναντάται σε άτομα της ίδιας οικογένειας. Μερικές φορές η νόσος ενεργοποιείται ή εμφανίζεται για πρώτη φορά μετά από χειρουργική επέμβαση, κύηση, ιογενή λοίμωξη ή σοβαρή συγκινησιακή φόρτιση.

Ποιες είναι οι εκδηλώσεις;

Ο χρόνος και τρόπος προσβολής δεν είναι κοινός για όλους. Ορισμένα άτομα προσβάλλονται στην παιδική ηλικία, ενώ άλλα όταν είναι ενήλικες. Τα συμπτώματα μπορεί να αφορούν το πεπτικό σύστημα ή να μη σχετίζονται με αυτό. Ο θηλασμός και η μακρύτερη διάρκεια αυτού φαίνεται να παίζουν ρόλο στην καθυστερημένη εμφάνιση των συμπτωμάτων και στην άτυπη εικόνα τους. Άλλοι παράγοντες είναι η ηλικία έναρξης της σίτισης με τροφές που περιέχουν γλουτένη και η ποσότητα αυτής.

Υπάρχει μεγάλη ποικιλία συμπτωμάτων:

- Επαναλαμβανόμενα επεισόδια μετεωρισμού (διάταση της κοιλιάς από τα αέρια) και κοιλιακού πόνου
- Χρόνια διάρροια
- Ωχρά, δύσοσμα κόπρανα
- Αέρια
- Οστικά άλγη
- Μυϊκές κράμπες
- Αρθραλγίες
- Αλλαγή στη συμπεριφορά
- Καταβολή δυνάμεων, εύκολη κόπωση
- Επιληπτικές κρίσεις
- Απώλεια αισθήματος δίψας στα βρέφη
- Αιμωδίες (μουδιάσματα) στα πόδια (βλάβη των νεύρων)
- Αφθώδη έλκη (επώδυνες πληγές) στο στόμα
- Εξάνθημα που ονομάζεται Ερπητοειδής Δερματίτιδα
- Δυσχρωμία των δοντιών ή απώλεια της αδαμαντίνης (σμάλτου)
- Απώλεια βάρους
- Διαταραχές της εμμήνου ρύσεως στις γυναίκες
- Ανεξήγητη αναιμία (χαμηλή τιμή αιμοσφαιρίνης) με χαμηλές τιμές σιδήρου (σιδηροπενική αναιμία)
- Καθυστέρηση στην ανάπτυξη

Αναιμία, απώλεια βάρους και καθυστέρηση στην ανάπτυξη είναι τα κλινικά σημεία της δυσαπορρόφησης. Η δυσαπορρόφηση αποτελεί σημαντικό πρόβλημα, το οποίο, όμως, είναι εντονότερο στα παιδιά.

Μερικοί ασθενείς δεν εμφανίζουν κανένα σύμπτωμα, επειδή ένα μικρό τμήμα του εντέρου παραμένει άθικτο και μπορεί και επιτελεί τη λειτουργία της απορρόφησης των συστατικών της τροφής. Παρόλα αυτά, οι ασθενείς αυτοί κινδυνεύουν από τις επιπλοκές της νόσου.

Ποιες είναι οι επιπλοκές της Κοιλιοκάκης;

Η νόσος προδιαθέτει σε ανάπτυξη κακοήθων νεοπλασμάτων και κυρίως λεμφώματος και αδενοκαρκινώματος του εντέρου.

Η κακή απορρόφηση βιταμινών και ιχνοστοιχείων οδηγούν σε οστεοπόρωση κατά την οποία τα οστά γίνονται αδύνατα και εύθραυστα.

Οι αποβολές και η γέννηση παιδιών με ανωμαλίες, κυρίως της σπονδυλικής στήλης, είναι επίσης αποτέλεσμα της δυσαπορρόφησης.

Το χαμηλό ανάστημα αποτελεί συχνή επιπλοκή όταν η νόσος δεν αντιμετωπιστεί στην ηλικία της ανάπτυξης του σώματος. Αντίθετα, παιδιά που αντιμετωπίζονται έγκαιρα μπορεί ν' αναπτυχθούν φυσιολογικά.

Επιληπτικοί σπασμοί είναι δυνατό να εκδηλωθούν ως αποτέλεσμα της δυσαπορρόφησης των βιταμινών και του φυλλικού οξέος.

Πώς γίνεται η διάγνωση της νόσου;

Η διάγνωση της νόσου δεν είναι εύκολη, αφού τα συμπτώματά της παρουσιάζονται και σε άλλες νόσους, όπως στο ευερέθιστο έντερο, στη νόσο του Crohn, στην Ελκώδη Κολίτιδα, στην εκκολπωμάτωση του εντέρου, στις λοιμώξεις του εντέρου, στο σύνδρομο της χρόνιας κόπωσης και στην κατάθλιψη. Η βελτίωση των συμπτωμάτων που ακολουθεί μετά από δίαιτα, η οποία δεν περιλαμβάνει γλουτένη, συνηγορεί υπέρ της νόσου.

Στον ορό των ασθενών αυτών βρέθηκαν αντισώματα κατά της γλουτένης. Τα αντισώματα αυτά παράγονται από το ανοσολογικό σύστημα που θεωρεί την ουσία αυτή της τροφής απειλητική για τον οργανισμό. Έτσι, η ανεύρεση των παραπάνω αντισωμάτων και ειδικότερα των αντισωμάτων κατά της γλιαδίνης και του ενδομύιου βοηθούν, επίσης, στη διάγνωση της νόσου.

Η καλύτερη όμως και πιο αντιπροσωπευτική μέθοδος για τη διάγνωση της Κοιλιοκάκης είναι η βιοψία του λεπτού εντέρου, όπου διαπιστώνονται οι χαρακτηριστικές βλάβες των λαχνών του εντέρου.

Έλεγχος του πληθυσμού

Η Κοιλιοκάκη είναι κληρονομική νόσος. Έτσι, τα μέλη της οικογένειας ασθενούς, ιδίως οι συγγενείς πρώτου βαθμού, πρέπει να ελέγχονται για ύπαρξη αντισωμάτων κατά της γλουτένης. Περίπου το 10% των συγγενών πρώτου βαθμού (γονείς, αδέλφια, παιδιά) παρουσιάζουν τη νόσο. Στην Ιταλία, που η Κοιλιοκάκη είναι συχνή νόσος, όλα τα παιδιά ελέγχονται στην ηλικία των έξι ετών. Επίσης, όποιος παρουσιάζει ανάλογα συμπτώματα υποβάλλεται αμέσως σε έλεγχο, με αποτέλεσμα ο μέσος χρόνος διάγνωσης της νόσου να κυμαίνεται μεταξύ δύο και τριών εβδομάδων. Αντίθετα, στην Αμερική, όπου η νόσος δεν είναι συχνή, η διάγνωση της καθυστερεί μέχρι και δέκα χρόνια.

Ποια είναι η θεραπεία;

Η υιοθέτηση δίαιτας από την οποία απουσιάζει η γλουτένη, δηλαδή η αποφυγή όλων των τροφών που την εμπεριέχουν, αποτελεί τη μόνη θεραπεία κατά της Κοιλιοκάκης. Στις περισσότερες περιπτώσεις ακολουθώντας αυτή τη δίαιτα διακόπτονται τα συμπτώματα, επουλώνονται οι ήδη υπάρχουσες βλάβες στο έντερο και αποτρέπεται η εμφάνιση νέων. Η βελτίωση αρχίζει μέσα σε λίγες ημέρες από την έναρξη της δίαιτας και οι βλάβες στο λεπτό έντερο αποκαθίστανται συνήθως πλήρως μέσα σε 3 με 6 μήνες.

Η δίαιτα ελεύθερη γλουτένης πρέπει να ακολουθείται εφ' όρου ζωής. Η κατανάλωση ακόμη και μικρής ποσότητας γλουτένης μπορεί να βλάψει το έντερο. Αυτό ισχύει για όλους τους ασθενείς ακόμη και γι' αυτούς που δεν παρουσιάζουν αξιόλογα συμπτώματα. Ανάλογα με την ηλικία του ασθενούς κατά τη στιγμή της διάγνωσης, μερικά προβλήματα, όπως η καθυστέρηση στην ανάπτυξη και η δυσχρωμία των δοντιών, μπορεί να μη βελτιωθούν.

Ένα μικρό ποσοστό ασθενών δεν παρουσιάζει βελτίωση παρά την προαναφερθείσα δίαιτα. Τα άτομα αυτά έχουν υποστεί σοβαρή βλάβη στο έντερο, η οποία δεν μπορεί να επουλωθεί ακόμη κι αν αποκλείσουν εντελώς τη γλουτένη από τη διατροφή τους. Επειδή το έντερό τους δεν απορροφά επαρκή θρεπτικά στοιχεία, μπορεί να χρειάζονται παρεντερική σίτιση (χορήγηση θρεπτικών συστατικών ενδοφλεβίως). Όταν δεν ανταποκρίνονται στην κατάλληλη δίαιτα, ίσως κριθεί απαραίτητη η χορήγηση φαρμακευτικής θεραπείας. Αυτοί οι ασθενείς πρέπει να εξετάζονται και να παρακολουθούνται για τυχόν επιπλοκές.

Δίαιτα ελεύθερη γλουτένης

Δίαιτα χωρίς γλουτένη σημαίνει να αποφεύγει κανείς όλες τις τροφές που περιέχουν σιτάρι, σίκαλη, κριθάρι και πιθανώς βρώμη, με άλλα λόγια τα περισσότερα σιτηρά, ζυμαρικά και πολλές επεξεργασμένες τροφές. Παρά τους περιορισμούς αυτούς οι ασθενείς με Κοιλιοκάκη μπορούν να ακολουθούν μια καλά ισορροπημένη δίαιτα που περιλαμβάνει ποικιλία τροφών, ψωμί και ζυμαρικά. Έτσι, αντί για αλεύρι από σιτάρι μπορεί να χρησιμοποιηθεί αλεύρι από πατάτα, ρύζι, σόγια ή φασόλια. Ειδικές εταιρείες τροφίμων παρασκευάζουν ψωμί, ζυμαρικά και άλλες τροφές που δεν περιέχουν γλουτένη.

Το κρέας, το ψάρι, το ρύζι, τα φρούτα και τα λαχανικά δεν περιέχουν γλουτένη και οι ασθενείς μπορούν να τα καταναλώνουν άφοβα.

Η δίαιτα ελεύθερη γλουτένης είναι πολύπλοκη και απαιτεί μια εντελώς νέα διατροφική προσέγγιση, που μοιραία επηρεάζει ολόκληρη τη ζωή του ασθενούς. Οι ασθενείς πρέπει να είναι ιδιαίτερα προσεκτικοί ιδίως όταν τρώνε μη σπιτικό φαγητό, αφού είναι υποχρεωμένοι να εξετάζουν συνεχώς τη σύσταση των τροφών. Για παράδειγμα, γλουτένη μπορεί να «κρύβεται» στα συντηρητικά, στα πρόσθετα και στους σταθεροποιητές των επεξεργασμένων τροφών, σε φάρμακα και σε οδοντόκρεμες. Με την πάροδο του χρόνου η αναζήτηση γλουτένης από τους πάσχοντες γίνεται τρόπος ζωής.

Οι ασθενείς με τη βοήθεια του διαιτολόγου μπορούν να προσαρμοστούν στη νέα δίαιτα. Επίσης, η δημιουργία ομάδων υποστήριξης είναι ιδιαίτερα σημαντική τόσο για τους ασθενείς, στους οποίους έχει διαγνωστεί πρόσφατα η νόσος, όσο και για τις οικογένειές τους μέχρι να μπορέσουν να προσαρμοστούν πλήρως στο νέο τρόπο ζωής.

ΔΕΡΜΑΤΟΣ

Λεύκη

Τι είναι η Λεύκη;

Το ανθρώπινο δέρμα οφείλει το χαρακτηριστικό του χρώμα σε μια ουσία, τη μελανίνη. Η ουσία αυτή παράγεται από τα μελανινοκύτταρα, τα οποία βρίσκονται στην επιδερμίδα, στους θυλάκους των τριχών, στα μάτια και σε κάποιες περιοχές του Κεντρικού Νευρικού Συστήματος.

Στα άτομα με Λεύκη, τα μελανινοκύτταρα καταστρέφονται, με συνέπεια την έλλειψη μελανίνης. Αυτό έχει ως αποτέλεσμα την αλλαγή του χρώματος του δέρματος στην περιοχή στην οποία τα μελανινοκύτταρα έχουν καταστραφεί.

Επιδημιολογία

Η νόσος εμφανίζεται περίπου σε ένα στα 100-200 άτομα. Εκδηλώνεται το ίδιο συχνά σε άνδρες και γυναίκες, ανεξαρτήτως φυλής και εθνικότητας. Οι μισοί από τους ασθενείς εμφανίζουν τη νόσο πριν από την ηλικία των 20 ετών, ενώ οι περισσότεροι πριν γίνουν 40 ετών. Φαίνεται πως η Λεύκη είναι πιο συχνή σε άτομα που πάσχουν και από άλλα αυτοάνοσα νοσήματα, όπως: Υπερθυρεοειδισμός, Επινεφριδιακή Ανεπάρκεια (νόσος του Addison), Γυροειδής Αλωπεκία, Κακοήθης Αναιμία, Συστηματικό Σκληρόδερμα και Τοπικό Σκληρόδερμα. Τέλος, θα πρέπει να σημειωθεί πως, ενώ το ένα τρίτο των ασθενών με Λεύκη έχει ένα μέλος της οικογένειας με την ίδια νόσο, μόνο ένα 5-7% των παιδιών, που έχουν ένα γονέα που πάσχει από Λεύκη, θα εμφανίσει τη νόσο.

Πώς εκδηλώνεται η Λεύκη;

Η Λεύκη εκδηλώνεται, συνήθως, με την εμφάνιση λευκών κηλίδων στο δέρμα. Οι κηλίδες αυτές εμφανίζονται, κατά κανόνα, σε περιοχές του σώματος που εκτίθενται στο ηλιακό φως, όπως τα χέρια, τα πόδια και το πρόσωπο, αλλά και σε άλλες περιοχές, όπως είναι οι μασχάλες, η βουβωνική χώρα, η περιοχή γύρω από το στόμα, τα μάτια και η μύτη, καθώς και η περιοχή γύρω από τα γεννητικά όργανα και τον πρωκτό.

Υπάρχουν τρεις μορφές της νόσου:

- Τοπική: ο αποχρωματισμός είναι περιορισμένος σε μία ή σε λίγες περιοχές του σώματος
- Τμηματική: ο αποχρωματισμός παρατηρείται μόνο στη μία μεριά του σώματος
- Γενικευμένη: ο αποχρωματισμός παρατηρείται συμμετρικά και στις δύο πλευρές του σώματος.

Εκτός από την εμφάνιση λευκών κηλίδων, οι ασθενείς με Λεύκη μπορεί να εμφανίσουν πρώιμη λεύκανση των τριχών της κεφαλής, των φρυδιών και των βλεφαρίδων, καθώς και αποχρωματισμό του βλεννογόνου του στόματος.

Τι προκαλεί τη Λεύκη;

Έχουν γίνει πολλές υποθέσεις για την ανάπτυξη της νόσου. Αυτές εμπλέκουν αυτοάνοσους ή και νευροχημικούς παράγοντες. Η επικρατέστερη υπόθεση είναι πως το ανοσοποιητικό σύστημα του ανθρώπου στρέφεται για κάποιο λόγο εναντίον των μελανινοκυττάρων και τα καταστρέφει. Στην παθογένεση της νόσου φαίνεται ότι συμβάλλουν και γενετικοί παράγοντες. Δηλαδή, η ύπαρξη κάποιων γονιδίων καθιστά ορισμένα άτομα πιο ευαίσθητα στην ανάπτυξή της.

Τέλος, ορισμένοι συσχετίζουν την εμφάνιση της νόσου με προηγούμενο τραύμα ή έγκαυμα, όπως επίσης και με προηγούμενη συναισθηματική φόρτιση (στρες).

Διάγνωση

Η διάγνωση της Λεύκης είναι πολύ εύκολη. Γίνεται άμεσα με την επισκόπηση του ασθενούς.

Εξελίσσεται η Λεύκη;

Η Λεύκη μπορεί να εξαπλωθεί αργά, γρήγορα, ή και καθόλου. Στις περισσότερες περιπτώσεις, αρχικά, εξαπλώνεται γρήγορα. Κατόπιν, ύστερα από μερικούς μήνες, οι βλάβες παραμένουν σταθερές για μεγάλο χρονικό διάστημα (μερικά έτη),

Ενίοτε, αναφέρεται εξάπλωση της νόσου μετά από έντονο συναισθηματικό στρες ή τραυματισμό.

Σε ένα μικρό ποσοστό των ασθενών (15-25%) έχει παρατηρηθεί ότι οι αποχρωματισμένες περιοχές αποκτούν ξανά, χωρίς θεραπεία, το φυσιολογικό τους χρώμα.

Τέλος, αξίζει να σημειωθεί ότι η τοπική και η τμηματική Λεύκη συνήθως δεν εξαπλώνονται.

Θεραπεία

Η θεραπεία της Λεύκης εξαρτάται από την περιοχή του σώματος που προσβάλλει και την έκταση της νόσου. Συστηματική θεραπεία εφαρμόζεται σε ασθενείς που παρουσιάζουν τη γενικευμένη μορφή της νόσου και συνίσταται σε φωτοχημειοθεραπεία (που περιλαμβάνει τη λήψη ψωραλενίων και την ακτινοβόληση με υπεριώδη ακτινοβολία).

Πέμφιγα

Τι είναι η Πέμφιγα;

Είναι ομάδα σπάνιων αυτοάνοσων νοσημάτων που προσβάλλουν το δέρμα και τους βλεννογόνους προκαλώντας πομφόλυγες (φουσκάλες) και διαβρώσεις.

Τι την προκαλεί;

Τα κύτταρα της επιδερμίδας, τα κερατινοκύτταρα, συγκολλώνται μεταξύ τους με τη βοήθεια ειδικών σχηματισμών, των δεσμοσωμάτων. Στην Πέμφιγα, τα αυτοαντισώματα στρέφονται εναντίον μιας πρωτεΐνης, της δεσμογλεΐνης 3, η οποία βρίσκεται στα δεσμοσώματα των κερατινοκυττάρων στη βάση της επιδερμίδας. Έτσι, τα κερατινοκύτταρα στην περιοχή αυτή δεν συγκολλώνται και σχηματίζεται φυσαλίδα (εικ. 29).

Η νόσος δε μεταδίδεται από άνθρωπο σε άνθρωπο, αλλά φαίνεται ότι ορισμένα άτομα έχουν γενετική προδιάθεση στην εκδήλωση της νόσου.

Επιδημιολογία

Η νόσος, συνήθως, εμφανίζεται σε μεσήλικα άτομα. Όμως δεν αποκλείεται να εμφανιστεί σε παιδιά και νεαρούς ενήλικες. Άνδρες και γυναίκες προσβάλλονται το ίδιο συχνά. Η Πέμφιγα μπορεί να εμφανιστεί σε άτομα οποιασδήποτε φυλής και εθνικότητας, αλλά πιο συχνά προσβάλλει Εβραίους της Ανατολικής Ευρώπης, Μεσογειακούς πληθυσμούς και κατοίκους της Βόρειας Ινδίας.

Υπότυποι

ΚΟΙΝΗ ΠΕΜΦΙΓΑ: είναι ο πιο συχνός τύπος της Πέμφιγας (70%). Σε αυτόν εμφανίζονται φυσαλίδες και πομφόλυγες, αρχικά, στους βλεννογόνους (εικ. 30) και μετά στο δέρμα (εικ. 31). Ο βλεννογόνος που προσβάλλεται πιο συχνά είναι αυτός του στόματος, αλλά μπορούν να προσβληθούν και οι επιπεφυκότες, ο οισοφάγος, οι σιελογόνοι, το αιδοίο, το πέος, η ουρήθρα και ο πρωκτός. Οι βλάβες που εμφανίζονται στη στοματική κοιλότητα είναι συνήθως επώδυνες και είναι δυνατόν να φτάσουν μέχρι τις φωνητικές χορδές.

Οι βλάβες σε αυτόν τον τύπο της Πέμφιγας είναι εξαιρετικά εύθραυστες και συνήθως καταλήγουν σε διαβρώσεις. Εφόσον δεν επιμολυνθούν, επουλώνονται χωρίς να αφήσουν ίχνη.

29. Αποκολλημένα κερατινοκύτταρα στην επιδερμίδα ασθενούς με Πέμφιγα (ευγενική παραχώρηση του Καθ. S. Katz).

30. Στοματικός βλεννογόνος ασθενούς με κοινή Πέμφιγα: φυσαλιδώδεις και πομφολυγώδεις βλάβες (ευγενική παραχώρηση του Καθ. S. Katz).

31. Ασθενής με κοινή Πέμφιγα (ευγενική παραχώρηση του Καθ. S. Katz).

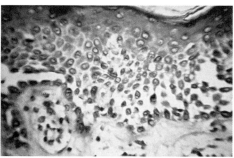

29

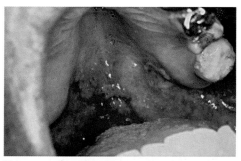

30

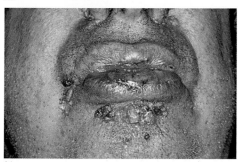

31

ΦΥΛΛΩΔΗΣ ΠΕΜΦΙΓΑ: οι βλάβες σε αυτόν τον τύπο της Πέμφιγας δημιουργούν εφελκίδες ή πομφόλυγες και δεν εμφανίζονται στο στόμα. Αντιθέτως, οι βλάβες εμφανίζονται συνήθως πρώτα στο πρόσωπο και το τριχωτό της κεφαλής και αργότερα στο πρόσθιο θωρακικό τοίχωμα και στη ράχη. Συχνά προκαλούν κνησμό αλλά δεν είναι ιδιαίτερα επώδυνες.

ΠΑΡΑΝΕΟΠΛΑΣΜΑΤΙΚΗ ΠΕΜΦΙΓΑ: είναι η πιο σοβαρή αλλά και η πιο σπάνια μορφή Πέμφιγας. Εμφανίζεται σε ασθενείς με συγκεκριμένους τύπους καρκίνου. Οι βλάβες είναι επώδυνες και εμφανίζονται στο στόμα, τα χείλη, τον οισοφάγο και σπανιότερα στον πνεύμονα.

ΑΛΛΟΙ ΤΥΠΟΙ ΠΕΜΦΙΓΑΣ: πιο σπάνιες μορφές Πέμφιγας είναι η βλαστική Πέμφιγα (παραλλαγή της κοινής) και η Πέμφιγα με εναπόθεση ανοσοσφαιρίνης IgA.

Πώς γίνεται η διάγνωση της Πέμφιγας ;

Η διάγνωση της Πέμφιγας γίνεται με βάση:

- την κλινική εξέταση.
- τη βιοψία της βλάβης: λαμβάνεται υλικό συνήθως από μία πομφόλυγα.
- τον εργαστηριακό έλεγχο:
- τον άμεσο ανοσοφθορισμό: αναζητούνται στη βιοψία του δέρματος τα αυτοαντισώματα έναντι της δεσμογλεΐνης.
- τον έμμεσο ανοσοφθορισμό: μετρώνται τα αυτοαντισώματα έναντι της δεσμογλεΐνης στον ορό του αίματος. Η δοκιμασία αυτή μπορεί να χρησιμοποιηθεί και για την παρακολούθηση της νόσου.

Θεραπεία

Η Πέμφιγα δεν υποχωρεί χωρίς θεραπεία. Αρχικά με κορτικοειδή από του στόματος σε υψηλές δόσεις (60-100mg / ημερησίως). Συνήθως προστίθεται κάποιο ανοσοκατασταλτικό φάρμακο (αζαθειοπρίνη, κυκλοφωσφαμίδη, κυκλοσπορίνη, μεθοτρεξάτη, μυκοφαινολικό οξύ), έτσι ώστε να υπάρχει η δυνατότητα μείωσης της δόσης της κορτιζόνης.

Σε σοβαρές περιπτώσεις μπορούν να χρησιμοποιηθούν η πλασμαφαίρεση και η ενδοφλέβια έγχυση γ σφαιρίνης. Τέλος, διάφοροι βιολογικοί παράγοντες, όπως τα αντισώματα κατά του CD20 μορίου των Β-λεμφοκυττάρων (ριτουξιμάμπη), βρίσκονται στο στάδιο της κλινικής δοκιμασίας.

Συνήθως, 2-3 εβδομάδες μετά την έναρξη της θεραπείας, σταματούν να εμφανίζονται νέες βλάβες, ενώ ύστερα από 1-2 μήνες υποχωρούν οι παλαιές. Όμως, σε ορισμένες περιπτώσεις, οι βλάβες αργούν να υποχωρήσουν παρά τη θεραπεία και επιμένουν για μήνες ή και χρόνια.

ΕΝΔΟΚΡΙΝΩΝ ΑΔΕΝΩΝ

Θυρεοειδίτιδες

Ο θυρεοειδής αδένας –όργανο του ενδοκρινικού συστήματος του οργανισμού μας– παράγει ορμόνες που ρυθμίζουν το μεταβολισμό (χημικές αντιδράσεις του οργανισμού με τις οποίες παράγεται ενέργεια) και άλλες σημαντικές οργανικές λειτουργίες. Αν ο αδένας απελευθερώνει υπερβολικά μεγάλο ή υπερβολικά μικρό ποσό ορμονών, μπορεί να επηρεάσει τον καρδιακό ρυθμό, τα επίπεδα της χοληστερόλης, την όραση, το βάρος του σώματος, το δέρμα και τη μυϊκή ισχύ. Θυρεοειδοπάθεια προκαλείται όταν ο θυρεοειδής αδένας δε λειτουργεί κανονικά. Υπάρχουν διάφορες θυρεοειδοπάθειες, όπως η νόσος του Graves και η Θυρεοειδίτιδα Hashimoto.

Νόσος του Graves

Η νόσος του Graves πήρε το όνομά της από τον ομώνυμο Ιρλανδό γιατρό που περιέγραψε τη νόσο, το 1835. Στην Ευρώπη είναι γνωστή και ως νόσος Basedow, ενώ σε άλλες χώρες και ως «θυρεοτοξίκωση». Η νόσος του Graves, που αποτελεί την πιο συχνή αιτία υπερθυρεοειδισμού, προσβάλλει περίπου ένα στα εκατό άτομα, πιο συχνά δε τις γυναίκες απ' ό,τι τους άνδρες.

Θυρεοδιεγερτικά αντισώματα

Η νόσος του Graves είναι μια αυτοάνοση διαταραχή. Προκαλείται από θυρεοδιεγερτικά αντισώματα, τα οποία διεγείρουν το θυρεοειδή αδένα και τον αναγκάζουν να παράγει μεγάλα ποσά θυρεοειδικών ορμονών.

Η μέτρηση του θυρεοδιεγερτικού αντισώματος στο αίμα των ασθενών δεν είναι συνήθως απαραίτητη για να τεκμηριωθεί η διάγνωση.

Κλινικά χαρακτηριστικά

Τα συμπτώματα και τα κλινικά σημεία του υπερθυρεοειδισμού που προκαλεί η νόσος του Graves οφείλονται στην επίδραση μεγάλων ποσοτήτων θυρεοειδικών ορμονών στη λειτουργία του οργανισμού και στο μεταβολισμό, με αποτέλεσμα όλες οι μεταβολικές διεργασίες να «επιταχύνονται». Για παράδειγμα, ο σφυγμός είναι γρήγορος (πάνω από 100/λεπτό), η κινητικότητα του εντέρου είναι αυξημένη (διάρροια) και οι ιδρωτοποιοί αδένες υπερλειτουργούν (εφιδρώσεις). Το νευρικό σύστημα, επίσης, διεγείρεται, ο δε ασθενής γίνεται ευερέθιστος. Παρά την αυξημένη όρεξη ο ασθενής συνήθως χάνει βάρος, γιατί η πρόσληψη τροφής αδυνατεί να καλύψει τον αυξημένο καταβολισμό των πρωτεϊνών με αποτέλεσμα την εμφάνιση ενός λεπτού, ζεστού, νευρικού ασθενούς με ζωηρά, εξέχοντα μάτια (εξόφθαλμος, εικ. 35) και βρογχοκήλη, χαρακτηριστικά μιας κλασικής κλινικής εικόνας, που γρήγορα αναγνωρίζει ένας γιατρός με εμπειρία.

Το 50% περίπου των ασθενών παρουσιάζει σημαντικά προβλήματα στους οφθαλμούς (οφθαλμοπάθεια). Οι οφθαλμοί, που προβάλλουν από τους κόγχους, είναι ερυθροί και υγροί, ενώ υπάρχει οίδημα των βλεφάρων. Αρκετά συχνά οι οφθαλμοί δεν κινούνται κανονικά εξαιτίας του οιδήματος των οφθαλμικών μυών που δυσχεραίνει τη φυσιολογική τους λειτουργία.

Θεραπεία

Επιτυγχάνεται είτε με παρεμπόδιση της παραγωγής θυρεοειδικών ορμονών με αντιθυρεοειδικά φάρμακα είτε με την καταστροφή των θυρεοειδικών κυττάρων με ραδιενεργό ιώδιο είτε με χειρουργική αφαίρεση του θυρεοειδή αδένα (θυρεοειδεκτομή).

Θυρεοειδίτιδα Hashimoto

Η Θυρεοειδίτιδα Hashimoto, γνωστή επίσης και ως αυτοάνοση Θυρεοειδίτιδα ή χρόνια Λεμφοκυτταρική Θυρεοειδίτιδα, είναι μια χρόνια φλεγμονώδης αυτοάνοση νόσος. Η αυτοάνοση αντίδραση σε πρωτεΐνες του θυρεοειδούς είναι υπεύθυνη για την εμφάνισή της. Δεν είναι ασυνήθιστο άτομα με αυτοάνοση θυρεοειδοπάθεια να πάσχουν και από άλλη αυτοάνοση διαταραχή. Το 25% των ασθενών μπορεί να πάσχει, επίσης, από κακοήθη αναιμία, Διαβήτη τύπου 1, επινεφριδιακή ανεπάρκεια (Ν. Addison) ή άλλα αυτοάνοσα νοσήματα.

Κλινικά χαρακτηριστικά

Τα κλινικά σημεία και τα συμπτώματα του υποθυρεοειδισμού της Θυρεοειδίτιδας Hashimoto είναι αντίθετα από αυτά του υπερθυρεοειδισμού, αφού προκαλείται ανεπάρκεια της έκκρισης των θυρεοειδικών ορμονών και έτσι όλες οι μεταβολικές διεργασίες του οργανισμού «επιβραδύνονται». Ο ασθενής έχει μειωμένη όρεξη, δυσανεξία στο ψύχος, ξηρό και τραχύ δέρμα, εύθραυστες τρίχες, κόπωση, βραχνάδα, δυσκοιλιότητα και μυϊκή αδυναμία. Στην κλινική εξέταση μπορεί να διαπιστωθεί ξηρό, τραχύ, ψυχρό και ωχρό δέρμα, πάχυνση του δέρματος και των υποκειμένων ιστών (μυξοίδημα), νωθρά αντανακλαστικά και βραδυκαρδία. Ο ασθενής, επίσης, μπορεί να μη θυμάται. Η διάγνωση του υποθυρεοειδισμού επιβεβαιώνεται από τα χαμηλά επίπεδα των θυρεοειδικών ορμονών στο αίμα.

Θεραπεία

Η θεραπεία του υποθυρεοειδισμού της Θυρεοειδίτιδας Hashimoto συνίσταται στη λήψη υποκατάστατου των θυρεοειδικών ορμονών εφ'όρου ζωής. Σήμερα χορηγείται με τη μορφή της θυροξίνης (συνθετικής ορμόνης που έχει λίγα έκδοχα, πολύ λίγες παρενέργειες και προκαλεί ελάχιστες αλλεργικές αντιδράσεις). Η δόση της θυροξίνης στους ενήλικες κυμαίνεται από 0.1 έως 0.2 mg ημερησίως.

Σακχαρώδης Διαβήτης

Τι είναι Διαβήτης;

Ο Διαβήτης είναι μια νόσος στην οποία τα επίπεδα γλυκόζης του αίματος είναι πάνω από τα φυσιολογικά. Οι ασθενείς με Διαβήτη έχουν πρόβλημα στο να χρησιμοποιούν την τροφή ως πηγή ενέργειας. Μετά από ένα γεύμα, οι υδατάνθρακες της τροφής κατατεμαχίζονται σε μικρά κομμάτια ζάχαρης που ονομάζεται γλυκόζη. Η γλυκόζη μεταφέρεται με την κυκλοφορία του αίματος στα κύτταρα όλου του σώματος. Τα κύτταρα για να χρησιμοποιήσουν τη γλυκόζη χρειάζονται την ινσουλίνη, μια ορμόνη που παράγεται στο πάγκρεας.

Οι ασθενείς αναπτύσσουν Διαβήτη γιατί το πάγκρεας δεν παράγει αρκετή ινσουλίνη ή γιατί τα κύτταρα στους μυς, το ήπαρ και το λιπώδη ιστό δεν απαντούν σωστά στην ινσουλίνη ή μπορεί να συμβούν και τα δύο. Ως αποτέλεσμα το ποσό της γλυκόζης στο αίμα αυξάνεται ενώ τα κύτταρα δεν παίρνουν την απαραίτητη ενέργεια.

Νεανικός / Διαβήτης τύπου 1:

Πριν από το 1997, ο τύπος του Διαβήτη που προσέβαλε νέους ανθρώπους ονομαζόταν Νεανικός Διαβήτης ή Διαβήτης τύπου 1. Ο Διαβήτης που εκδηλωνόταν στους ενήλικες ονομαζόταν Λιαβήτης των Ενηλίκων ή τύπου 2. Από το 1997 τα ονόματα των δύο τύπων καθορίστηκαν ως τύπου 1 και τύπου 2.

Ο Διαβήτης τύπου 1 είναι η δεύτερη πιο κοινή χρόνια νόσος στα παιδιά (μετά το άσθμα). Οι ασθενείς αυτοί αποτελούν το 5-10% όλων των περιπτώσεων Διαβήτη. Εμφανίζεται συχνότερα σε αγόρια και κορίτσια στην ηλικία των 14 ετών, αλλά μπορεί να παρατηρηθεί σε οποιαδήποτε ηλικία.

Ο Διαβήτης τύπου 1 είναι μια αυτοάνοση νόσος κατά την οποία το ανοσολογικό σύστημα χτυπά και καταστρέφει τα β-κύτταρα του παγκρέατος που παράγουν ινσουλίνη. Ως αποτέλεσμα το ποσό της γλυκόζης στο αίμα αυξάνεται, ενώ τα κύτταρα δεν τροφοδοτούνται με ενέργεια. Οι ασθενείς με Διαβήτη τύπου 1 για να επιβιώσουν είναι απαραίτητο να κάνουν ενέσεις ινσουλίνης κάθε ημέρα. Για τον έλεγχο της νόσου είναι απαραίτητη η σωστή διατροφή, η άσκηση και ρύθμιση της γλυκόζης αίματος στο σπίτι. Η διατροφή και η άσκηση θα πρέπει να εξισορροπεί τον κίνδυνο υπογλυκαιμίας (χαμηλής γλυκόζης αίματος) και υπεργλυκαιμίας (υψηλής γλυκόζης αίματος).

Και οι δύο καταστάσεις μπορεί να είναι απειλητικές για τη ζωή του ασθενή. Όταν αναπτύσσεται υπογλυκαιμία τα κύτταρα δεν παίρνουν αρκετή γλυκόζη. Όταν τα κύτταρα του εγκεφάλου δεν τρέφονται, για παρατεταμένο χρονικό διάστημα, ο ασθενής εμφανίζει σύγχυση, απώλεια συνείδησης ή και κώμα.

Η υπεργλυκαιμία και η παρατεταμένη απουσία ινσουλίνης μπορεί να οδηγήσει σε κετοξέωση. Κετοξέωση είναι συσσώρευση κετονών (οξόνης) στο αίμα όταν ο οργανισμός χρησιμοποιεί λίπος αντί για γλυκόζη για να τροφοδοτήσει τα κύτταρα με ενέργεια. Οι κετόνες προκαλούν όξινο περιβάλλον που επηρεάζει όλες τις λειτουργίες του οργανισμού. Όπως η υπογλυκαιμία έτσι και η υπεργλυκαιμία μπορεί να οδηγήσει σε κώμα και θάνατο.

Πώς μπορεί να εμφανιστεί ο Σακχαρώδης Διαβήτης τύπου 1

Στο Διαβήτη τύπου 1 τα κλασικά συμπτώματα είναι η δίψα (πολυδιψία), η μεγάλη αποβολή ούρων (πολυουρία), η απώλεια βάρους και η κόπωση.

Ποιες επιπλοκές μπορεί να δημιουργήσει ο Διαβήτης τύπου 1 και πώς μπορούν να προληφθούν:

Οι ασθενείς με Διαβήτη τύπου 1 εμφανίζουν συχνότερα υπέρταση, καρδιακή νόσο, αγγειακά εγκεφαλικά επεισόδια, νεφρική ανεπάρκεια, τύφλωση και καταστροφή των νεύρων. Αυτές οι εκδηλώσεις συμβαίνουν 2 έως 4 φορές συχνότερα απ' ό,τι στα άτομα χωρίς Διαβήτη. Για να προληφθούν αυτά τα προβλήματα πρέπει να ακολουθούνται σχολαστικά οι οδηγίες του ιατρού σχετικά με τη δίαιτα και την άσκηση, καθώς επίσης και οι συμβουλές για τη λήψη της ινσουλίνης. Επίσης απαγορεύεται το κάπνισμα, ενώ η αρτηριακή πίεση και η χοληστερόλη πρέπει να διατηρούνται σε φυσιολογικά επίπεδα. Εάν ακολουθούνται όλα τα παραπάνω, ο κίνδυνος για την εμφάνιση επιπλοκών από το Σακχαρώδη Διαβήτη μπορεί να μειωθεί πάνω από το 75%. Επιγραμματικά ακολουθώντας τους παρακάτω κανόνες οι επιπλοκές μπορούν να ελαττωθούν σημαντικά.

- Σχολαστική ρύθμιση της γλυκόζης αίματος
- Διατήρηση της αρτηριακής πίεσης κάτω από 130/85 mm Hg
- Διατήρηση τιμών χοληστερόλης κάτω από 200 mg
- Περιποίηση και έλεγχος των άκρων ποδών για λοιμώξεις
- Οφθαλμολογική εξέταση κάθε χρόνο
- Έλεγχος στον οδοντίατρο δύο φορές το χρόνο

Τι πρέπει να τρώω

Η καλύτερη δίαιτα για άτομα με Διαβήτη τύπου 1 είναι χαμηλή σε λιπαρά, σε αλάτι και σε ζάχαρη. Υπάρχει πληθώρα σύνθετων υδατανθράκων (ψωμί, δημητριακά και ζυμαρικά ολικής άλεσης), φρούτων και λαχανικών που μπορούν άφοβα να καταναλωθούν. Αυτή η δίαιτα βοηθά στη ρύθμιση των επιπέδων γλυκόζης καθώς και των επιπέδων της αρτηριακής πίεσης και της χοληστερόλης. Τα γεύματα πρέπει να είναι μικρής ποσότητας σε μικρά χρονικά διαστήματα.

Πρόγνωση

Η μόνη οριστική θεραπευτική αντιμετώπιση για το Διαβήτη τύπου 1 είναι η μεταμόσχευση παγκρέατος. η οποία συνήθως πραγματοποιείται σε ασθενείς που χρειάζονται και μεταμόσχευση νεφρών. Τόσο το παγκρεατικό όσο και το νεφρικό μόσχευμα απαιτούν θεραπεία με ισχυρά ανοσοκατασταλτικά φάρμακα εφόρου ζωής, προκειμένου να ανασταλούν αντιδράσεις απόρριψης του μοσχεύματος. Οι παρενέργειες όμως των ανοσοκαταλστατικών φαρμάκων μπορεί να είναι σοβαρές, βαρύτερες ακόμη και από τη νόσο. Μετά τη μεταμόσχευση περίπου οι μισοί ασθενείς απορρίπτουν το νέο πάγκρεας. Εάν το μόσχευμα αποτύχει ο Διαβήτης επανέρχεται. Ο Διαβήτης τύπου 1 είναι μια χρόνια νόσος που μπορεί να αντιμετωπιστεί αποτελεσματικά με ενέσεις ινσουλίνης.

ΗΠΑΤΟΣ

Αυτοάνοση Ηπατίτιδα

Τι είναι η Αυτοάνοση Ηπατίτιδα;

Η Αυτοάνοση Ηπατίτιδα είναι νόσος που προσβάλλει νέες γυναίκες. Είναι χρόνια αυτοάνοση νόσος του ήπατος, η οποία χαρακτηρίζεται από αυξημένα επίπεδα γ σφαιρινών και αυτοαντισωμάτων στο αίμα. Οι κλινικές της εκδηλώσεις ποικίλλουν, ενώ η διάγνωσή της βασίζεται σε κλινικά, εργαστηριακά και ιστολογικά κριτήρια. Είναι σημαντικό ο γιατρός πριν από την τελική διάγνωση να αποκλείσει άλλες νόσους που έχουν παρόμοια κλινική εικόνα.

Αναφέρονται δύο τύποι της νόσου: ο τύπος 1 –που είναι και ο πιο συχνός– και ο τύπος 2.

Πού οφείλεται η Αυτοάνοση Ηπατίτιδα;

Στην Αυτοάνοση Ηπατίτιδα το ανοσοποιητικό σύστημα στρέφεται εναντίον του ήπατος. Παραμένει άγνωστος ο λόγος για τον οποίο γίνεται αυτό, αλλά έχουν αναγνωριστεί κάποιοι παράγοντες που είναι δυνατόν να πυροδοτήσουν την έναρξη της νόσου, όπως οι λοιμώξεις από ιούς της Ηπατίτιδας, της Λοιμώδους Μονοπυρήνωσης, της Ιλαράς και η λήψη φαρμάκων. Σε μερικούς ανθρώπους η γενετική προδιάθεση παίζει σημαντικό ρόλο στην ανάπτυξη της νόσου.

Επιδημιολογία της νόσου

Στη Β. Ευρώπη, η νόσος προσβάλλει 17 άτομα σε 100.000 πληθυσμό. Είναι υπεύθυνη για το 3% των μεταμοσχεύσεων ήπατος στη Ν. Ευρώπη και για το 6% στις ΗΠΑ. Η νόσος μπορεί να εκδηλωθεί σε οποιαδήποτε ηλικία, αλλά συνήθως προσβάλλει άτομα ηλικίας από 15 έως 40 ετών. Η πλειονότητα των ασθενών με Αυτοάνοση Ηπατίτιδα είναι γυναίκες. Οι κλινικές εκδηλώσεις, τα εργαστηριακά ευρήματα, καθώς και η θεραπευτική αντιμετώπιση της νόσου δε διαφέρουν μεταξύ ανδρών και γυναικών. Ωστόσο, σε σχέση με τους άνδρες, οι γυναίκες με Αυτοάνοση Ηπατίτιδα έχουν μεγαλύτερη πιθανότητα να εμφανίσουν και κάποιο άλλο αυτοάνοσο νόσημα.

Τι σημεία και συμπτώματα έχει ο ασθενής με Αυτοάνοση Ηπατίτιδα;

Τα πιο συχνά συμπτώματα και σημεία της νόσου είναι κόπωση, πόνος στις αρθρώσεις και τους μυς, κνησμός, ίκτερος, ηπατομεγαλία (διογκωμένο συκώτι), πλευρίτιδα και θρομβοπενία (ελάττωση αριθμού των αιμοπεταλίων). Οι ασθενείς, επίσης, μπορεί να παρουσιάσουν συμπτώματα που οφείλονται στην κίρρωση του ήπατος, η οποία είναι μια πιθανή επιπλοκή της Αυτοάνοσης Ηπατίτιδας. Συνήθως, τα συμπτώματα εμφανίζονται σταδιακά. Όμως, δεν είναι απίθανο ο ασθενής να παρουσιάσει οξέως ίκτερο, πυρετό και συμπτωματολογία που να θυμίζει οξεία ηπατίτιδα. Αξίζει δε να σημειωθεί ότι, κατά την αρχική διάγνωση, το ένα τρίτο των ασθενών είναι ασυμπτωματικοί. Αυτοί οι ασθενείς είναι συνήθως άνδρες και έχουν χαμηλότερα επίπεδα τρανσαμινασών και αυτοαντισωμάτων στον ορό του αίματος από ό,τι οι συμπτωματικοί ασθενείς. Η πλειοψηφία των ασυμπτωματικών ασθενών θα παρουσιάσει συμπτώματα στο μέλλον, ενώ η προσωρινή απουσία συμπτωμάτων δε θα πρέπει να καθυστερήσει την έναρξη της θεραπείας.

Το ένα τρίτο των ασθενών με Αυτοάνοση Ηπατίτιδα είναι δυνατόν να εμφανίσει και κάποιο άλλο αυτοάνοσο νόσημα. Τα συνηθέστερα από αυτά είναι :η Αυτοάνοση Θυρεοειδίτιδα, η Ελκώδης Κολίτιδα, ο Υπερθυρεοειδισμός, ο Σακχαρώδης Διαβήτης, η Λεύκη και το Σύνδρομο Sjögren.

Εργαστηριακά ευρήματα

Η πλειονότητα των ασθενών εμφανίζει αυξημένα επίπεδα γ σφαιρινών, αυξημένες τιμές τραν-σαμινασών (SGOT/AST, SGPT/ALT) και φυσιολογικές ή ελαφρά αυξημένες τιμές γ γλουταμυ-λικής τρανσφεράσης (γ-GT) και αλκαλικής φωσφατάσης (ALP).

Οι κύριοι τύποι αυτοαντισωμάτων που ανιχνεύονται στην Αυτοάνοση Ηπατίτιδα είναι τα αντι-σώματα έναντι λείων μυϊκών ινών (SMA), τα αντιπυρηνικά αντισώματα (ANA) και τα αντισώματα έναντι ήπατος-νεφρού (LKM-1). Τα αντιπυρηνικά αντισώματα ανιχνεύονται στα δύο τρίτα των ασθε-νών είτε μόνα τους είτε, συχνότερα, σε συνδυασμό με τα αντισώματα έναντι λείων μυϊκών ινών, ενώ τα αντισώματα έναντι λείων μυϊκών ινών ανιχνεύονται σχεδόν σε όλους τους ασθενείς με Αυ-τοάνοση Ηπατίτιδα είτε μόνα τους, είτε, συχνότερα, σε συνδυασμό με τα αντιπυρηνικά αντισώματα. Τα αντισώματα έναντι ήπατος-νεφρού ανιχνεύονται συνηθέστερα σε παιδιά και, κατά κανόνα, ανευρίσκονται χωρίς τα αντισώματα έναντι λείων μυϊκών ινών και τα αντιπυρηνικά αντισώματα.

Οι υψηλοί τίτλοι των παραπάνω αυτοαντισωμάτων συνηγορούν υπέρ της διάγνωσης, ενώ χαμηλοί τίτλοι αυτών ή και πλήρης απουσία τους δεν αποκλείουν την Αυτοάνοση Ηπατίτιδα. Αυτή η κλινική οντότητα καλείται «οροαρνητική Αυτοάνοση Ηπατίτιδα».

Κλινικοί υπότυποι της Αυτοάνοσης Ηπατίτιδας

Τύπος 1: είναι ο πιο συχνός υπότυπος της Αυτοάνοσης Ηπατίτιδας. Περίπου οι μισοί ασθενείς του τύπου 1 πάσχουν και από άλλες αυτοάνοσες νόσους, όπως είναι η Θυρεοειδίτιδα και η Ελκώδης Κολίτιδα. Ο τύπος 1 είναι πιο συχνός σε νέες γυναίκες και σχετίζεται με την παρουσία αντιπυρηνικών αντισωμάτων, αντισωμάτων έναντι λείων μυϊκών ινών και αντισωμάτων έναντι της ακτίνης.

Τύπος 2: ο τύπος αυτός είναι πιο συχνός στην Ευρώπη, ανιχνεύεται συνήθως σε νέα κορίτσια και χαρακτηρίζεται από την παρουσία αντισωμάτων έναντι νεφρών-ήπατος και αντισωμάτων έναντι κυτοσολίου του ήπατος.

Πώς τίθεται η διάγνωση;

Η διάγνωση της Αυτοάνοσης Ηπατίτιδας τίθεται εφόσον ο ασθενής παρουσιάζει τα εργαστηριακά ευρήματα που περιγράψαμε και στη βιοψία ήπατος εμφανίζει την εικόνα χρόνιας φλεγμονής. Άλλες καταστάσεις που εργαστηριακά ή κλινικά μιμούνται τη χρόνια Αυτοάνοση Ηπατίτιδα πρέπει να αποκλειστούν, όπως η νόσος του Wilson, η φαρμακογενής ηπατίτιδα, η χρόνια ηπατίτιδα από τους ιούς της ηπατίτιδας Β ή C, η αιμοχρωμάτωση και η ανεπάρκεια της α1-αντιθρυψίνης.

Ποια είναι η πορεία της νόσου;

Αν η Αυτοάνοση Ηπατίτιδα μείνει χωρίς θεραπεία, μπορεί να καταλήξει σε κίρρωση και ηπατική ανεπάρκεια. Αν όμως διαγνωστεί εγκαίρως, μπορεί να ελεγχθεί με ανοσοκατασταλτικά φάρ-μακα. Οι περισσότεροι ασθενείς ανταποκρίνονται στη θεραπεία.

Θεραπεία της νόσου

Η θεραπεία για την Αυτοάνοση Ηπατίτιδα είναι ο συνδυασμός κορτικοστεροειδών με αζαθει-οπρίνη. Αν η αγωγή αυτή δεν έχει αποτέλεσμα, μπορούν να χορηγηθούν άλλα ανοσοκατασταλ-τικά, όπως η κυκλοσπορίνη. Αν ο ασθενής βρίσκεται στα τελικά στάδια ηπατικής ανεπάρκειας, τότε θα πρέπει να διερευνηθεί η δυνατότητα μεταμόσχευσης ήπατος. Η παρέμβαση αυτή έχει αρκετά ικανοποιητικά αποτελέσματα, αφού η πιθανότητα 10ετούς επιβίωσης μετά τη μεταμό-σχευση ήπατος υπερβαίνει το 75%.

Πρωτοπαθής Χολική Κίρρωση

Τι είναι η Πρωτοπαθής Χολική Κίρρωση;

Είναι μια αυτοάνοση νόσος του ήπατος, η οποία χαρακτηρίζεται από την προοδευτική καταστροφή των, μικρού και μεσαίου μεγέθους, χοληφόρων πόρων του ήπατος. Οι χοληφόροι πόροι μεταφέρουν τη χολή από το ήπαρ στον πεπτικό σωλήνα. Όταν οι πόροι είναι κατεστραμμένοι, η χολή και άλλες ουσίες συσσωρεύονται στο ήπαρ (χολόσταση) και προκαλούν βλάβες στον ιστό (φλεγμονή και ίνωση που μπορούν να οδηγήσουν μέχρι την κίρρωση)

Σε τι οφείλεται η Πρωτοπαθής Χολική Κίρρωση;

Φαίνεται πως η Πρωτοπαθής Χολική Κίρρωση είναι αυτοάνοσο νόσημα, αν και δεν ανταποκρίνεται σε ανοσοκατασταλτική θεραπεία όπως τα υπόλοιπα αυτοάνοσα νοσήματα. Στην παθογένεση της νόσου παίζουν ρόλο και άλλοι παράγοντες, όπως:

- Γενετικοί: η νόσος είναι πολύ πιθανότερο να εμφανιστεί σε άτομα που έχουν στην οικογένειά τους κάποιον που πάσχει από Πρωτοπαθή Χολική Κίρρωση. Παρ' όλα αυτά δε μεταδίδεται από το γονέα στο παιδί.

- Ορμονικοί: όπως και πολλά άλλα αυτοάνοσα νοσήματα, η Πρωτοπαθής Χολική Κίρρωση εμφανίζεται πολύ συχνότερα σε γυναίκες από ό,τι σε άνδρες (οι γυναίκες εμφανίζουν το νόσημα αυτό 9 φορές πιο συχνά). Επίσης, μπορεί να εμφανιστεί κατά τη διάρκεια ή αμέσως μετά από μια εγκυμοσύνη.

- Μικρόβια

Επιδημιολογία: η νόσος επηρεάζει περίπου 1 στους 3000-4000 ανθρώπους, προσβάλλει κυρίως γυναίκες 35 – 60 ετών, ενώ εμφανίζεται αρκετά σπάνια στα παιδιά.

Τι συμπτώματα έχει ο ασθενής με Πρωτοπαθή Χολική Κίρρωση;

Πολλές φορές, κατά τη διάγνωση της νόσου, ο ασθενής δεν παρουσιάζει κανένα σύμπτωμα. Στο διάστημα αυτό μπορεί να διαπιστωθεί η νόσος σε ετήσιο εργαστηριακό έλεγχο, όπου θα παρατηρηθεί αύξηση των τιμών της αλκαλικής φωσφατάσης (ALP) και της γ-γλουταμυλικής τρανσφεράσης (γ-GT). Οι περισσότεροι εμφανίζουν αργότερα συμπτώματα (μετά 5 έτη από τη διάγνωση), ενώ περίπου το ένα τρίτο των ασθενών παραμένουν χωρίς συμπτώματα για πολλά χρόνια.

Τα συμπτώματα που εμφανίζονται πρώτα στους ασθενείς με Πρωτοπαθή Χολική Κίρρωση είναι η κόπωση και ο κνησμός.

- Κόπωση. Είναι ένα από τα πρώτα και πιο συχνά συμπτώματα. Εμφανίζεται στο 70% των ασθενών. Συνήθως γίνεται εντονότερη κατά τη διάρκεια της ημέρας και δε βελτιώνεται με την ανάπαυση.

- Κνησμός. Είναι από τα πιο τυπικά συμπτώματα της νόσου. Είναι συχνά βασανιστικός και μπορεί να εμφανιστεί σε οποιοδήποτε μέρος του σώματος. Πιο συχνά όμως εμφανίζεται στα πόδια, στα χέρια και στην πλάτη. Πολλές φορές επιδεινώνεται κατά τη διάρκεια της νύχτας και μπορεί να οδηγήσει σε διαταραχές του ύπνου.

Καθώς η νόσος προχωράει, εμφανίζονται και άλλα συμπτώματα.

Αναλυτικότερα:

- Ίκτερος: ίκτερος καλείται η μεταβολή του χρώματος του δέρματος και των βλεννογόνων από τη φυσιολογική τους χροιά σε κίτρινο χρώμα και οφείλεται στην αυξημένη συγκέντρωση μιας ουσίας, της χολερυθρίνης, στο αίμα. Η χολερυθρίνη φυσιολογικά απομακρύνεται από το σώμα μέσω της χολής. Έτσι, στην Πρωτοπαθή Χολική Κίρρωση, αυξάνεται η συγκέντρωση της χολερυθρίνης στο αίμα και αναπτύσσεται ίκτερος.

- **Οστεοπόρωση:** οι ασθενείς με Πρωτοπαθή Χολική Κίρρωση διατρέχουν μεγαλύτερο κίνδυνο για ανάπτυξη οστεοπόρωσης. Αυτό συμβαίνει πιθανώς λόγω της κακής απορόφησης από τον οργανισμό της Βιταμίνης D και του ασβεστίου (Ca++). Επίσης, έχει υποστηρηχθεί ότι γενετικοί παράγοντες παίζουν ρόλο στην εμφάνιση οστεοπόρωσης στους ασθενείς αυτούς.

- **Οιδήματα (πρήξιμο) και ασκίτης:** λόγω της βλάβης του ήπατος, ο οργανισμός δεν έχει την ικανότητα να παράγει την απαραίτητη ποσότητα πρωτεϊνών. Αυτό οδηγεί στην κατακράτηση υγρών. Το πλεόνασμα των υγρών συσσωρεύεται αρχικά στα πόδια. Σε αυτή τη συσσώρευση οφείλονται τα οιδήματα (πρηξίματα). Καθώς η νόσος προχωρά, το πλεόνασμα των υγρών μπορεί να συσσωρευτεί και στην κοιλιά (ασκίτης).

- **Εναποθέσεις χοληστερόλης (ξανθώματα):** Ο οργανισμός αποβάλλει την χοληστερόλη, κυρίως μέσω της χολής. Έτσι, στην Πρωτοπαθή Χολική Κίρρωση, η χοληστερόλη δεν μπορεί να αποβληθεί και αυξάνεται η ποσότητά της στο αίμα. Αυτό είναι δυνατόν να οδηγήσει σε εναπόθεσή της στο δέρμα (ξανθώματα). Τα ξανθώματα είναι μικρές, κηρώδεις και συχνά επώδυνες μάζες που συνήθως εμφανίζονται γύρω από τα μάτια, στις παλάμες, στα πέλματα, στους αγκώνες, στα γόνατα ή στους γλουτούς. Συνήθως δεν εμφανίζονται παρά μόνο όταν τα επίπεδα της χοληστερόλης είναι πολύ υψηλά.

- **Προβλήματα δυσαπορρόφησης:** η χολή είναι απαραίτητη για την απορρόφηση των λιπών από το έντερο. Έτσι, οι ασθενείς με Πρωτοπαθή Χολική Κίρρωση μπορεί να εμφανίσουν, σε προχωρημένο στάδιο της νόσου, συμπτώματα που οφείλονται στην κακή απορρόφηση των λιπών από τον εντερικό σωλήνα. Αυτά περιλαμβάνουν διάρροια και στεατόρροια (λιπαρά και δύσοσμα κόπρανα). Επίσης, μπορεί να παρατηρηθεί, ανεπάρκεια στις βιταμίνες A, D, E και K, η απορόφηση των οποίων γίνεται με τη βοήθεια των λιπών.

- **Λοιμώξεις ουροποιητικού:** στο 20% των γυναικών με Πρωτοπαθή Χολική Κίρρωση εμφανίζονται λοιμώξεις του ουροποιητικού. Οι λοιμώξεις αυτές, συχνά, δεν προκαλούν συμπτώματα στον ασθενή.

Πώς γίνεται η διάγνωση της νόσου;

- **Εξετάσεις αίματος:** οι ασθενείς με Πρωτοπαθή Χολική Κίρρωση εμφανίζουν ορισμένες διαταραχές στις βιοχημικές εξετάσεις. Παρατηρείται αύξηση των τιμών της αλκαλικής φωσφατάσης (ALP) και της γ-γλουταμυλικής τρανσφεράσης (γGT), και της χοληστερόλης στον ορό. Η χολερυθρίνη σπάνια ανευρίσκεται αυξημένη κατά τη διάγνωση, αλλά μπορεί να αυξηθεί κατά την πορεία της νόσου. Η αύξηση της χολερυθρίνης αποτελεί έναν από τους πιο αξιόπιστους δείκτες πρόγνωσης της νόσου.

- **Απεικονιστικές εξετάσεις:** αυτές πραγματοποιούνται, συνήθως, σε ασθενείς για τους οποίους ο γιατρός θεωρεί ότι μπορεί να πάσχουν από Πρωτοπαθή Χολική Κίρρωση. Πραγματοποιείται συνήθως υπερηχογράφημα και αξονική τομογραφία ήπατος, προκειμένου να αποκλειστούν άλλες αιτίες απόφραξης των χοληφόρων και άλλα ηπατικά νοσήματα.

- **Ανοσολογικός έλεγχος:** οι περισσότεροι ασθενείς με Πρωτοπαθή Χολική Κίρρωση έχουν αυτοαντισώματα έναντι των μιτοχονδρίων (AMA). Τα αυτοαντισώματα αυτά είναι χαρακτηριστικά της νόσου, αφού εμφανίζονται κατ' εξοχήν σε άτομα που πάσχουν από Πρωτοπαθή Χολική Κίρρωση. Όμως, υπάρχουν και ασθενείς με Πρωτοπαθή Χολική Κίρρωση που δεν εμφανίζουν τέτοια αυτοαντισώματα. Οι τελευταίοι αποτελούν μια υποομάδα της νόσου, αυτήν που ονομάζεται «Οροαρνητική Πρωτοπαθή Χολική Κίρρωση».

Αξίζει επίσης να σημειωθεί ότι το ένα τρίτο των ασθενών με Πρωτοπαθή Χολική Κίρρωση εμφανίζει στον ορό του αίματος αντιπυρηνικά αντισώματα (ΑΝΑ) και αντισώματα έναντι των λείων μυϊκών ινών (SMA).

Όσον αφορά τις ομάδες των ανοσοσφαιρινών, η νόσος, συνήθως, χαρακτηρίζεται από την αύξηση των ανοσοσφαιρινών τύπου IgM, ενώ οι ασθενείς με «Οροαρνητική Πρωτοπαθή Χολική Κίρρωση» συνήθως εμφανίζουν αύξηση των ανοσοσφαιρινών τύπου IgG.

- Βιοψία ήπατος: η βιοψία ήπατος είναι η αποφασιστικής σημασίας εξέταση για τη διάγνωση της νόσου. Επίσης, είναι πολύ χρήσιμη για τη σταδιοποίησή της.

Καταστάσεις που συχνά εμφανίζονται μαζί με την Πρωτοπαθή Χολική Κίρρωση

- Ξηροστομία και ξηροφθαλμία: τα συμπτώματα αυτά αναφέρονται από πολλούς (> 60%) ασθενείς οι οποίοι πάσχουν από Πρωτοπαθή Χολική Κίρρωση. Μελέτες έχουν δείξει τη συχνή συνύπαρξη της νόσου με το σύνδρομο Sjögren (του οποίου τα κύρια συμπτώματα είναι ξηροστομία και ξηροφθαλμία).
- Κοιλιοκάκη: είναι παρούσα στο 6% των ασθενών με Πρωτοπαθή Χολική Κίρρωση. Συχνά όμως δεν προκαλεί συμπτώματα στους ασθενείς αυτούς.
- Προβλήματα από το θυρεοειδή: νοσήματα του θυρεοειδούς αδένα εμφανίζονται συχνά σε άτομα που πάσχουν από Πρωτοπαθή Χολική Κίρρωση.
- CREST: το σύνδρομο CREST (βλ. κεφ. Σκληρόδερμα) είναι μια μορφή Σκληροδέρματος, του οποίου οι κύριες εκδηλώσεις είναι: η εμφάνιση ασβεστώσεων στο δέρμα, φαινόμενο Raynaud, δυσφαγία και τηλεαγγειεκτασίες. Οι ασθενείς με Πρωτοπαθή Χολική Κίρρωση συχνά εμφανίζουν κάποιες από τις εκδηλώσεις του συνδρόμου αυτού.

Θεραπεία

- Ουρσοδεοξυχολικό οξύ: θεωρείται η κλασική θεραπεία για την Πρωτοπαθή Χολική Κίρρωση. Φαίνεται ότι αυξάνει το προσδόκιμο επιβίωσης, ενώ μειώνει τα επίπεδα της αλκαλικής φωσφατάσης (ALP), της γ-γλουταμυλικής τρανσφεράσης (γGT) και της χοληστερόλης του ορού και βοηθάει στην πρόληψη της ανάπτυξης πυλαίας υπέρτασης, η οποία είναι μία από τις επιπλοκές της κίρρωσης. Το φάρμακο αυτό, όμως, δε βελτιώνει ένα από τα κύρια και ίσως το πιο βασανιστικό σύμπτωμα της νόσου, την κόπωση, ούτε προλαμβάνει την εμφάνιση οστεοπόρωσης. Δεν είναι ακόμα σαφές, εάν το φάρμακο αυτό βοηθάει ή όχι στη βελτίωση του κνησμού.
- Χολεστυραμίνη. Είναι φάρμακο που δρα εμποδίζοντας τα χολικά άλατα (τα οποία είναι από τα κύρια συστατικά της χολής) να εισέλθουν από το έντερο στο αίμα. Έτσι μειώνει τα επίπεδα των χολικών οξέων στο αίμα. Η χολεστυραμίνη είναι ίσως το πιο αποτελεσματικό φάρμακο για την ανακούφιση του ασθενούς από τον κνησμό. Στους περισσότερους ασθενείς είναι αποτελεσματικό από τις πρώτες μέρες της θεραπείας, όμως σε ένα ποσοστό (10% με 20%) των ασθενών είναι αναποτελεσματικό. Οι κύριες παρενέργειες του φαρμάκου είναι δυσπεπτικά ενοχλήματα και διάρροιες ή δυσκοιλιότητα. Αξίζει να σημειωθεί ότι η χολεστυ-

ραμίνη επηρεάζει την απορρόφηση άλλων φαρμάκων. Για αυτόν το λόγο συνιστάται η με-
σολάβηση τουλάχιστον 4 ωρών μεταξύ της λήψης χολεστυραμίνης και άλλων φαρμάκων.

- Ανταγωνιστές οπιοειδών: χρησιμοποιούνται κάποιες φορές για την ανακούφιση του κνησμού.

- Χορήγηση βιταμινών: οι ασθενείς με Πρωτοπαθή Χολική Κίρρωση εμφανίζουν συχνά ανε-
πάρκεια των Βιταμινών A, D, Ε και Κ. Έτσι, ίσως χρειαστεί να λάβουν ενέσεις με βιταμίνη Κ
(ιδιαίτερα εάν εμφανίσουν διαταραχές στην πήξη του αίματος) και σκευάσματα από του στό-
ματος που να περιέχουν βιταμίνες A, D, E.

- Διφωσφονικά, ασβέστιο και βιταμίνη D: Η διαιτητική πρόσληψη ή η παρεντερική χορήγηση
ασβεστίου και βιταμίνης D φαίνεται να βοηθούν στην πρόληψη της οστεοπόρωσης σε ασθε-
νείς με Πρωτοπαθή Χολική Κίρρωση, ενώ τα αποτελέσματα της θεραπείας με διφωσφονικά
παραμένουν πρώιμα και αντικρουόμενα.

- Μεταμόσχευση ήπατος: λίγοι ασθενείς που πάσχουν από Πρωτοπαθή Χολική Κίρρωση θα
φτάσουν στο τελικό στάδιο της νόσου με βαριά ηπατική ανεπάρκεια. Για αυτούς, η μεταμό-
σχευση ήπατος είναι μία από τις πιθανές θεραπείες. Η πρόγνωση για τους ασθενείς που
θα κάνουν μεταμόσχευση είναι πολύ καλή.

Πώς επηρεάζεται ο τρόπος ζωής του ασθενούς με Πρωτοπαθή Χολική Κίρρωση;

- Δίαιτα χαμηλή σε αλάτι: η τροφή του ασθενούς με Πρωτοπαθή Χολική Κίρρωση θα πρέπει
να είναι χαμηλή σε περιεκτικότητα άλατος, έτσι ώστε να μην επιδεινωθούν τα οιδήματα και
ο ασκίτης που πιθανώς θα εμφανίσει.

- Δίαιτα χαμηλή σε κορεσμένα λίπη και υψηλή σε ακόρεστα λίπη. Δηλαδή θα πρέπει να τρώει
πολλά φρούτα, λαχανικά, ψάρια και λιγότερο κρέας ζωικής προέλευσης.

- Άσκηση: η άσκηση βοηθάει στην πρόληψη της οστεοπόρωσης που συχνά εμφανίζεται στα
άτομα που πάσχουν από Πρωτοπαθή Χολική Κίρρωση.

- Αποφυγή αλκοολούχων ποτών: όπως και σε όλες τις ηπατικές νόσους, θα πρέπει να απο-
φεύγεται το αλκοόλ, γιατί επιδεινώνει την κατάσταση του ήπατος.

- Τεχνητά δάκρυα: τα τεχνητά δάκρυα πολλές φορές ανακουφίζουν τον ασθενή από το αί-
σθημα ξηροφθαλμίας.

ΝΕΥΡΙΚΟΥ ΣΥΣΤΗΜΑΤΟΣ

Σκλήρυνση κατά Πλάκας

Τι είναι η Σκλήρυνση κατά Πλάκας;

Η Σκλήρυνση κατά Πλάκας (Multiple Sclerosis, MS) είναι μια χρόνια νευρολογική, αυτοάνοση ασθένεια στην οποία το ανοσοποιητικό σύστημα επιτίθεται στο Κεντρικό Νευρικό Σύστημα.

Επιδημιολογία της νόσου

Η Σκλήρυνση κατά Πλάκας επηρεάζει συνήθως ενήλικα άτομα, γυναικείου φύλου, μεταξύ 20 και 40 ετών. Προσβάλλει περίπου 2.5 εκατομμύρια άτομα παγκοσμίως (2-150/100.000 άτομα). Η πιθανότητα προσβολής από τη νόσο αυξάνεται όσο απομακρυνόμαστε από τον Ισημερινό.

Τι συμπτώματα έχει η Σκλήρυνση κατά Πλάκας ;

Η νόσος μπορεί να προκαλέσει μια ποικιλία συμπτωμάτων, όπως: διαταραχές στην αισθητικότητα, θολώματα στην όραση (οπτική νευρίτιδα), μυϊκή ατροφία και δυσκολία στην κίνηση, εξάντληση, κατάθλιψη, προβλήματα στην κατάποση (δυσφαγία) και την ομιλία (δυσαρθρία), νοητική βλάβη, προβλήματα με την ισορροπία (αταξία) και οξύ ή χρόνιο πόνο. Σε πολύ σοβαρές περιπτώσεις, η Σκλήρυνση κατά Πλάκας μπορεί να προκαλέσει σοβαρή αναπηρία.

Τα πιο συνηθισμένα αρχικά συμπτώματα είναι: αλλαγές στην αίσθηση των χεριών, ποδιών ή του προσώπου, ολική ή μερική απώλεια της όρασης, αδυναμία, διπλωπία, αταξία στο περπάτημα και προβλήματα ισορροπίας.

Μορφές της νόσου

Η Σκλήρυνση κατά Πλάκας μπορεί να έχει πολλές μορφές: οι δύο κυριότερες είναι η προιούσα και η υποτροπιάζουσα. Στην προϊούσα μορφή, μετά την πρώτη εκδήλωση της νόσου, τα καινούργια συμπτώματα αναπτύσσονται προοδευτικά, στην υποτροπιάζουσα μορφή, τα συμπτώματα εμφανίζονται σε επεισόδια. Ανάμεσα στα επεισόδια, τα συμπτώματα μπορεί να υποχωρήσουν εντελώς. Συνήθως όμως, κάποια μόνιμα νευρολογικά προβλήματα παραμένουν και αυξάνονται μετά απο κάθε έξαρση της νόσου. Η εμφάνιση των εξάρσεων είναι απρόβλεπτη χωρίς να έχουν προσδιοριστεί οι παράγοντες που τις προκαλούν. Μπορεί να μεσολαβήσουν, μήνες ή και χρόνια μεταξύ δύο εξάρσεων. Η πλειονότητα των ασθενών με Σκλήρυνση κατά Πλάκας εμφανίζει τη μορφή εξάρσεων-υφέσεων.

Τι προκαλεί τη Σκλήρυνση κατά Πλάκας;

Τα νεύρα του σώματος, είτε κεντρικά (εγκέφαλος και νωτιαίος μυελός) είτε περιφερικά, περιβάλλονται από ένα λεπτό περίβλημα, το οποίο αποτελείται από μυελίνη, μια ουσία που βοηθά στην προστασία των νεύρων, καθώς και στη μετάδοση των νευρικών σημάτων. Η Σκλήρυνση κατά Πλάκας προκαλεί σταδιακή καταστροφή της μυελίνης (απομυελίνωση) στο κεντρικό νευρικό σύστημα. Όταν η μυελίνη καταστραφεί, τα νεύρα δεν μπορούν να μεταδώσουν αποτελεσματικά τα ηλεκτρικά τους σήματα. Επιπλέον, σε πολλές περιπτώσεις, η απώλεια της μυελίνης οδηγεί και στο θάνατο των νευρικών κυττάρων.

Η κυρίαρχη θεωρία είναι πως η Σκλήρυνση κατά Πλάκας προκαλείται απο επιθέσεις του ανοσοποιητικού συστήματος του ασθενούς στο Κεντρικό Νευρικό Σύστημα και έτσι η ασθένεια εντάσσεται στην κατηγορία των αυτοάνοσων. Πιο συγκεκριμένα, τα Τ-λεμφοκύτταρα αρχικά επιτίθενται εναντίον των συστατικών της μυελίνης. Στη συνέχεια, άλλα κύτταρα του ανοσοποιητικού συστήματος, τα μακροφάγα, εγκαθίστανται στο Κεντρικό Νευρικό Σύστημα και προκαλούν φλεγμονή. Παράλληλα, ο οργανισμός παράγει και αυτοαντισώματα που στοχεύουν τη μυελίνη. Τέλος, δέχονται επίθεση ακόμα και τα κύτταρα που παράγουν μυελίνη στο Κεντρικό Νευρικό Σύστημα (ολιγοδενδροκύτταρα). Αυτό δεν επιτρέπει στον οργανισμό να διορθώσει κάποιες απο τις υπάρχουσες βλάβες.

Η νόσος είναι κληρονομική;

Η Σκλήρυνση κατά Πλάκας δεν είναι μια κληρονομούμενη νόσος. Παρ' όλα αυτά, εκτεταμένες γενετικές μελέτες έχουν προσδιορίσει σειρά απο γονίδια που συσχετίζονται με την εμφάνιση της νόσου. Το γεγονός της αυξημένης συχνότητάς της όσο απομακρυνόμαστε απο τον Ισημερινό έχει αποδοθεί στη μειωμένη έκθεση στον ήλιο αυτών των πληθυσμών, και πιο συγκεκριμένα στη μειωμένη παραγωγή της βιταμίνης D από τον οργανισμό.

Διάγνωση

Για τη διάγνωση της Σκλήρυνσης κατά Πλάκας απαιτείται πρωτίστως πολύ καλή κλινική εξέταση, καθότι πολλά από τα συμπτώματα μπορεί να εμφανιστούν και σε άλλες παθήσεις. Η κλινική εξέταση προσδιορίζει τα τυπικά συμπτώματα της νόσου και την περιοδικότητα της εμφάνισής τους. Συνήθως ακολουθεί εκτίμηση με μαγνητική τομογραφία, η οποία προσδιορίζει επακριβώς την έκταση της απομυελίνωσης. Η εξέταση του εγκεφαλονωτιαίου υγρού, στο 75-85% των ασθενών με Σκλήρυνση κατά Πλάκας δείχνει σημάδια φλεγμονής στο Κεντρικό Νευρικό Σύστημα. Τέλος, συχνά, με ειδικές εξετάσεις, διαπιστώνεται κατά πόσον το οπτικό νεύρο μεταδίδει σωστά τα νευρικά ερεθίσματα.

Θεραπεία

Οι κύριοι σκοποί της θεραπείας στη Σκλήρυνση κατά Πλάκας είναι η αποκατάσταση των φυσιολογικών λειτουργειών μετά από μία έξαρση, η πρόληψη μελλοντικών εξάρσεων και η αποφυγή της οποιαδήποτε αναπηρίας.

Κατά τη διάρκεια των εξάρσεων, συνήθως χορηγούνται κορτικοστεροειδή τα οποία ναι μεν καταστέλλουν την έξαρση της νόσου, αλλά δε συνεισφέρουν στην αποκατάσταση των βλαβών σε βάθος χρόνου.

Για την πρόληψη των εξάρσεων, χορηγούνται ιντερφερόνη-β (IFN-β), ανοσοτροποποιητικά φάρμακα και βιολογικοί παράγοντες, όπως το μονοκλωνικό αντίσωμα Natalizumab. Το τελευταίο είναι το πλέον αποτελεσματικό στη διαχείριση της νόσου, αν και, όπως με όλες τις βιολογικές θεραπείες, δεν παρατηρείται το ίδιο αποτέλεσμα σε όλους τους ασθενείς. Το Natalizumab είναι μια στοχευμένη θεραπεία, που αποτρέπει την είσοδο των Τ-λεμφοκυττάρων απο την περιφέρεια στο Κεντρικό Νευρικό Σύστημα και την πρόκληση ή επιδείνωση της βλάβης.

Παρά την όποια θεραπεία, οι εξάρσεις μπορεί να επανέρχονται αφήνοντας κάθε φορά επιπλέον προβλήματα, είτε κινητικά είτε νοητικά και συχνά ψυχολογικά. Είναι ιδιαίτερα σημαντικό κατά τη διάρκεια των υφέσεων, οι πάσχοντες να έχουν την κατάλληλη στήριξη από το περιβάλλον τους και από το Σύστημα Υγείας, από φυσικοθεραπευτές μέχρι ψυχολόγους.

Αυτοάνοσες Περιφερικές Νευροπάθειες

Τι είναι οι Περιφερικές Νευροπάθειες;

Με τον όρο Περιφερικές Νευροπάθειες εννοούμε τις βλάβες που παθαίνουν τα περιφερικά νεύρα. Τα περιφερικά νεύρα μεταφέρουν νευρικά ερεθίσματα (σήματα) από το Κεντρικό Νευρικό Σύστημα προς τα διάφορα όργανα του σώματος (μυς, δέρμα, αρθρώσεις, εσωτερικά όργανα). Η βλάβη μπορεί να εντοπίζεται είτε στο νεύρο είτε στις συνδέσεις (συνάψεις) αυτού με τα περιφερικά όργανα. Οι Περιφερικές Νευροπάθειες έχουν πολλές αιτίες π.χ. γενετικές μεταλλαγές, διαταραχές του μεταβολισμού, τοξίνες, βαρέα μέταλλα, κακοήθειες, αβιταμίνωση και αυτοανοσία. Ανάλογα με τον τύπο του νεύρου που προσβάλλεται, μπορούν να χαρακτηριστούν ως κινητικές (όπου παρατηρούνται διαταραχές στη βάδιση ή στην ομιλία), αισθητικές (όπου παρατηρούνται διαταραχές στην αισθητικότητα, π.χ. στην αντίληψη του πόνου ή της θερμοκρασίας), αυτόνομες (π.χ. διαταραχές στην κατάποση τροφής ή στην αναπνοή) και μικτές, στις οποίες πάνω από ένας τύπος νεύρου έχει προσβληθεί.

Θα αναφερθούμε συνοπτικά σε Περιφερικές Νευροπάθειες αυτοάνοσης αιτιολογίας.

Σύνδρομο Guillain-Barre ή Οξεία Φλεγμονώδεις Απομυελινωτική Πολυνευροπάθεια

Πώς εκδηλώνεται η νόσος;

Η νόσος χαρακτηρίζεται απο μυϊκή αδυναμία και στη συνέχεια μυϊκή παράλυση, που ξεκινά απο τα κάτω άκρα και προχωρά προς τα πάνω, συχνά μέσα σε μια περίοδο ωρών ή ημερών. Επηρεάζονται τα χέρια και οι μύες του προσώπου και κάποιες φορές ακόμα και η κατάποση και η αναπνοή (λόγω προσβολής των αντίστοιχων νεύρων). Συνυπάρχουν και αισθητικές διαταραχές, καθώς και πόνος στους προσβεβλημένους μυς. Το σύνδρομο προσβάλλει περίπου 1-2 ανά 100.000 ανθρώπους. Υπάρχει και μια παραλλαγή του συνδρόμου που λέγεται Miller-Fisher, στο οποίο η μυϊκή αδυναμία εκδηλώνεται από πάνω προς τα κάτω. Πιο συγκεκριμένα, πρώτα προσβάλλονται οι μύες των ματιών και μετά εκδηλώνεται διαταραχή στη βάδιση και στα αντανακλαστικά.

Πού οφείλεται το σύνδρομο Guillain-Barre;

Στο σύνδρομο Guillain-Barre, το ανοσοποιητικό σύστημα επιτίθεται σε συστατικές ουσίες των νεύρων, που λέγονται γαγγλιοσίδια. Αυτό οδηγεί σε φλεγμονή της μυελίνης, δηλαδή της ουσίας που μονώνει τα νεύρα και τα βοηθά να μεταδίδουν τα νευρικά σήματα. Αξίζει να σημειωθεί ότι στις μισές περίπου περιπτώσεις έχει προηγηθεί της εκδήλωσης του συνδρόμου λοίμωξη από το βακτήριο Campylobacter jejuni. Το βακτήριο αυτό προκαλεί βαριά γαστρεντερίτιδα αλλά, συνήθως, χωρίς άλλες επιπλοκές. Σε ένα πολύ μικρό ποσοστό ατόμων, όμως, έχει παρατηρηθεί η ανάπτυξη Guillain-Barre, 2-3 εβδομάδες μετά τη λοίμωξη. Φαίνεται πως κάποια από τα συστατικά του βακτηρίου μοιάζουν με κάποια από τα συστατικά των νεύρων του ανθρώπου (π.χ. τα γαγγλιοσίδια) και έτσι τα αντισώματα που φτιάχνει ο οργανισμός εναντίον του βακτηρίου στρέφονται και εναντίον των ανθρώπινων νεύρων.

Πώς γίνεται η διάγνωση;

Ισχυρές ενδείξεις του συνδρόμου Guillain-Barre αποτελούν η, χωρίς πυρετό, ταχεία παράλυση των μυών που ακολουθείται από διαταραχές της αισθητικότητας και της λειτουργίας των αντανακλαστικών. Στο εγκεφαλονωτιαίο υγρό υπάρχουν αυξημένα επίπεδα πρωτεΐνης αλλά όχι αυξημένος αριθμός λευκών αιμοσφαιρίων. Επίσης, στον ορό του ασθενούς βρίσκουμε αυτοαντισώματα έναντι των γαγγλιοσιδίων.

Ποια είναι η θεραπεία;

Στους ασθενείς στους οποίους παρατηρείται οξεία εκδήλωση της νόσου, ο μεγαλύτερος κίνδυνος για τη ζωή είναι η αναπνευστική ανεπάρκεια. Σε αυτές τις περιπτώσεις, συχνά χρειάζεται αναπνευστική υποβοήθηση. Σε σταθεροποιημένους ασθενείς χορηγείται ενδοφλέβια ανοσοσφαιρίνη (για το μπλοκάρισμα των παθογόνων αυτοαντισωμάτων) ή πραγματοποιείται πλασμαφαίρεση (για την απομάκρυνση των παθογόνων αυτοαντισωμάτων). Η έγκαιρη αντιμετώπιση της κατάστασης είναι ιδιαίτερα σημαντική. Στη φάση της ύφεσης της νόσου χρειάζεται αποκατάσταση με τη βοήθεια φυσικοθεραπευτή.

Πώς εξελίσσεται το σύνδρομο Guillain-Barre ;

Η αποκατάσταση ξεκινά την 4η εβδομάδα μετά την έναρξη των συμπτωμάτων. Η πλειοψηφία των ασθενών επανέρχεται πλήρως, ενώ ένα πολύ μικρό ποσοστό εμφανίζουν κάποιας μορφής αναπηρία.

Χρόνια Φλεγμονώδης Απομυελινωτική Πολυνευροπάθεια (CIDP)

Τι είναι η Χρόνια Φλεγμονώδης Απομυελινωτική Πολυνευροπάθεια;

Η Χρόνια Φλεγμονώδης Απομυελινωτική Πολυνευροπάθεια είναι μια σπάνια νόσος των περιφερικών νεύρων, που χαρακτηρίζεται απο σταδιακά αυξανόμενη αδυναμία των ποδιών και –σε μικρότερο βαθμό– και των χεριών. Και εδώ, όπως και στη νόσο Guillain-Barre, έχουμε φλεγμονή και βλάβη στην ουσία που καλύπτει και προστατεύει τα νεύρα, τη μυελίνη. Η νόσος μπορεί να εκδηλωθεί σε οποιαδήποτε ηλικία και στα δύο φύλα. Η μυϊκή αδυναμία, συνήθως, εμφανίζεται μέσα σε μια περίοδο δύο μηνών.

Πώς εμφανίζεται η νόσος και πώς γίνεται η διάγνωση ;

Η νόσος, συνήθως, εκδηλώνεται με δυσκολία στη βάδιση η οποία σταδιακά χειροτερεύει. Η κλινική-νευρολογική εξέταση, κατά κανόνα, δείχνει και προβλήματα στην αισθητικότητα (π.χ. μουδιάσματα, μυρμηγκιάσματα), καθώς και απώλεια αντανακλαστικών στα γόνατα και στους αγκώνες. Με μια ειδική εξέταση, το ηλεκτρομυογράφημα, επιβεβαιώνεται ότι η μετάδοση ηλεκτρικών σημάτων από τα περιφερικά νεύρα είναι μειωμένη ή και εντελώς «μπλοκαρισμένη». Η εξέταση του εγκεφαλονωτιαίου υγρού δείχνει αυξημένη ποσότητα πρωτεϊνών και φυσιολογικό αριθμό κυττάρων.

Πού οφείλεται η νόσος;

Η νόσος θεωρείται αυτοάνοση. Δεν είναι γνωστό ποιο κομμάτι του ανοσοποιητικού συστήματος επιτίθεται στη μυελίνη ούτε έχουν βρεθεί πιθανά συστατικά στα οποία επιτίθεται το ανοσοποιητικό σύστημα (αυτοαντιγόνα).

Ποια είναι η θεραπεία;

Πολλές διαφορετικές θεραπείες είναι διαθέσιμες για τη θεραπεία της Χρόνιας Φλεγμονώδους Απομυελινωτικής Πολυνευροπάθειας. Συνήθως, η θεραπεία που δίνεται αρχικά είναι τα κορτικοστεροειδή. Σε περιπτώσεις όπου δεν παρατηρείται βελτίωση, είτε χορηγείται ενδοφλέβια ανοσοσφαιρίνη είτε γίνεται πλασμαφαίρεση.

Πώς εξελίσσεται η νόσος;

Στή νόσο αυτή παρατηρούνται εξάρσεις και υφέσεις, όπως και στη Σκλήρυνση Κατα Πλάκας. Η έγκαιρη διάγνωση και η ταχεία έναρξη της θεραπείας αυξάνει τις πιθανότητες να μη μείνουν μόνιμες βλάβες.

Βαρεία Μυασθένεια

Τι είναι η Βαρεία Μυασθένεια;

Η Βαρεία Μυασθένεια είναι μια χρόνια αυτοάνοση νευρομυϊκή πάθηση. Η κύρια εκδήλωση της νόσου είναι η μυϊκή αδυναμία, που αυξάνεται σε περιόδους έντονης δραστηριότητας και μειώνεται μετά από περίοδο ανάπαυσης. Πολλοί διαφορετικοί μύες μπορεί να δείξουν σημάδια αδυναμίας, όπως είναι οι μύες που ελέγχουν την κίνηση των ματιών και των βλεφάρων, την έκφραση του προσώπου, το μάσημα ή την ομιλία. Σπανιότερα επηρεάζονται οι μύες που ελέγχουν την αναπνοή και την κίνηση των άκρων. Η ασθένεια προσβάλλει περίπου 1 στους 5.000 ανθρώπους ανεξαρτήτως φυλής. Κυρίως προσβάλλει γυναίκες κάτω των 40 ετών.

Ποια είναι τα συμπτώματα;

Το κυριότερο σύμπτωμα της Βαρείας Μυασθένειας είναι η κόπωση που νιώθουν οι πάσχοντες. Στις περισσότερες περιπτώσεις, το πρώτο σύμπτωμα είναι αδυναμία στους μυς που ελέγχουν τις κινήσεις των ματιών, κάτι που μπορεί να οδηγήσει σε πτώση των βλεφάρων ή στο να βλέπουν οι ασθενείς διπλά τα αντικείμενα (διπλωπία). Σε άλλους, η πρώτη εκδήλωση είναι δυσκολία στην κατάποση (δυσφαγία) ή μπέρδεμα στην ομιλία (δυσαρθρία). Σε πιο σοβαρές περιπτώσεις, εξασθενούν περισσότερες μυϊκές ομάδες και αυτό οδηγεί σε ασταθή βηματισμό, αδυναμία στα μπράτσα, στα χέρια, στα δάκτυλα, στα πόδια ή και στο λαιμό, ακόμα και σε αλλαγή στην έκφραση του προσώπου ή δυσκολία στην αναπνοή. Σε σπάνιες περιπτώσεις, η νόσος μπορεί να προκαλέσει οξεία κρίση, η οποία οδηγεί σε παράλυση των αναπνευστικών μυών. Τότε ο ασθενής υποβοηθάται με μηχανική υποστήριξη της αναπνοής.

Από τι προκαλείται η Βαρεία Μυασθένεια;

Η νόσος οφείλεται στη διαταραχή της μετάδοσης των νευρικών σημάτων προς τους μυς. Φυσιολογικά, τα νευρικά σήματα μεταδίδονται μέσω ειδικών μορίων (νευροδιαβιβαστών) που παράγονται από τα νεύρα. Τα μόρια αυτά (π.χ. ακετυλοχολίνη) αναγνωρίζονται από ειδικούς υποδοχείς στους μυς. Στη Μυασθένεια ο οργανισμός παράγει αυτοαντισώματα έναντι του υποδοχέα της ακετυλοχολίνης. Το αποτέλεσμα είναι τα σήματα από το Νευρικό Σύστημα να μην μπορούν να φτάσουν στους μυς και να εμφανίζονται οι ποικίλες αδυναμίες που περιγράψαμε.

Σε κάποιες μορφές Μυασθένειας, παρότι τα συμπτώματα δε διαφοροποιούνται, υπάρχουν είτε άλλα αυτοαντισώματα είτε γενετικές μεταλλαγές. Στην πρώτη περίπτωση, ο οργανισμός παράγει αυτοαντισώματα εναντίον μιας πρωτεΐνης που λέγεται MuSK και η οποία έχει βασικό ρόλο στο σχηματισμό της νευρομυϊκής σύναψης. Η νευρομυϊκή σύναψη είναι ο χώρος επαφής μεταξύ των μυϊκών και νευρικών κυττάρων, όπου δραστηριοποιούνται οι υποδοχείς της ακετυλοχολίνης. Όταν τα αντισώματα «μπλοκάρουν» την πρωτεΐνη MuSK, δε σχηματίζεται σωστά η νευρομυϊκή σύναψη και έτσι τα σήματα πάλι δεν περνάνε από τα νεύρα στους μυς. Σε σπάνιες περιπτώσεις, η Μυασθένεια εμφανίζεται ως γενετικό νόσημα, οπότε, παρατηρούνται μεταλλαγές στο γονίδιο του υποδοχέα της ακετυλοχολίνης, οι οποίες προκαλούν τη δυσλειτουργία του. Η Μυασθένεια που οφείλεται σε γενετικές μεταλλάξεις, συνήθως, εμφανίζεται μέσα στα δύο πρώτα χρόνια της ζωής.

Πώς τίθεται η διάγνωση;

Για τη διάγνωση της νόσου απαιτείται πάνω απ' όλα πολύ καλή κλινική εξέταση από έμπειρο Νευρολόγο ή Παθολόγο, κατά την οποία θα διαπιστωθεί η μυϊκή αδυναμία. Ο γιατρός ζητά από τον ασθενή να στρέψει το βλέμμα ψηλά, προς ένα απλό αντικείμενο που κρατά (π.χ. στυλό) και να προσπαθήσει να το διατηρήσει σε αυτό το επίπεδο για το μέγιστο του χρόνου. Κατά τη διάρκεια αυτής της δοκιμασίας, οι μυασθενείς, εμφανίζουν βλεφαρόπτωση και διπλωπία. Με αντίστοιχες δοκιμασίες κοπώσεως, π.χ. βαθιά καθίσματα, ο γιατρός εξετάζει όλες τις μυϊκές ομάδες και προσδιορίζει τις αδύναμες. Η διάγνωση επιβεβαιώνεται με εργαστηριακές εξετάσεις, οι οποίες προσδιορίζουν εάν ο ασθενής έχει στο αίμα του αντισώματα έναντι του υποδοχέα της ακετυλοχολίνης (όπως συμβαίνει στο 85% των ασθενών) ή της πρωτεΐνης MuSK (όπως συμβαίνει στο 6% περίπου των ασθενών). Σε σπάνιες περιπτώσεις και παρά την προφανή κλινική εικόνα, δεν ανιχνεύονται αυτοαντισώματα. Τότε αναφερόμαστε στην «οροαρνητική Μυασθένεια».

Η Βαρεία Μυασθένεια είναι συχνότερη σε οικογένειες με άλλα αυτοάνοσα νοσήματα και οι ασθενείς αυτοί πάσχουν από άλλα αυτοάνοσα νοσήματα πιο συχνά από το γενικό πληθυσμό, όπως από Θυροειδίτιδα Hashimoto, Διαβήτη τύπου 1, Συστηματικό Ερυθηματώδη Λύκο ή Ρευματοειδή Αρθρίτιδα. Το 25% των ασθενών, επίσης, πάσχουν και από θύμωμα, έναν συνήθως καλοήθη, όγκο του θύμου αδένα.

Ποια είναι η θεραπεία;

ΑΝΑΣΤΟΛΕΙΣ ΤΗΣ ΑΚΕΤΥΛΟΧΟΛΙΝΕΣΤΕΡΑΣΗΣ: Ουσίες όπως η νεοστιγμίνη και η πυριδοστιγμίνη βελτιώνουν τη μυϊκή λειτουργία αναστέλλοντας τη λειτουργία του ενζύμου χολινεστεράση. Το ένζυμο αυτό καταστρέφει την ακετυλοχολίνη στη νευρομυϊκή σύναψη. Άρα, όταν αναστέλλεται η λειτουργία του, η ακετυλοχολίνη παραμένει στη σύναψη για μεγαλύτερο χρονικό διάστημα, ενεργοποιώντας τον υποδοχέα της.

Ανοσοκατασταλτικά: κορτιζόνη, κυκλοσπορίνη, αζαθειοπρίνη

ΠΛΑΣΜΑΦΑΙΡΕΣΗ: Η θεραπεία αυτή είναι εξαιρετικά επωφελής σε συνθήκες μυασθενικής κρίσης και εξαιρετικά αποτελεσματική στην ανακούφιση των συμπτωμάτων. Πρέπει να τονιστεί, όμως, ότι τα αποτελέσματα αυτά είναι παροδικά και ότι τα αυτοαντισώματα ξαναδημιουργούνται. Για αυτόν το λόγο συγχορηγούμε με την πλασμαφαίρεση ανοσοκατασταλτικά φάρμακα.

ΘΥΜΕΚΤΟΜΗ: Η χειρουργική αυτή επέμβαση είναι απαραίτητη σε περιπτώσεις όπου η Μυασθένεια συνυπάρχει με θύμωμα. Σε πολλούς ασθενείς, μετά την επέμβαση, παρουσιάζεται σημαντική βελτίωση και η ασθένεια εμφανίζει ύφεση. Σε νεαρούς ασθενείς (<40 ετών) με αδυναμία σε πολλούς μυς, η θυμεκτομή εφαρμόζεται και χωρίς την παρουσία θυμώματος με καλά αποτελέσματα.

Ποια είναι η πρόγνωση της νόσου;

Μετά τη θεραπεία, οι ασθενείς έχουν φυσιολογικό προσδόκιμο ζωής. Η ποιότητα ζωής ποικίλλει ανάλογα με τη βαρύτητα των συμπτωμάτων. Η αποτελεσματικότητα των αναστολέων της χολινεστεράσης μπορεί να μειωθεί με το χρόνο. Η πλειονότητα των πασχόντων παραμένουν υπό αγωγή για όλη τους τη ζωή. Τα συμπτώματα, ανάλογα με τη θεραπεία, υποχωρούν ή επανέρχονται, αλλά συνήθως δε χειροτερεύουν με τα χρόνια.

ΝΕΦΡΩΝ

Νεφρίτιδες

Ανατομία και λειτουργία των νεφρών

Βασική δομική και λειτουργική μονάδα των νεφρών είναι ο νεφρώνας (εικ. 32). Στον υγιή ενή-λικα κάθε νεφρός έχει περίπου 1.000.000 νεφρώνες. Κάθε νεφρώνας αποτελείται από το σπεί-ραμα, όπου γίνεται το «φιλτράρισμα» του αίματος από τις άχρηστες ουσίες και η δημιουργία του λεγόμενου «πρόουρου», και το σωληνάριο, όπου γίνεται κυρίως η επαναρρόφηση και απέκ-κριση άχρηστων ουσιών, με αποτέλεσμα τη δημιουργία των ούρων. Στους υγιείς νεφρώνες, η σπειραματική μεμβράνη λειτουργεί ως φραγμός, με αποτέλεσμα τα έμμορφα στοιχεία του αί-ματος (για παράδειγμα, ερυθρά αιμοσφαίρια) και οι ουσίες που είναι μεγάλες σε μέγεθος να μην μπορούν να περάσουν στο πρόουρο και κατά συνέπεια δεν αποβάλλονται στα ούρα. Αν-τίθετα, τα προϊόντα που θέλει ο οργανισμός να αποβάλει, μπορούν να περάσουν τη σπειρα-ματική μεμβράνη και να απεκκριθούν στα ούρα.

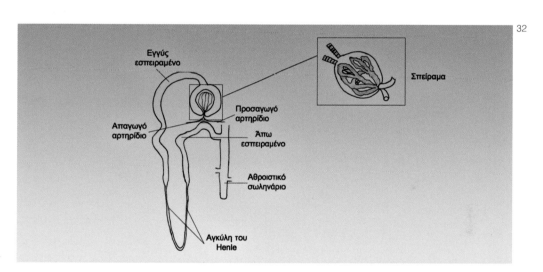

32. Σχηματική αναπαράσταση νεφρώνα. Σε μεγέθυνση το σπείραμα.

Τι είναι οι Νεφρίτιδες;

Οι Νεφρίτιδες ή αλλιώς Σπειραματονεφρίτιδες, Σπειραματοπάθειες ή Σπειραματικές νόσοι είναι μια ομάδα παθήσεων που προσβάλλουν τα σπειράματα των νεφρών. Αυτό έχει ως απο-τέλεσμα τη δημιουργία βλάβης στο σπειραματικό «φραγμό», με αποτέλεσμα την απώλεια στα ούρα ουσιών, που φυσιολογικά δεν ανευρίσκονται σε αυτά, όπως το λεύκωμα και τα έμμορφα στοιχεία του αίματος (ερυθρά και λευκά αιμοσφαίρια). Επιπλέον, παραβλάπτεται και η λειτουρ-γία των νεφρών, με αποτέλεσμα, σε σοβαρές καταστάσεις, την κατακράτηση αζωτούχων και άλλων προϊόντων του μεταβολισμού, που υπό φυσιολογικές συνθήκες αποβάλλονται από τον οργανισμό. Αυτές αθροίζονται στο αίμα και προκαλούν τα συμπτώματα και τα κλινικά σημάδια της νεφρικής ανεπάρκειας.

Πώς ταξινομούνται;

Οι Νεφρίτιδες είναι μία ετερογενής ομάδα παθήσεων, που ως κοινό χαρακτηριστικό έχουν την προσβολή των σπειραμάτων των νεφρών. Έχουν, όμως, μεγάλες διαφορές μεταξύ τους και ως προς το πόσο σοβαρές είναι (βαρύτητα) και ως προς την κλινική πορεία και ως προς την αιτιολογία. Αποτέλεσμα αυτού είναι να κατατάσσονται σε κατηγορίες ανάλογα με:

1. Την αιτιολογία
2. Την κλινική εικόνα (το σύνολο συμπτωμάτων και σημείων με τα οποία μπορεί να εκδηλωθούν)
3. Το είδος της ιστολογικής βλάβης που προκαλούν (η οποία εκτιμάται με τη βιοψία νεφρού).

Ταξινόμηση Νεφριτίδων βάσει αιτιολογίας

Βάσει του αιτιολογικού παράγοντα, οι Νεφρίτιδες μπορεί να είναι πρωτοπαθείς ή δευτεροπαθείς. Στις πρωτοπαθείς Νεφρίτιδες δεν αναγνωρίζεται ο αιτιολογικός παράγοντας. Αντίθετα, στις δευτεροπαθείς Νεφρίτιδες υπάρχει κάποιος παράγοντας που σχετίζεται με την πρόκλησή τους, ο οποίος μπορεί να είναι συστηματική νόσος, όπως για παράδειγμα οι Νεφρίτιδες του Συστηματικού Ερυθηματώδους Λύκου, ή οι Νεφρίτιδες στο πλαίσιο Συστηματικής Αγγειίτιδας ή Νεφρίτιδα συνδεόμενη με άλλες, αυτοάνοσες συνήθως, νόσους (Σκληρόδερμα, σ. Sjögren, Ρευματοειδής Αρθρίτιδα, Κρυοσφαιριναιμία, Πορφύρα Henoch-Schönlein). Επίσης, δευτεροπαθείς Νεφρίτιδες μπορεί να προκληθούν από λοιμώδεις παράγοντες, συχνότερα ιογενείς (δευτεροπαθείς νεφρίτιδες από ιούς της ηπατίτιδας Β και C και της επίκτητης ανοσοανεπάρκειας), αλλά και βακτηριακές (βακτηριακή ενδοκαρδίτιδα και άλλες οξείες και χρόνιες λοιμώξεις). Τέλος, μπορεί να προκληθούν και από φάρμακα (πίνακας 1).

ΠΙΝΑΚΑΣ Ι	
ΤΑΞΙΝΟΜΗΣΗ ΝΕΦΡΙΤΙΔΩΝ ΒΑΣΕΙ ΑΙΤΙΟΛΟΓΙΑΣ	
ΠΡΩΤΟΠΑΘΕΙΣ	**ΔΕΥΤΕΡΟΠΑΘΕΙΣ**
Νόσος ελαχίστων αλλοιώσεων	Μεταλοιμώδης σπειραματονεφρίτιδα
Εστιακή τμηματική σπειραματοσκλήρυνση	Νεφρίτιδα του Συστηματικού Ερυθηματώδους Λύκου
Μεμβρανώδης σπειραματοπάθεια	Αγγειίτιδα συνοδευόμενη με ANCA
IgA νεφροπάθεια	Κρυοσφαιριναιμία
Μεμβρανοϋπερπλαστική σπειραματονεφρίτιδα	Πορφύρα Henoch – Schönlein

Ταξινόμηση Νεφριτίδων βάσει της κλινικής εικόνας

Ανάλογα με το πόσο σοβαρή είναι η βλάβη (βαρύτητα), την ταχύτητα εξέλιξής τους και το βαθμό και το στάδιο της νεφρικής βλάβης κατά τη διάγνωση και την κυρίαρχη κλινική εκδήλωση, οι Νεφρίτιδες μπορούν να ταξινομηθούν αδρά στις εξής κατηγορίες:

- Αιματουρία ή και μικρού βαθμού πρωτεϊνουρία
- Νεφρωσικό σύνδρομο
- Οξεία σπειραματονεφρίτιδα
- Ταχέως εξελισσόμενη σπειραματονεφρίτιδα
- Χρόνια σπειραματονεφρίτιδα (χρόνια νεφρική νόσος)

Στον πίνακα 2 φαίνεται η κατάταξη των Νεφριτίδων βάσει ιστολογικής εικόνας, σε συνδυασμό με τα κύρια κλινικά σύνδρομα.

Ταξινόμηση Νεφριτίδων βάσει του είδους της ιστολογικής βλάβης

Ανεξάρτητα από την αιτιολογία τους, οι Νεφρίτιδες ταξινομούνται επί τη βάσει των ευρημάτων της παθολογοανατομικής εξέτασης, που γίνεται σε μικρό τεμαχίδιο του νεφρού το οποίο λαμβάνεται διαδερμικά με λεπτή βελόνα (βιοψία νεφρού). Ανάλογα με το είδος της βλάβης διαχωρίζονται σε φλεγμονώδεις και μη φλεγμονώδεις (σπειραματονεφρίτιδες ή σπειραματοπάθειες αντίστοιχα) και ανάλογα με την κυρίαρχη βλάβη στα διάφορα στοιχεία του σπειράματος κατατάσσονται ως μεσαγγειοϋπερπλαστική νεφρίτιδα, μεμβρανώδης νεφροπάθεια, μεμβρανοϋπερπλαστική σπειραματονεφρίτιδα κ.λπ.

Πώς προκαλούνται;

Ο μηχανισμός πρόκλησής τους είναι ανοσολογικός και συγκεκριμένα, σε αρκετές από αυτές αυτοάνοσος (δηλ ο ίδιος ο οργανισμός στρέφεται εναντίον στοιχείων του νεφρού. Βλ. αντίστοιχο κεφάλαιο).

Πώς εκδηλώνονται οι Νεφρίτιδες;

Οι Νεφρίτιδες εμφανίζονται με πολλαπλά συμπτώματα και κλινικά σημεία, που σε μεγάλο βαθμό αντανακλούν τη φύση και τη σοβαρότητα της νόσου.

Οι πιο συνηθισμένες εκδηλώσεις είναι αίμα ή λεύκωμα στα ούρα, επιδείνωση της νεφρικής λειτουργίας, ολιγουρία (μικρή παραγωγή ούρων) ή και ανουρία (καθόλου παραγωγή ούρων), οίδημα (πρηξίματα) και υπέρταση.

ΠΙΝΑΚΑΣ 2

ΤΑΞΙΝΟΜΗΣΗ ΒΑΣΕΙ ΑΙΤΙΟΛΟΓΙΑΣ ΙΣΤΟΛΟΓΙΑΣ / ΚΛΙΝΙΚΟΥ ΣΥΝΔΡΟΜΟΥ Ι

ΑΣΥΜΠΤΩΜΑΤΙΚΗ ΜΙΚΡΟΣΚΟΠΙΚΗ ΑΙΜΑΤΟΥΡΙΑ / ΥΠΟΤΡΟΠΙΑΖΟΥΣΑ ΜΑΚΡΟΣΚΟΠΙΚΗ ΑΙΜΑΤΟΥΡΙΑ
Νόσος λεπτής βασικής μεμβράνης
IgA νεφροπάθεια
Μεσαγγειοϋπερπλστική ΣΝ
Σύνδρομο Alport
Ασυμπτωματική πρωτεϊνουρία ή και μικροσκοπική αιματουρία
Εστιακή τμηματική σπειραματοσκλήρυνση
Μεσαγγειοϋπερπλαστική ΣΝ

ΝΕΦΡΩΣΙΚΟ ΣΥΝΔΡΟΜΟ
Νόσος ελαχίστων αλλοιώσεων
Εστιακή τμηματική σπειραματοσκλήρυνση
Μεμβρανώδης σπειραματοπάθεια
Μεμβρανοϋπερπλαστική ΣΝ τύπος Ι
Μεμβρανοϋπερπλαστική ΣΝ τύπος ΙΙ
Ινιδοειδής ΣΝ
Διαβητική σπειραματοσκλήρυνση
Αμυλοείδωση
Νόσος ελαφρών αλύσεων

ΟΞΕΙΑ ΝΕΦΡΙΤΙΔΑ
Μεταλοιμώδης ΣΝ
Νεφρίτιδα του ΣΕΛ
Μεμβρανοϋπερπλαστική ΣΝ τύπος Ι
Μεμβρανοϋπερπλαστική ΣΝ τύπος ΙΙ

ΤΑΧΕΩΣ ΕΞΕΛΙΣΣΟΜΕΝΗ ΣΝ
Αντι-GBM ΣΝ
Ανοσοσυμπλεγματικές ΣΝ (ΣΕΛ)
Ανοσοπενικές ΣΝ
Μικροσκοπική πολυαγγειίτιδα , v. Wegener, σ. Churg-Strauss

ΧΡΟΝΙΑ ΝΕΦΡΙΚΗ ΑΝΕΠΑΡΚΕΙΑ
Χρόνια σπειραματονεφρίτιδα

Βάσει της κλινικής συμπτωματολογίας που κυριαρχεί, διαφορετικά είδη Νεφριτίδων μπορεί να εκδηλωθούν ως

α. Αιματουρία ή / και μικρού βαθμού πρωτεϊνουρία

Συνήθως πρόκειται για Νεφρίτιδες με καλοήθη πορεία, συχνά η διάγνωση είναι αποτέλεσμα τυχαίου ελέγχου και οι θεραπείες είναι πιο ήπιες. Η συχνότερη Νεφρίτιδα αυτής της κατηγορίας είναι η μεσαγγειοϋπερπλαστική σπειραματονεφρίτιδα και ειδικότερα η IgA νεφροπάθεια

β. Νεφρωσικό σύνδρομο

Είναι αποτέλεσμα βλάβης στο σπειραματικό «φραγμό», με συνέπεια την απώλεια μεγάλης ποσότητας πρωτεΐνης στα ούρα. Αυτό έχει ως αποτέλεσμα δυσλειτουργία στο μηχανισμό συγκράτησης του νερού του οργανισμού μέσα στα αγγεία και συγκέντρωση παθολογικής ποσότητας υγρών σε διάφορα σημεία του σώματος (οίδημα, πρήξιμο). Έτσι δημιουργούνται πρηξίματα σε πρόσωπο, άκρα ή οσφυϊκή χώρα («μέση») σε κατακεκλιμένους ασθενείς. Οι συχνότερες Νεφρίτιδες που εκδηλώνονται με νεφρωσικό σύνδρομο στους ενήλικες είναι η μεμβρανώδης, η νόσος ελαχίστων αλλοιώσεων και η εστιακή τμηματική σπειραματοσκλήρυνση.

γ. Οξεία νεφρίτιδα

Αυτή η κατηγορία Νεφριτίδων εκδηλώνεται αιφνίδια, με έντονη κλινική εικόνα και εκτός από αιματουρία και πρωτεϊνουρία μπορεί να παρουσιαστεί και με επιδείνωση της νεφρικής λειτουργίας (αύξηση της ουρίας και της κρεατινίνης στο αίμα), οίδημα, ολιγουρία και υπέρταση. Τέτοια εικόνα συνηθέστερα παρατηρείται σε μεταλοιμώδη σπειραματονεφρίτιδα (σπειραματονεφρίτιδα που ακολουθεί λοίμωξη από κάποιο μικρόβιο) .

δ. Ταχέως εξελισσόμενη σπειραματονεφρίτιδα

Ίδια κλινική εικόνα με την οξεία νεφρίτιδα, συχνότερα παρατηρούμενη σε Αγγειίτιδες των μικρών αγγείων (βλ. αντίστοιχο κεφάλαιο).

ε. Χρόνια σπειραματονεφρίτιδα (χρόνια νεφρική νόσος)

Μπορεί να είναι η τελική έκβαση οποιασδήποτε Νεφρίτιδας. Συνήθως δεν έχει συμπτώματα. Μόνο όταν η μείωση της νεφρικής λειτουργίας είναι σημαντική εμφανίζει εκδηλώσεις χρόνιας νεφρικής ανεπάρκειας.

Πώς γίνεται η διάγνωση;

Η διάγνωση μιας Νεφρίτιδας γίνεται αρχικά με την αναγνώριση των εκδηλώσεων που αυτή προκαλεί. Η εμφάνιση αιματουρίας, οιδημάτων, «αφρωδών» ούρων ή υπέρτασης μπορεί να αποτελούν εκδηλώσεις Νεφρίτιδας. Μικρή ποσότητα αίματος ή μικρή ποσότητα πρωτεΐνης στα ούρα μπορεί να ανευρεθεί σε τυχαία γενική εξέταση ούρων. Σπάνια η διάγνωση γίνεται σε προχωρημένο στάδιο χρόνιας Νεφρίτιδας με πρώτες εκδηλώσεις αυτές της χρόνιας νεφρικής νόσου.

Επειδή διάφορες Νεφρίτιδες μπορεί να εκδηλωθούν με τα ίδια συμπτώματα ή ευρήματα (για παράδειγμα νεφρωσικό σύνδρομο σε μεμβρανώδη σπειραματοπάθεια και σε νόσο με ελάχιστες αλλοιώσεις), ενώ από την άλλη πλευρά, η ίδια Νεφρίτιδα (όπως αυτή του Συστηματικού Ερυθηματώδους Λύκου) μπορεί να εκδηλωθεί με πολλές κλινικές μορφές, από ήπιες μέχρι πολύ σοβαρές, απαραίτητο διαγνωστικό μέσο για τις Νεφρίτιδες είναι η βιοψία νεφρού. Η βιοψία νεφρού γίνεται διαδερμικά, με λεπτή βελόνα, υπό υπερηχογραφική (συνήθως) εντόπιση του νεφρού, με τοπική αναισθησία. Μέσω αυτής λαμβάνεται ένα νηματοειδές τεμαχίδιο, το οποίο στη συνέχεια εξετάζεται στο μικροσκόπιο με κατάλληλη επεξεργασία (ιστολογική εξέταση). Η βιοψία νεφρού, εκτός από τη διάγνωση, μας δίνει πολύ χρήσιμες πληροφορίες για την εκτίμηση της βαρύτητας και της έκτασης της Νεφρίτιδας κατά συνέπεια και για την πιθανή εξέλιξή της. Επίσης είναι απαραίτητη για την έναρξη της κατάλληλης θεραπείας.

Πώς εξελίσσονται οι Νεφρίτιδες;

Καθεμία από τις Νεφρίτιδες έχει τη δική της πορεία. Η πορεία, όμως, μπορεί να τροποποιηθεί με τη θεραπεία που χορηγούμε.

Έτσι οι οξείες νεφρίτιδες, όπως αυτή του Συστηματικού Ερυθηματώδους Λύκου και της Αγγειίτιδας που συνοδεύεται από αντισώματα ANCA (βλ. αντίστοιχο κεφάλαιο), ανταποκρίνονται στη θεραπεία. Οι προαναφερθείσες, όμως, Νεφρίτιδες έχουν το χαρακτηριστικό ότι υποτροπιάζουν, ενώ μετά από κάθε έξαρση συνήθως παραμένει στους νεφρούς ένας βαθμός χρόνιας βλάβης.

Οι χρόνιες νεφρίτιδες, όπως συνήθως συμβαίνει με την IgA νεφροπάθεια, ακολουθούν ήπια πορεία χωρίς κλινικές εκδηλώσεις, εκτός από συχνή εμφάνιση υπέρτασης, μέχρις ότου επιδεινωθεί αρκετά η νεφρική λειτουργία.

Ορισμένες Νεφρίτιδες μπορεί να υποχωρήσουν χωρίς καμία θεραπεία. Χαρακτηριστικό παράδειγμα είναι η μεμβρανώδης νεφροπάθεια που συνήθως εκδηλώνεται με νεφρωσικό σύνδρομο. Στο ένα τρίτο των περιπτώσεων, η πρωτεϊνουρία μειώνεται σημαντικά ή εξαφανίζεται σε διάστημα ενός περίπου έτους από την εμφάνισή της.

Σε όλες, πάντως, τις περιπτώσεις η σταθερή παραμονή πρωτεϊνουρίας, όταν μάλιστα αυτή ξεπερνά το 1 γραμμάριο την ημέρα, η υπέρταση και η επιδεινωμένη νεφρική λειτουργία επιβαρύνουν την εξέλιξη της Νεφρίτιδας προκαλώντας προοδευτική καταστροφή των νεφρών και νεφρική ανεπάρκεια.

Πώς θεραπεύουμε τις Νεφρίτιδες;

Η ετερογένεια της κλινικής έκφρασης των Νεφρίτιδων και η διαφορετική φυσική πορεία τους, επιβάλλει επιλογή διαφορετικών θεραπευτικών προσεγγίσεων, τόσο για καθεμία χωριστά, όσο και για διαφορετικούς ασθενείς με το ίδιο είδος και διαφορετικού βαθμού βαρύτητας Νεφρίτιδα. Τα χρησιμοποιούμενα φάρμακα είναι πολλά:

- **Ειδικές κατηγορίες αντιυπερτασικών φαρμάκων,** όπως είναι οι αναστολείς του συστήματος ρενίνης-αγγειοτενσίνης ή οι αποκλειστές των υποδοχέων αγγειοτενσίνης, που μειώνουν την αρτηριακή πίεση και την πρωτεϊνουρία και επιβραδύνουν το ρυθμό επιδείνωσης της νεφρικής λειτουργίας.

- **Διουρητικά**, ιδίως σε ασθενείς με οιδήματα / νεφρωσικό σύνδρομο.

- **Κορτιζόνη** σε υψηλές δόσεις για μικρό χρονικό διάστημα και προοδευτικά (σε διάστημα μηνών) μειούμενες.

- **Κυτταροτοξικά φάρμακα**, για τις πιο «επιθετικές» Νεφρίτιδες όπως του Συστηματικού Ερυθηματώδη Λύκου και των Αγγειιτίδων, με συχνότερα χρησιμοποιούμενη την κυκλοφωσφαμίδη. Σε άλλες Νεφρίτιδες χορηγείται από το στόμα

- **Κυκλοσπορίνη, μυκοφαινολικό οξύ, αζαθειοπρίνη.**

- **Μονοκλωνικά αντισώματα**

Σε γενικές γραμμές, οι θεραπείες των Νεφρίτιδων είναι μακροχρόνιες (μήνες / έτη) και σε πολλές περιπτώσεις οδηγούν σε ύφεση της νόσου και υποχώρηση ή και εξαφάνιση των συμπτωμάτων. Επειδή όμως πάντα υπάρχει ο κίνδυνος της υποτροπής ή της εξέλιξης της νεφρικής νόσου, απαιτείται συχνή παρακολούθηση, ακόμα και μετά την ολοκλήρωση της θεραπείας.

Συνηθισμένες ερωτήσεις ασθενών

▶ *Τι πιθανότητες έχω να «χάσω τους νεφρούς μου»;*
Αυτό εξαρτάται κατά κύριο λόγο από το είδος της Νεφρίτιδας. Υπάρχουν Νεφρίτιδες με εξαιρετικά καλοήθη πορεία, όπως η νόσος των ελαχίστων αλλοιώσεων, όπου ο κίνδυνος εξέλιξης σε τελικού σταδίου νεφρική ανεπάρκεια είναι μικρός. Ακόμα όμως και οι «επιθετικές» Νεφρίτιδες, όπως οι Αγγειίτιδες, αν διαγνωστούν και αντιμετωπιστούν έγκαιρα, δεν οδηγούν σε χρόνια νόσο.

▶ *Μπορώ να αποφύγω τη βιοψία;*
Όχι, διότι η βιοψία νεφρού, εκτός από διαγνωστικό μέσο, είναι εξαιρετικά χρήσιμη και για τον καθορισμό της έκτασης, της βαρύτητας και της «δραστηριότητας» της νόσου. Κατευθύνει τη λήψη θεραπευτικών αποφάσεων και αυτό είναι ιδιαίτερα σημαντικό, ειδικά όταν πρόκειται για θεραπείες με κυτταροτοξικά φάρμακα. Επιπλέον, σε έμπειρα χέρια έχει ελάχιστες, ήπιες συνήθως, επιπλοκές (αιματουρία που υποχωρεί από μόνη της, αιμάτωμα γύρω από το νεφρό).

▶ *Είναι κληρονομική πάθηση;*
Εκτός ορισμένων, λίγων περιπτώσεων, όπως η νόσος του Alport, η νόσος της λεπτής βασικής μεμβράνης και κάποιες σπάνιες περιπτώσεις οικογενών μορφών IgA ή εστιακής τμηματικής σπειραματοσκλήρυνσης, οι Νεφρίτιδες δεν είναι κληρονομούμενα νοσήματα.

▶ *Τι πιθανότητες υπάρχουν να γίνω καλά;*
Οι Νεφρίτιδες είναι χρόνια νοσήματα, με υφέσεις και εξάρσεις (υποτροπές) και κάποιες από αυτές δημιουργούν προοδευτικά μόνιμες βλάβες στους νεφρούς. Με την κατάλληλη θεραπεία και παρακολούθηση όμως, οι περισσότερες αντιμετωπίζονται ή αργούν πολύ να οδηγήσουν σε νεφρική ανεπάρκεια.

▶ *Υπάρχει κάποια ειδική δίαιτα που βοηθάει; Πόσο νερό πρέπει να πίνω;*
Όταν υπάρχει σημαντική απώλεια νεφρικής λειτουργίας χορηγείται δίαιτα με περιορισμένο λεύκωμα (πρωτεΐνη), έτσι ώστε να επιβραδύνεται ο ρυθμός επιδείνωσης της νεφρικής λειτουργίας. Στους ασθενείς με φυσιολογική ή μέτρια επηρεασμένη νεφρική λειτουργία συστήνεται φυσιολογική ημερήσια πρόσληψη νερού (2-2,5 λίτρα) και περιορισμός στην πρόσληψη αλατιού.

ΟΦΘΑΛΜΩΝ

Ο οφθαλμός μπορεί ν' αποτελέσει το μοναδικό ιστό-στόχο μιας οργανοειδικής αυτοάνοσης διεργασίας π.χ. η Ραγοειδίτιδα (φλεγμονή του ραγοειδούς χιτώνα του ματιού), καθώς επίσης, μπορεί να γίνει στόχος του ανοσοποιητικού μας συστήματος και να προσβληθεί δευτεροπαθώς από μια συστηματική αυτοάνοση πάθηση π.χ. Ρευματοειδή Αρθρίτιδα.

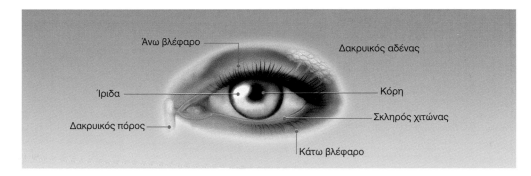

33. Ανατομία οφθαλμού.

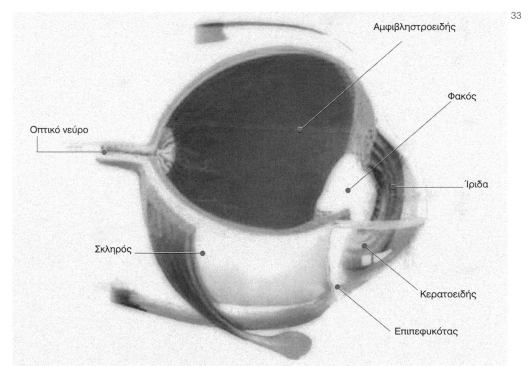

Ραγοειδίτιδα

Τι είναι η Ραγοειδίτιδα;

Ραγοειδής χιτώνας καλείται ο ενδιάμεσος χιτώνας του οφθαλμού (μεταξύ του σκληρού χιτώνα και του αμφιβληστροειδούς) και αποτελείται από την ίριδα, το ακτινωτό σώμα και τον οπίσθιο ραγοειδή ή χοριοειδή χιτώνα (εικ. 33).

Η φλεγμονή του ραγοειδούς χιτώνα του ματιού καλείται Ραγοειδίτιδα. Η εμφάνιση της είναι αρκετά συχνή σε άτομα ηλικίας μεταξύ 25-44 ετών.

Ανάλογα με το τμήμα του ραγοειδούς χιτώνα που εμφανίζει το μεγαλύτερο ποσοστό φλεγμονής μπορούμε να διακρίνουμε τους ακόλουθους τύπους των Ραγοειδίτιδων :

- **Πρόσθιες Ραγοειδίτιδες:** ιρίτιδα, ιριδοκυκλίτιδα (εικ. 34), κυκλίτιδα
- **Διάμεσες Ραγοειδίτιδες:** οπίσθια κυκλίτιδα
- **Οπίσθιες Ραγοειδίτιδες:** χοριοαμφιβληστροειδίτιδα, χοριοειδίτιδα.

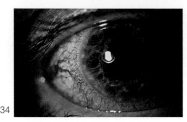

34. Ιριδοκυκλίτιδα σε ασθενή με Αγκυλοποιητική Σπονδυλαρθρίτιδα.

34

Η πιο συχνή μορφή Ραγοειδίτιδας είναι η ιρίτιδα. Η σωστή διάγνωση είναι απαραίτητη, καθώς η φαρμακευτική αντιμετώπιση είναι διαφορετική στην ιρίτιδα (φλεγμονή ίριδας) και την ιριδοκυκλίτιδα (φλεγμονή ίριδας και ακτινωτού σώματος) από τη χοριοειδίτιδα.

Τι προκαλεί τη Ραγοειδίτιδα;

Αν και σε πολλές περιπτώσεις η ακριβής αιτία παραμένει άγνωστη, η εμφάνιση του νοσήματος μπορεί να είναι αποτέλεσμα λοίμωξης (ιοί, βακτήρια, παράσιτα), αυτοάνοσης νόσου ή άλλης αιτιολογίας.

Αξίζει να σημειώσουμε ότι το ποσοστό των ασθενών με Ραγοειδιτιδα, η οποία σχετίζεται με μια υποκείμενη αυτοάνοση συστηματική πάθηση, αντιπροσωπεύει τουλάχιστον το 50% των νοσούντων. Οι περιπτώσεις των ασθενών, στους οποίους το ακριβές αίτιο δεν ανευρίσκεται, συγκαταλέγονται στην ιδιοπαθή Ραγοειδίτιδα.

Ποια είναι τα συμπτώματα της Ραγοειδίτιδας;

Ανάλογα με τον τύπο της Ραγοειδίτιδας ο ασθενής μπορεί να εμφανίσει μερικά ή ακόμα και όλα τα ακόλουθα συμπτώματα:

- Ερυθρότητα του οφθαλμού
- Οφθαλμικός πόνος
- Φωτοφοβία (υπερευαισθησία στο φως)
- Μείωση της όρασης
- Μυϊοψίες (οπτικά ενοχλήματα που χαρακτηρίζονται από μικρά στίγματα ή γραμμές που κινούνται με τον οφθαλμό. Ο ασθενής χαρακτηριστικά αναφέρει ότι βλέπει «μυγάκια»).

Πώς αντιμετωπίζεται η Ραγοειδίτιδα;

1. Ανακούφιση από τον πόνο και τη φωτοφοβία με σταγόνες που διαστέλλουν την ίριδα (μυδριατικές σταγόνες).

Οι σταγόνες αυτές προκαλούν προσωρινή «παράλυση» των μυών της ίριδας και του ακτινωτού σώματος. Ο ασθενής μπορεί να βλέπει θολά τις πρώτες μέρες χρήσης των σταγόνων αυτών.

2. Καταστολή της φλεγμονής

Η ταχεία καταστολή της φλεγμονής είναι απαραίτητη για την αποφυγή οφθαλμικών επιπλοκών. Για ιρίτιδες και ιριδοκυκλίτιδες, συνιστάται η χρήση τοπικών στεροειδών (οφθαλμικές σταγόνες κορτιζόνης), τα οποία δρουν αποτελεσματικά, καταστέλλοντας τη φλεγμονή. Η μακροχρόνια

35. Εξόφθαλμος και ανάσπαση βλεφάρων σε οφθαλμοπάθεια από αυτοάνοση νόσο του θυρεοειδούς αδένα.

36. Ιριδοκυκλίτιδα με υπόπυο σε ασθενή με νόσο Αδαμαντιάδη-Behçet.

37. Σκληρίτιδα σε ασθενή με Ρευματοειδή Αρθρίτιδα.

38. Οπτική Νευρίτιδα σε ασθενή με Σκλήρυνση κατά Πλάκας.

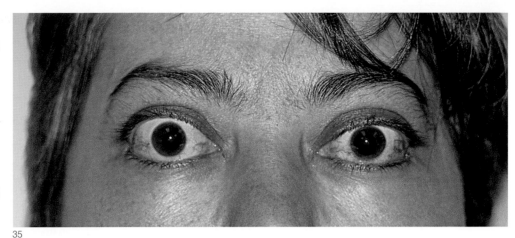

35

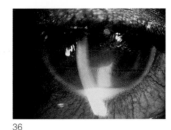

36

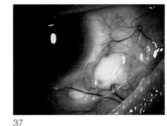

37

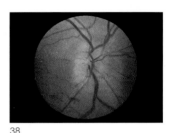

38

χρήση κορτιζόνης πρέπει να παρακολουθείται στενά, γιατί μπορεί να οδηγήσει σε αύξηση της ενδοφθάλμιας πίεσης (γλαύκωμα) και δημιουργία καταρράκτη.

Για την αντιμετώπιση της χοριοειδίτιδας ή σε εκτεταμένη φλεγμονή προσθίου και οπισθίου ραγοειδούς, οι τοπικές σταγόνες κορτιζόνης δεν είναι αποτελεσματικές και συστηματική χορήγηση κορτιζόνης ή άλλων ανοσοκατασταλτικών είναι απαραίτητη.

Η συνεργασία του Οφθαλμίατρου και του Ρευματολόγου είναι ιδιαίτερα σημαντική σε περιπτώσεις όπου απαιτείται μακροχρόνια συστηματική θεραπεία .

Ποιες είναι οι επιπλοκές της Ραγοειδίτιδας;

Οι πιο συχνές επιπλοκές της Ραγοειδίτιδας από τους οφθαλμούς είναι:

Το γλαύκωμα (αύξηση της ενδοφθάλμιας πίεσης), ο καταρράκτης (θολερότητα του κρυσταλλοειδούς φακού του ματιού) και η αποκόλληση του αμφιβληστροειδούς.

Επιπρόσθετα, θα πρέπει να τονιστεί ότι και η ίδια η θεραπεία της νόσου με τοπικές σταγόνες κορτιζόνης μπορεί να αυξήσει την ενδοφθάλμια πίεση.

Τέλος, οι διάφορες επιπλοκές της Ραγοειδίτιδας από τον οφθαλμό μπορούν να προκαλέσουν σημαντική μείωση της όρασης ή πλήρη απώλεια της όρασης (τύφλωση), αν δε διαγνωστούν και δεν αντιμετωπιστούν εγκαίρως.

Συμπαθητική Οφθαλμία

Τι είναι η Συμπαθητική Οφθαλμία;

Η Συμπαθητική Οφθαλμία είναι νόσος που προσβάλλει τα μάτια. Είναι κοκκιωματώδης επιπεφυκί-τιδα η οποία εμφανίζεται και στα δύο μάτια ταυτόχρονα μετά από τραύμα στο ένα από αυτά.

Πόσο χρόνο μετά το τραύμα εμφανίζεται η νόσος;

Στο 80% των περιπτώσεων η νόσος εκδηλώνεται 2-12 εβδομάδες μετά τον τραυματισμό, ενώ στο 90% των περιπτώσεων η νόσος εκδηλώνεται μέσα στον πρώτο χρόνο από τον τραυματισμό. Δε λείπουν, όμως, και οι ακραίες περιπτώσεις, αφού έχει παρατηρηθεί εκδήλωση της νόσου από 5 μέρες έως και 66 χρόνια μετά τον τραυματισμό. Είναι, επίσης, αξιοσημείωτο ότι κάποιες περι-πτώσεις Συμπαθητικής Οφθαλμίας δε σχετίζονται με διατρητικό τραύμα (χειρουργικό ή μη) του οφθαλμού, αλλά με επεμβάσεις στα μάτια κατά τις οποίες δε γίνεται διάτρηση του οφθαλμού.

Επιδημιολογία

Η νόσος είναι αρκετά σπάνια. Η συχνότητα εμφάνισής της είναι 0,5% σε μη χειρουργικά τραύ-ματα και 0,1% σε χειρουργικά τραύματα. Δεν έχουν παρατηρηθεί διαφορές στη συχνότητα εμ-φάνισης της νόσου μεταξύ ανδρών και γυναικών ούτε μεταξύ ανθρώπων που ανήκουν σε διαφορετικές φυλές.

Τι προκαλεί τη Συμπαθητική Οφθαλμία;

Πιθανότατα η Συμπαθητική Οφθαλμία αναπτύσσεται λόγω επίθεσης του ανοσοποιητικού συ-υτήματός σε οφθαλμικά αντιγόνα, τα οποία μέχρι πριν από τον τραυματισμό βρίσκονταν «κρυμ-μένα». Τα αυτοαντιγόνα αυτά φαίνεται πως βρίσκονται στα μελανοκύτταρα του χοριοειδούς χιτώνα του οφθαλμού.

Φαίνεται ότι ορισμένα άτομα έχουν γενετική προδιάθεση να εκδηλώσουν Συμπαθητική Οφθαλμία, μετά από σοβαρό τραυματισμό του οφθαλμού.

Κλινική εικόνα

Οι ασθενείς συνήθως παραπονιούνται για θολή όραση, πόνο και φωτοφοβία, χωρίς άλλα συμ-πτώματα.

Η διάγνωση είναι κυρίως κλινική, αφού ο γιατρός λάβει υπόψη προηγούμενους τραυματι-σμούς ή χειρουργικές επεμβάσεις στους οφθαλμούς. Η αγγειογραφία με τη βοήθεια ειδικών φθοριζουσών ουσιών (φλουοροσκεΐνης και ινδοκυανίνης) μπορεί, επίσης, να βοηθήσει στο να τεθεί η διάγνωση.

Η διαφορική διάγνωση γίνεται από: λοιμώξεις, άλλα αυτοάνοσα νοσήματα ή και νεοπλάσματα

Θεραπεία

Από τη στιγμή που η νόσος έχει ξεκινήσει, η θεραπεία που θα πρέπει να ακολουθηθεί είναι εν-δοφλέβια χορήγηση κορτιζόνης σε υψηλές δόσεις. Αυτή μπορεί να συνδυαστεί με τοπική εφαρ-μογή κορτιζόνης και κυκλοπληγικών ουσιών, δηλαδή, ουσιών που κρατάνε σταθερό το μέγεθός της κόρης του οφθαλμού). Ο ασθενής θα πρέπει να συνεχίσει να λαμβάνει υψηλές δόσεις κορ-τιζόνης από το στόμα για 3 τουλάχιστον μήνες μετά την επίτευξη ύφεσης της νόσου. Εάν αυτή η θεραπευτική αγωγή δεν είναι αποτελεσματική, προστίθενται άλλα ανοσοκατασταλτικά φάρ-μακα, όπως η κυκλοσπορίνη, η αζαθειοπρίνη και η κυκλοφωσφαμίδη.

Αυτοάνοση προσβολή άλλων τμημάτων του οφθαλμού

Όλα τα επιμέρους τμήματα του οφθαλμού μπορούν να προσβληθούν στο πλαίσιο μιας αυτο-
άνοσης διεργασίας, είτε ως αυτοτελείς παθήσεις (π.χ. επισκληρίτιδα, σκληρίτιδα, αμφιβλη-
στροειδοπάθεια, οπτική νευρίτιδα) είτε ως επιπλοκή άλλων αυτοάνοσων νοσημάτων (βλ. πίν.).

ΟΦΘΑΛΜΙΚΕΣ ΕΠΙΠΛΟΚΕΣ ΤΩΝ ΑΥΤΟΑΝΟΣΩΝ ΝΟΣΗΜΑΤΩΝ

➢ Συστηματικός Ερυθηματώδης Λύκος	Ξηρή κερατοεπιπεφυκίτιδα, ραγοειδίτιδα, επισκληρίτιδα, σκληρίτιδα, αγγειίτιδα αμφιβληστροειδούς, οπτική νευρίτιδα
➢ Σύνδρομο Sjögren	Ξηρή κερατοεπιπεφυκίτιδα
➢ Δερματομυοσίτιδα-Πολυμυοσίτιδα	Περικογχικό ερύθημα/ ερυθροϊώδης αποχρωματισμός των άνω βλεφάρων, συχνά συνοδευόμενος από οίδημα των άνω βλεφάρων (εξάνθημα με κατανομή ηλιοτροπίου) / αμφιβληστροειδοπάθεια, ραγοειδίτιδα
➢ Κροταφική Αρτηρίτιδα	Απώλεια όρασης, διπλωπία
➢ Νόσος Αδαμαντιάδη-Behçet	Ραγοειδίτιδα, υπόπυο (εικ. 36)
➢ Οζώδης Πολυαρτηρίτιδα	Επισκληρίτιδα, σκληρίτιδα, οπτική νευρίτιδα
➢ Κοκκιωμάτωση Wegener	Πρόπτωση/εξόφθαλμος, φλεγμονή του κόγχου, ραγοειδίτιδα, έλκη κερατοειδούς, οπτική νευρίτιδα
➢ Αρτηρίτιδα Takayasu	Ισχαιμική αμφιβληστροειδοπάθεια, ισχαιμική οπτική νευροπάθεια, καταρράκτης
➢ Νόσος Kawasaki	Επιπεφυκίτιδα
➢ Ρευματοειδής Αρθρίτιδα	Ξηρή κερατοεπιπεφυκίτιδα, σκληρίτιδα (εικ. 37), επισκληρίτιδα, ραγοειδίτιδα, έλκη κερατοειδούς, αγγειίτιδα και αποκόλληση του αμφιβληστροειδούς
➢ Οροαρνητικές Σπονδυλαρθροπάθειες	Ραγοειδίτιδα
➢ Σκλήρυνση κατά Πλάκας	Οπτική νευρίτιδα (εικ. 38), διπλωπία
➢ Διαβήτης τύπου 1 και 2	Αμφιβληστροειδοπάθεια
➢ Αυτοάνοσες παθήσεις του Γαστρεντερικού	Ραγοειδίτιδα, επισκληρίτιδα
➢ Νόσος του Graves	Εξόφθαλμος/ανάσπαση βλεφάρου (εικ. 35), κερατίτιδα, πιεστική οπτική νευροπάθεια
➢ Μυασθένεια	Διπλωπία, πτώση βλεφάρου

ΠΝΕΥΜΟΝΩΝ

Σαρκοείδωση

Τι είναι η Σαρκοείδωση;

Σαρκοείδωση είναι μια φλεγμονώδης πάθηση στην οποία δημιουργούνται μικροσκοπικές συσσωρεύσεις κυττάρων σε διάφορα όργανα του σώματος. Οι συναθροίσεις αυτές των κυττάρων ονομάζονται κοκκιώματα επειδή μοιάζουν με κόκκους άμμου ή ζάχαρης. Τα κοκκιώματα είναι δυνατόν να αυξηθούν σε μέγεθος ή και να αθροιστούν σε ένα όργανο του σώματος και να προκαλέσουν διάφορα συμπτώματα.

Πού οφείλεται η Σαρκοείδωση;

Η αιτία της Σαρκοείδωσης είναι άγνωστη. Πιστεύεται ότι το ανοσολογικό σύστημα του οργανισμού αντιδρά σε κάποιο παράγοντα του περιβάλλοντος όπως μικρόβια, ιούς, ή χημικές ουσίες ή ίσως σε ουσίες του ιδίου του οργανισμού (αυτοανοσία). Το ανοσοποιητικό σύστημα δρα αμυντικά σε παράγοντες που θεωρεί ότι είναι βλαπτικοί για τον οργανισμό, στέλνοντας ειδικά κύτταρα στα όργανα που εντοπίζονται οι παράγοντες. Τα κύτταρα αυτά παράγουν ουσίες οι οποίες δημιουργούν φλεγμονή γύρω από τις ξένες ουσίες με σκοπό να τις απομονώσουν και να τις καταστρέψουν. Στη Σαρκοείδωση η φλεγμονή παραμένει και οδηγεί στη δημιουργία των κοκκιωμάτων.

Ποια όργανα του σώματος προσβάλλονται στη Σαρκοείδωση;

Η Σαρκοείδωση είναι δυνατόν να προσβάλει όλα τα όργανα του σώματος. Ωστόσο, συχνότερα προσβάλλει τους πνεύμονες, τους λεμφαδένες εντός του θώρακα, το δέρμα, τους οφθαλμούς, και το ήπαρ. Λιγότερο συχνά προσβάλλει τον εγκέφαλο, την καρδιά, τους σιελογόνους αδένες, ή τα οστά. Σχεδόν πάντα υπάρχει σε περισσότερα από ένα όργανα.

Τι εξέλιξη μπορεί να έχει η Σαρκοείδωση;

Η πορεία της νόσου ποικίλλει από ασθενή σε ασθενή. Σε ορισμένους ασθενείς, η φλεγμονή βελτιώνεται από μόνη της, τα κοκκιώματα ζαρώνουν και τα συμπτώματα εξαφανίζονται. Σε άλλους ασθενείς, η φλεγμονή παραμένει σταθερή. Εδώ είναι δυνατόν να υπάρχουν υποτροπές της νόσου που να απαιτούν θεραπεία. Τέλος σε μερικούς ασθενείς, η Σαρκοείδωση μπορεί να επιδεινωθεί και να προκαλέσει μόνιμη βλάβη οργάνων. Σε αυτή την περίπτωση η θεραπεία μπορεί να βοηθήσει, αλλά ο ουλώδης ιστός που παραμένει στα διάφορα όργανα συνήθως δεν απαντά στη θεραπεία. Γενικά, η Σαρκοείδωση εξελίσσεται αργά σε διάστημα μηνών, και συνήθως δεν προκαλεί οξεία πάθηση. Δεν υπάρχει γνωστός τρόπος πρόληψης της ασθένειας.

Ποια είναι τα συμπτώματα της Σαρκοείδωσης;

Πολλοί ασθενείς με Σαρκοείδωση δεν έχουν συμπτώματα. Πολύ συχνά ανακαλύπτεται τυχαία σε άτομα που υποβάλλονται σε απλή ακτινογραφία των πνευμόνων. Τα συμπτώματα συνήθως εξαρτώνται από τα όργανα του σώματος που έχουν προσβληθεί. Έτσι, από τον πνεύμονα είναι δυνατόν να υπάρχει δύσπνοια, ξηρός βήχας, ή και πόνος στο στήθος που αυξάνεται με τις βαθιές αναπνοές. Αύξηση του μεγέθους των λεμφαδένων, η οποία συχνά είναι επώδυνη, είναι

39. Ασθενής με Σαρκοείδωση και το χαρακτηριστικό εξάνθημα lupus pernio.

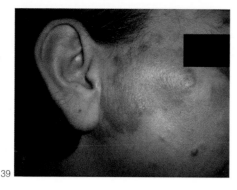

39

δυνατόν να υπάρχει στον αυχένα, στις μασχάλες, ή στη βουβωνική χώρα. Στο δέρμα, κυρίως πλησίον της μύτης, των οφθαλμών, στα άνω άκρα ή στο τριχωτό της κεφαλής είναι δυνατόν να υπάρχουν διάφορα οζίδια ή έλκη τα οποία μπορεί να προκαλέσουν φαγούρα αλλά όχι πόνο. Ένα χαρακτηριστικό εξάνθημα το οποίο εμφανίζεται στη μεσότητα του προσώπου και έχει πορφυρό χρώμα, είναι γνωστό σαν lupus pernio (χειμετλοειδής λύκος) (εικ. 39). Κατά την ψηλάφησή του το δέρμα είναι σκληρό και ανυψωμένο σε σχέση με το υγιές δέρμα. Επώδυνα οζίδια χρώματος μωβ ή ερυθρού, γνωστά σαν οζώδες ερύθημα (εικ. 40), συχνά εμφανίζονται στις κνήμες, και συνοδεύονται από πυρετό ή πόνο στις ποδοκνημικές αρθρώσεις των κάτω άκρων. Η Σαρκοείδωση, επίσης, μπορεί να προκαλέσει και άλλα συμπτώματα, όπως αίσθημα κόπωσης, αδυναμία, ανορεξία, πυρετό, μυαλγίες, νυκτερινούς ιδρώτες, ή διαταραχές του ύπνου.

40. Οζώδες ερύθημα σε ασθενή με Σαρκοείδωση πνευμόνων.

41. Ακτινογραφία πνευμόνων ασθενούς με Σαρκοείδωση και διόγκωση των θωρακικών λεμφαδένων (βέλη).

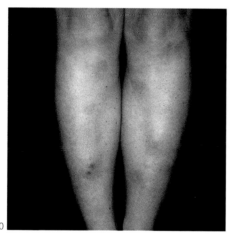

40

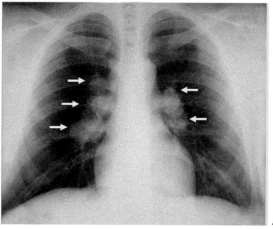

41

Πώς γίνεται η διάγνωση της Σαρκοείδωσης;

Μετά τη λεπτομερή λήψη του ιστορικού και τη φυσική εξέταση, συνήθως χρειάζονται ορισμένες εξετάσεις που έχουν ως στόχο να επιβεβαιώσουν την παρουσία κοκκιωμάτων σε ένα όργανο, να αποκλείσουν άλλες αιτίες των συμπτωμάτων, και να εκτιμήσουν το βαθμό βλάβης ενός συγκεκριμένου οργάνου και τις ενδείξεις θεραπείας. Χρήσιμες διαγνωστικές εξετάσεις είναι η ακτινογραφία θώρακα (εικ. 41), η αξονική τομογραφία πνευμόνων, εξετάσεις αίματος, ούρων, και η σπιρομέτρηση πνευμόνων. Με τη σπιρομέτρηση εκτιμάται η λειτουργία των πνευμόνων και πιο συγκεκριμένα ο μέγιστος όγκος αέρα που οι πνεύμονες μετακινούν. Εάν λόγω της Σαρκοείδωσης έχει αναπτυχθεί ουλώδης ιστός στους πνεύμονες, ο όγκος αέρα που μετακινείται είναι μειωμένος. Πολύ συχνά απαιτείται βρογχοσκόπηση και λήψη βιοψίας από τον πνεύμονα. Η βρογχοσκόπηση συνίσταται στην εισαγωγή ενός λεπτού ευλύγιστου σωληναρίου (βρογχοσκοπίου), διαμέτρου ίδιας περίπου με αυτή ενός μολυβιού, μέσω της μύτης ή του στόματος εντός των πνευμόνων. Για βιοψία, χρησιμοποιείται μια μικρή λαβίδα που εισάγεται μέσω του αυλού του βρογχοσκοπίου. Ενίοτε επαρκεί η βιοψία δέρματος για να τεθεί η διάγνωση. Σπάνια μπορεί να χρειαστεί βιοψία ήπατος ή άλλες εξειδικευμένες διαγνωστικές εξετάσεις.

Ποια είναι η θεραπεία της Σαρκοείδωσης;

Σε ένα μεγάλο ποσοστό ασθενών η Σαρκοείδωση ιάται αυτόματα χωρίς την ανάγκη χορήγησης φαρμάκων. Γενικά, η θεραπεία στοχεύει στην απαλλαγή από τα συμπτώματα, τη βελτίωση της λειτουργίας των οργάνων που έχουν προσβληθεί και τη σμίκρυνση των κοκκιωμάτων. Η θεραπεία εξαρτάται από το είδος των συμπτωμάτων, το βαθμό σοβαρότητάς των και ποια όργανα έχουν προσβληθεί. Το κύριο φάρμακο είναι η κορτιζόνη, η οποία συνήθως χορηγείται για πολλούς μήνες, ενίοτε για ένα χρόνο ή και περισσότερο.

Διάμεσες Πνευμονοπάθειες

Τι είναι οι Διάμεσες Πνευμονοπάθειες;

Ο όρος Διάμεσες Πνευμονοπάθειες περιλαμβάνει μια σειρά χρόνιων πνευμονικών νοσημάτων που χαρακτηρίζονται από ανάπτυξη ουλώδους ιστού στον πνεύμονα. Επειδή ο ουλώδης ιστός ευρίσκεται στο διάμεσο ιστό, δηλαδή στο τμήμα που είναι μεταξύ των κυψελίδων (αερόσακων), ονομάζονται διάμεσες πνευμονοπάθειες. Τα νοσήματα αυτά είναι επίσης γνωστά ως πνευμονική ίνωση. Χαρακτηριστικό γνώρισμά τους είναι ότι ο πνεύμονας υπόκειται σ' ένα είδος «τραύματος» από γνωστούς ή άγνωστους παράγοντες με αποτέλεσμα να αναπτύσσεται φλεγμονή στα τοιχώματα των κυψελίδων. Η φλεγμονή τελικά μπορεί να ιαθεί ή να οδηγήσει σε μια μόνιμη ουλή (ίνωση). Η ανάπτυξη ίνωσης στον πνεύμονα εμποδίζει την ανταλλαγή αερίων και μειώνει τη μεταφορά οξυγόνου.

Ποια είναι τα αίτια των Διαμέσων Πνευμονοπαθειών;

Σε πολλές περιπτώσεις το αίτιο της Διάμεσης Πνευμονοπάθειας είναι γνωστό. Για παράδειγμα, έκθεση σε επαγγελματικές ή περιβαλλοντικές ουσίες (αμίαντος, σκόνη μετάλλων) διάφορα φάρμακα, ή ακτινοβολία του πνεύμονα προκαλούν πνευμονική ίνωση. Πολλά αυτοάνοσα νοσήματα συνοδεύονται από ίνωση πνευμόνων (βλ. πίν.) Όταν παρά τον πλήρη έλεγχο δεν προσδιοριστεί η αιτία της πνευμονικής ίνωσης, τότε αυτή χαρακτηρίζεται ως ιδιοπαθής πνευμονική ίνωση. Ως αίτια της ιδιοπαθούς ίνωσης έχουν κατά καιρούς ενοχοποιηθεί διάφορες ιώσεις, αλλεργικές ή περιβαλλοντικές εκθέσεις.

ΠΟΣΟΣΤΟ ΑΣΘΕΝΩΝ ΜΕ ΡΕΥΜΑΤΙΚΑ ΝΟΣΗΜΑΤΑ ΚΑΙ ΔΙΑΜΕΣΕΣ ΠΝΕΥΜΟΝΟΠΑΘΕΙΕΣ	
ΝΟΣΗΜΑ	ΠΟΣΟΣΤΟ
Ρευματοειδής Αρθρίτιδα	5-20%
Συστηματικός Ερυθηματώδης Λύκος	3-5 %
Σκληρόδερμα	75-80%
Δερματομυοσίτιδα-Πολυμυοσίτιδα	10-30%
Σύνδρομο Sjögren	5%
Μικτή νόσος του συνδετικού ιστού	30-50%

Ποια είναι τα συμπτώματα των Διαμέσων Πνευμονοπαθειών;

Το κύριο σύμπτωμα είναι η δύσπνοια, η οποία στην αρχή εμφανίζεται μόνο στην κόπωση και αργότερα εγκαθίσταται και στην ηρεμία. Επίσης μπορεί να υπάρχει ξηρός βήχας.

Πώς τίθεται η διάγνωση στις Διάμεσες Πνευμονοπάθειες;

Για τη διάγνωση απαιτείται ένα πλήρες ιστορικό, το οποίο θα εξετάσει τυχόν έκθεση σε περιβαλλοντικούς ή επαγγελματικούς παράγοντες, λήψη φαρμάκων, ύπαρξη ρευματικών παθήσεων ή παραγόντων οι οποίοι μπορεί να επηρεάσουν το ανοσοποιητικό σύστημα. Διαγνωστικές εξετάσεις όπως ακτινογραφία θώρακα, αξονική τομογραφία πνευμόνων (εικ. 42), δοκιμασίες πνευμονικής λειτουργίας, και ειδικές εξετάσεις αίματος θα βοηθήσουν να αποκλειστούν ορισμένες παθήσεις και να εκτιμηθεί σε τι βαθμό έχει επηρεαστεί η λειτουργία των πνευμόνων. Σε μερικές περιπτώσεις είναι πιθανόν να χρειαστεί βρογχοσκόπηση και λήψη βιοψίας από τον πνεύμονα ή ακόμη μια μικρή χειρουργική επέμβαση για λήψη τεμαχίου πνεύμονα για ιστολογική διάγνωση (ανοικτή βιοψία πνεύμονα).

Ποια είναι η θεραπεία των Διαμέσων Πνευμονοπαθειών;

Συνήθως χορηγείται κορτιζόνη μόνη της ή σε συνδυασμό με άλλα ανοσοκατασταλτικά φάρμακα. Η θεραπεία για ορισμένες μορφές Διαμέσων Πνευμονοπαθειών δεν είναι αποτελεσματική. Τελευταία καταβάλλεται μεγάλη προσπάθεια από τους ερευνητές για την ανεύρεση δραστικών φαρμάκων που να αναστέλλουν τη φλεγμονή σε αυτά τα νοσήματα.

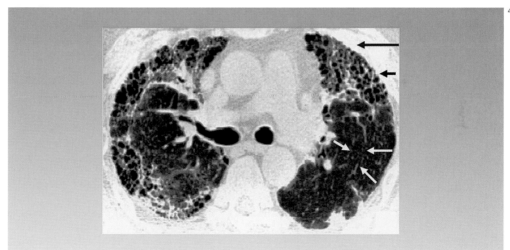

42. Αξονική τομογραφία πνευμόνων σε ασθενή με βαριά ίνωση (ουλώδη ιστό) πνευμόνων.
Η ίνωση έχει την εικόνα μελικηρύθρας στον αριστερό πνεύμονα (μαύρα βέλη). Τα λευκά βέλη δείχνουν μια περιοχή χωρίς ίνωση.

42

ΕΝΟΤΗΤΑ V
ΘΕΡΑΠΕΙΑ ΑΥΤΟΑΝΟΣΩΝ ΝΟΣΗΜΑΤΩΝ

- Φάρμακα

- Διατροφή και Αυτοάνοσα Νοσήματα

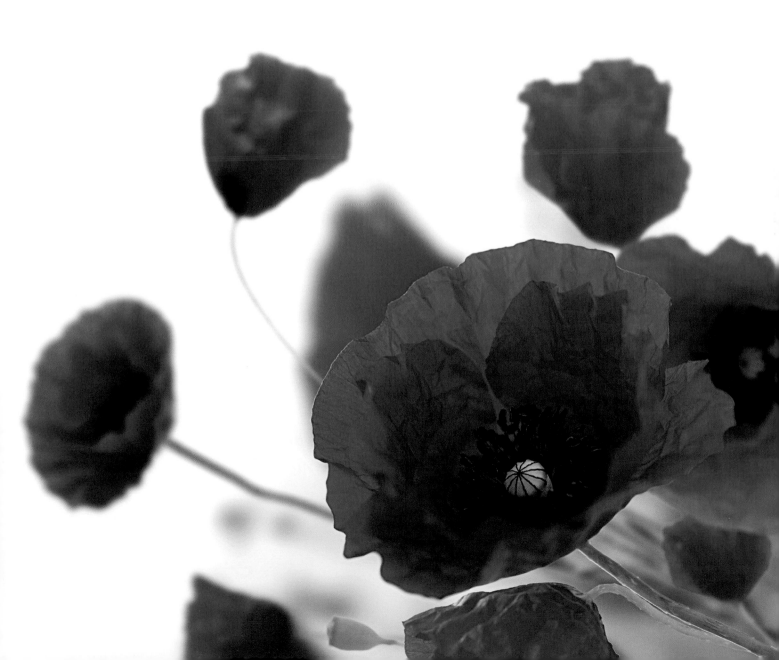

ΘΕΡΑΠΕΙΑ ΑΥΤΟΑΝΟΣΩΝ ΝΟΣΗΜΑΤΩΝ

Η θεραπευτική αντιμετώπιση των ασθενών με αυτοάνοσα νοσήματα περιλαμβάνει:

Α. Ρύθμιση της υπολειτουργίας του πάσχοντος οργάνου

Αυτό αφορά κυρίως ενδοκρινείς αδένες που έχουν προσβληθεί από αυτοάνοση νόσο και γίνεται με την αντίστοιχη χορήγηση της ορμόνης που λείπει.

Έτσι:

- στο Σακχαρώδη Διαβήτη τύπου 1, όπου καταστρέφονται τα κύτταρα του παγκρέατος που παράγουν ινσουλίνη, χορηγείται η ινσουλίνη,
- στην Αυτοάνοση Θυρεοειδίτιδα, όταν υπολειτουργεί ο θυρεοειδής αδένας, χορηγείται η θυροξίνη (η ορμόνη του θυρεοειδούς), και
- στη νόσο του Addison, όπου υπολειτουργούν τα επινεφρίδια, χορηγούνται οι ορμόνες των επινεφριδίων, δηλαδή κορτικοστεροειδή και αλατοκορτικοειδή.

Β. Ανοσοκατασταλτικά φάρμακα

Ο γιατρός, αφού εκτιμήσει το είδος και τη βαρύτητα της νόσου, θα αποφασίσει για το κατάλληλο θεραπευτικό σχήμα. Στόχος του είναι αφενός να καταστείλει την υπερδιέργεση του ανοσολογικού συστήματος (που χαρακτηρίζει όλα τα αυτοάνοσα νοσήματα) και έτσι να «κατευνάσει» το νόσημα θέτοντάς το σε ύφεση και αφετέρου να διατηρήσει όσο το δυνατόν ανέπαφη τη φυσιολογική λειτουργία του ανοσολογικού συστήματος, δηλαδή την άμυνα του οργανισμού κατά των λοιμώξεων.

Γ. Συνδυαστική θεραπεία και θεραπεία επαγωγής ύφεσης και συντήρησης

Κλινικές μελέτες έχουν δείξει ότι η χρήση των ανοσοκατασταλτικών φαρμάκων σε συνδυασμό είναι πιο αποτελεσματική από τη μονοθεραπεία χωρίς να αυξάνονται απαραίτητα οι παρενέργειες. Σε μερικά νοσήματα, όπως ο Συστηματικός Ερυθηματώδης Λύκος (ΣΕΛ) και οι Αγγειίτιδες, η θεραπεία αρχικά (πρώτους 3-9 μήνες) μπορεί να είναι πιο εντατική (θεραπεία επαγωγής) ώσπου να επιτευχθεί ύφεση, ενώ στη συνέχεια γίνεται λιγότερο επιθετική (θεραπεία συντήρησης).

Δ. Εμβολιασμοί

Όλοι οι ασθενείς με αυτοάνοσα νοσήματα, στους οποίους χορηγούνται ανοσοκατασταλτικά ή ανοσοτροποποιητικά φάρμακα, πρέπει κάθε χρόνο πριν από την έναρξη του χειμώνα να εμβολιάζονται με αντιγριπικό και ανά πενταετία με αντιπνευμονιοκοκκικό εμβόλιο. Τα εμβόλια είναι αποτελεσματικά και δεν προκαλούν έξαρση της νόσου ή άλλες επιπλοκές, τουλάχιστον όχι περισσότερο απ' ό,τι στο γενικό πληθυσμό.

Ε. Προστασία

Όλοι οι ασθενείς που υποβάλλονται σε μακροχρόνια θεραπεία με κορτικοστεροειδή (π.χ. κορτιζόνη, πρεδνιζολόνη) πρέπει συγχρόνως να λαμβάνουν φάρμακα: α) για την προστασία από οστεοπόρωση και β) για προστασία από φυματίωση, όταν η δερματική αντίδραση φυματίνης (αντίδραση Mantoux) είναι θετική. Το τελευταίο είναι απαραίτητο και για τους ασθενείς που πρόκειται να αρχίσουν θεραπεία με αντί-TNF παράγοντες.

ΣΤ. Οι ασθενείς με αυτοάνοσα νοσήματα καλό είναι να συμβουλευθούν το γιατρό τους πριν από τη λήψη αντισυλληπτικών φαρμάκων.

Ζ. Η αποφυγή υπερέντασης (στρες), η άσκηση και η υγιεινή διατροφή (μεσογειακή δίαιτα) είναι τόσο σημαντικά όσο και η θεραπευτική αγωγή. Μερικές μελέτες έδειξαν ότι χαμηλή σε θερμίδες, λίπος και πρωτεΐνη διατροφή πιθανόν να είναι ευεργετική για τους ασθενείς που πάσχουν από τα νοσήματα αυτά. Σύμφωνα με άλλες μελέτες, μεγάλες ποσότητες ω-3 λιπαρών οξέων, που λαμβάνονται από ορισμένα ψάρια και φυτά (μουρουνέλαιο, ελαιόλαδο), μπορεί να βοηθήσουν τη φλεγμονώδη αρθρίτιδα. Όμως, η υπερβολική κατανάλωση αυτών των λιπαρών οξέων, ιδιαίτερα αν αυτά λαμβάνονται υπό μορφή δισκίων και όχι μέσω της διατροφής, είναι δυνατό να προκαλέσει στον ασθενή γαστρική δυσφορία, διάρροια και να αυξήσει τον κίνδυνο για εγκεφαλικό επεισόδιο.

Φάρμακα

Σήμερα για τη θεραπεία των αυτοανόσων νοσημάτων χρησιμοποιούνται αρκετά φάρμακα:

1) Τα **μη στεροειδή αντιφλεγμονώδη** φάρμακα, όπως π.χ. η ασπιρίνη, η ναπροξένη, η δικλοφενάκη, η ινδομεθακίνη, η μελοξικάμη και άλλα.

2) Τα **βραδέως δρώντα ή τροποποιητικά** της νόσου φάρμακα, που η δράση τους αρχίζει συνήθως μετά από δύο-τρεις μήνες θεραπείας. Στην κατηγορία αυτή υπάγονται τα ανθελονοσιακά, τα άλατα χρυσού, η D-πενικιλλαμίνη και η σουλφασαλαζίνη.

3) Τα **ανοσοκατασταλτικά**, που καταστέλλουν το ανοσολογικό σύστημα. Τέτοια φάρμακα είναι τα κορτικοστεροειδή (π.χ. κορτιζόνη, πρεδνιζόνη, μεθυλπρεδνιζολόνη), η μεθοτρεξάτη, η λεφλουνομίδη, η κυκλοσπορίνη Α, η κυκλοφωσφαμίδη, η αζαθειοπρίνη, το μυκοφαινολικό οξύ, η χλωραμβουκίλη και άλλα. Τα φάρμακα αυτά μπορεί να χορηγούνται μόνα τους αλλά και σε συνδυασμό, όπως για παράδειγμα μεθοτρεξάτη μαζί με κυκλοσπορίνη-Α και κορτικοστεροειδή.

4) **Βιολογικοί παράγοντες**, δηλαδή ουσίες που συνθέτει ο οργανισμός, και είτε λαμβάνονται αυτούσιες είτε συντίθενται με τη βοήθεια της Μοριακής Γενετικής και οι οποίες τροποποιούν την ανοσολογική απόκριση, και

5) Η **πλασμαφαίρεση**, μέθοδος με την οποία αφαιρούνται παθολογικά αντισώματα από τον ορό των ασθενών σε Θρομβωτική Θρομβοπενική Πορφύρα, Κρυοσφαιριναιμία, Αγγειίτιδες, αυτοάνοσες Πολυνευροπάθειες, βαριά Μυασθένεια. Επειδή, όμως, με τη μέθοδο αυτή επιτυγχάνεται παροδική μόνο αφαίρεση των επιπέδων των παθολογικών αντισωμάτων στον ορό, η πλασμαφαίρεση γίνεται σε συνδυασμό με τη χορήγηση ανοσοκατασταλτικού φαρμάκου, όπως κυκλοφωσφαμίδης.

1. ΜΗ ΣΤΕΡΟΕΙΔΗ ΑΝΤΙΦΛΕΓΜΟΝΩΔΗ ΦΑΡΜΑΚΑ Πρόκειται για φάρμακα με άμεσο αποτέλεσμα που ελαττώνουν κυρίως τον πόνο της φλεγμονής. Τα μη στεροειδή αντιφλεγμονώδη (ΜΣΑΦ) χρησιμοποιούνται για τη θεραπεία πολλών μορφών αρθρίτιδων και άλλων αυτοάνοσων νοσημάτων, όπως είναι ο Συστηματικός Ερυθηματώδης Λύκος, η Νεανική Ρευματοειδής Αρθρίτιδα και η Ρευματοειδής Αρθρίτιδα των ενηλίκων. Η χρήση τους όμως στα αυτοάνοσα νοσήματα είναι σχετικά περιορισμένη και προτιμώνται άλλα πιο ασφαλή φάρμακα για αναλγησία (π.χ. παρακεταμόλη). Η δράση των ΜΣΑΦ οφείλεται στην αναστολή μιας πρωτεΐνης (ένζυμο) που λέγεται κυκλοξυγενάση (COX). Υπάρχουν δύο είδη κυκλοξυγενάσης: η COX-1, που ονομάζεται και φυσιολογική ή δομική, γιατί η ενεργοποίησή της δημιουργεί προσταγλανδίνες που είναι χρήσιμες για τη λειτουργία του στομάχου, των νεφρών και του ενδοθηλίου των αγγείων, και η COX-2 που δημιουργεί προσταγλανδίνες, οι οποίες ευθύνονται για την εμφάνιση φλεγμονής.

Τα περισσότερα από τα διαθέσιμα ΜΣΑΦ, όπως η ασπιρίνη, η ναπροξένη, η ινδομεθακίνη κ.ά., αναστέλλουν κυρίως την COX-1 και λιγότερο την COX-2. Έτσι, εκτός από την αντιφλεγμονώδη δράση, είναι δυνατό να παρατηρηθούν ανεπιθύμητες ενέργειες κυρίως από το γαστρεντερικό (κοιλιακός πόνος, γαστρορραγία, διάρροια, έμετος), τους νεφρούς (υπέρταση) και το ήπαρ. Τα ΜΣΑΦ θα πρέπει να χορηγούνται με προσοχή σε ηλικιωμένους (άνω των 65 ετών), άτομα που πάσχουν από πεπτικό έλκος, υπέρταση και νεφρική ανεπάρκεια. Τέλος, δεν θα πρέπει να χορηγείται συνδυασμός δύο διαφορετικών ΜΣΑΦ, γιατί όχι μόνο δεν είναι αποτελεσματικός, αλλά είναι και πιο τοξικός, αφού οι παρενέργειες αθροίζονται. Η συνεχής χρήση των ΜΣΑΦ για διαστήματα μεγαλύτερα των 3-4 εβδομάδων καλό θα είναι να αποφεύγεται.

Τα νεότερα ΜΣΑΦ αναστέλλουν κυρίως την COX-2 (σελεκοξίμπη, ετορικοξίμπη) και λιγότερο την COX-1, και οι παρενέργειες από το γαστρεντερικό και τους νεφρούς είναι ηπιότερες. Όμως δεδομένα από μεγάλες μελέτες δείχνουν ότι τουλάχιστον ορισμένοι από τους COX-2 αναστολείς σχετίζονται με αυξημένο κίνδυνο για καρδιαγγειακά συμβάματα (κυρίως εμφράγματα του μυοκαρδίου), και δύο από τα σκευάσματα αυτά (η ροφεκοξίμπη και η βαλτεκοξίμπη) έχουν αποσυρθεί. Είναι πιθανό – χωρίς να έχει εξακριβωθεί επί του παρόντος – ότι οι παρενέργειες από το καρδιαγγειακό αφορούν όλους τους αναστολείς της COX-2. Στις περιπτώσεις απόφασης χρήσης COX-2 αναστολέα, αυτός θα πρέπει να δίνεται στη μικρότερη αποτελεσματική δόση και για περιορισμένο χρονικό διάστημα. Ιδιαίτερη προσοχή απαιτείται σε άτομα υψηλού κινδύνου για καρδιαγγειακά συμβάματα όπως ασθενείς με προϋπάρχουσα καρδιαγγειακή νόσο, υπέρταση, διαβήτη, υπερλιπιδαιμία ή ιστορικό αγγειακού εγκεφαλικού επεισοδίου.

2. ΒΡΑΔΕΩΣ ΔΡΩΝΤΑ ΦΑΡΜΑΚΑ Ονομάζονται εκείνα τα φάρμακα που η δράση τους αρχίζει 6 έως 12 εβδομάδες μετά τη χορήγησή τους. Η εμφάνιση τυχόν ανεπιθύμητων ενεργειών παρατηρείται συνήθως μέσα στους πρώτους 6 μήνες της θεραπείας. Γι' αυτό, οι ασθενείς στους οποίους χορηγούνται βραδέως δρώντα φάρμακα θα πρέπει να παρακολουθούνται κλινικά και εργαστηριακά και να υποβάλλονται σε εξετάσεις κάθε 3 με 4 εβδομάδες κατά τη διάρκεια των πρώτων μηνών και κάθε 8-12 εβδομάδες στη συνέχεια.

▶ *Ανθελονοσιακά (χλωροκίνη, υδροξυχλωροκίνη)*
Χρησιμοποιήθηκαν αρχικά για τη θεραπεία του Ερυθηματώδους Λύκου αλλά και σε ασθενείς που έπασχαν από Ρευματοειδή Αρθρίτιδα και σύνδρομο Sjφgren. Τα ανθελονοσιακά μπορεί να χορηγηθούν στα νοσήματα αυτά για τις αρθραλγίες, την αλωπεκία και το εξάνθημα.

Η χορήγησή τους σε μεγάλες δόσεις μπορεί να βλάψει τους οφθαλμούς, ανεπιθύμητη ενέργεια η οποία εμφανίζεται ιδιαίτερα σπάνια σε άτομα που λαμβάνουν τη συνήθη δοσολογία (200-400mg/ημέρα). Παρόλα αυτά, απαιτείται τακτική οφθαλμολογική παρακολούθηση με εκτίμηση στην έναρξη της αγωγής και κάθε 1 έτος στη συνέχεια. Ανορεξία, ναυτία, έμετος, εξάνθημα, ξηρότητα δέρματος, τριχόπτωση, κεφαλαλγία, αϋπνία και μυϊκή αδυναμία, όταν ο ασθενής υποβάλλεται σε χρόνια θεραπεία, αποτελούν σπανιότερες παρενέργειες.

▶ *Άλατα χρυσού*

Τα άλατα χρυσού άρχισαν να χρησιμοποιούνται για την αντιμετώπιση της Ρευματοειδούς Αρθρίτιδας από το 1935 και ήταν τα φάρμακα εκλογής τις δεκαετίες 1960-1980. Σήμερα χρησιμοποιούνται πολύ σπάνια όχι μόνο στη Ρευματοειδή Αρθρίτιδα, αλλά και στη Νεανική Πολυαρθρική Ρευματοειδή Αρθρίτιδα, καθώς και σε ορισμένες περιπτώσεις ψωριασικής αρθρίτιδας. Πρόκειται για φάρμακα με αρκετές ανεπιθύμητες ενέργειες, όπως δερματικά εξανθήματα, νεφρική βλάβη και αιματολογικές διαταραχές.

▶ *D-Πενικιλλαμίνη*

Η D – Πενικιλλαμίνη χρησιμοποιείται σήμερα λιγότερο απ' ό,τι στο παρελθόν για τη θεραπεία της Ρευματοειδούς Αρθρίτιδας, της Νεανικής Πολυαρθρικής Αρθρίτιδας και του Σκληροδέρματος. Χορηγείται από το στόμα και αρχίζει συνήθως να δρα μετά από τρεις μήνες. Οι ανεπιθύμητες ενέργειες της D– Πενικιλλαμίνης είναι παρόμοιες μ' εκείνες των αλάτων χρυσού.

▶ *Σουλφασαλαζίνη*

Αρχικά χρησιμοποιήθηκε για τη θεραπεία της Ελκώδους Κολίτιδας, αλλά αργότερα άρχισε να χρησιμοποιείται και για τη θεραπεία της Ρευματοειδούς Αρθρίτιδας, καθώς και άλλων φλεγμονωδών αρθρίτιδων. Η σουλφασαλαζίνη μπορεί να χρησιμοποιηθεί σε συνδυασμό με άλλα φάρμακα, όπως είναι η μεθοτρεξάτη, η υδροξυχλωροκίνη και άλλα. Είναι δυνατό να ελαττώσει την απορρόφηση άλλων φαρμάκων, όπως βιταμινών και καρδιοτονωτικών. Οι ανεπιθύμητες ενέργειες είναι σχετικά συχνές, αλλά στους περισσότερους ασθενείς είναι ήπιες. Εξανθήματα, ναυτία, κοιλιακός πόνος και διάρροιες αποτελούν τις κυριότερες ανεπιθύμητες ενέργειες του φαρμάκου. Η σουλφασαλαζίνη μπορεί επίσης να προκαλέσει διαταραχές των εργαστηριακών δεικτών της λειτουργίας του ήπατος και του αίματος (πτώση των λευκών αιμοσφαιρίων και αιμοπεταλίων), ολιγοσπερμία, αποχρωματισμό των ούρων.

3. ΑΝΟΣΟΚΑΤΑΣΤΑΛΤΙΚΑ ΦΑΡΜΑΚΑ Πρόκειται για φάρμακα που καταστέλλουν το διεγερμένο ανοσολογικό σύστημα. Κατά συνέπεια, ελαττώνουν και την άμυνα του οργανισμού εναντίον των λοιμώξεων, κυρίως όταν χρησιμοποιούνται σε συνδυασμό με άλλα φάρμακα. Αυτό καθιστά τον ασθενή πιο ευάλωτο σε λοιμώξεις, ιδιαίτερα όταν συνδυάζονται με κορτικοστεροειδή. Έτσι, η παρουσία υψηλού πυρετού, ιδίως όταν συνοδεύεται από έντονο ρίγος, βήχα, έντονο πονοκέφαλο, δύσπνοια, πόνο στην κοιλιά σε άτομα που θεραπεύονται με ανοσοκατασταλτικά φάρμακα, χρήζει ιδιαίτερης προσοχής και θα πρέπει να αξιολογείται από το γιατρό. Εκτός από την επιρρέπεια σε λοιμώξεις, βασική ανεπιθύμητη ενέργεια για ορισμένα φάρμακα αυτής της κατηγορίας, όπως η κυκλοφωσφαμίδη και η χλωραμβουκίλη, είναι η αύξηση του κινδύνου ανάπτυξης κακοήθων νεοπλασμάτων, ιδίως όταν λαμβάνονται για μεγάλα χρονικά διαστήματα.

▶ *Κορτικοστεροειδή (ή κορτικοειδή)*

Στην κατηγορία αυτή υπάγονται η κορτιζόνη, η πρεδνιζόνη, η πρεδνιζολόνη (prezolon), μεθυλπρεδνιζολόνη (medrol) και άλλα. Η δράση τους μειώνει την ένταση των συμπτωμάτων της φλεγμονής (πόνο –ερυθρότητα–οίδημα) και ελαττώνει τις βλάβες που μπορεί να προκληθούν στα όργανα του ασθενούς. Το θεραπευτικό αποτέλεσμα των κορτικοστεροειδών είναι εμφανές σε σύντομο χρονικό διάστημα και πολλές φορές η βελτίωση είναι θεαματική.

Σε περιπτώσεις σοβαρής προσβολής εσωτερικών οργάνων (νεφροί, πνεύμονες, εγκέφαλος, αίμα κ.ά.) τα κορτικοστεροειδή χορηγούνται σε μεγάλες δόσεις ενδοφλεβίως (θεραπεία κατά ώσεις, 1000-3000 mg συνολικά). Σε άλλες περιπτώσεις τα κορτικοστεροειδή χορηγούνται τοπικά με τη μορφή δερματικών αλοιφών ή κρεμών. Συνεχής χορήγηση κορτικοστεροειδών υψηλής δραστικότητας (π.χ. βηταμεθαζόνη) για διαστήματα μεγαλύτερα των 3-4 εβδομάδων μπορεί να προκαλέσει μόνιμη ατροφία του δέρματος στην περιοχή επάλειψης. Επίσης, τα κορτικοστεροειδή χορηγούνται ενδοαρθρικά σε ασθενείς που πάσχουν από αρθρίτιδα ή τοπικά σε άτομα που παρουσιάζουν εξωαρθρικές παθήσεις, όπως είναι η περιαρθρίτιδα του ώμου. Σε αυτή την περίπτωση γίνεται ανάμειξη των κορτικοστεροειδών με τοπικό αναισθητικό, (όπως π.χ. ξυλοκαΐνη) για να ελαττωθεί ο πόνος.

Όταν τα κορτικοστεροειδή λαμβάνονται για μεγάλο χρονικό διάστημα και σε μεγάλες δόσεις (π.χ. δόση μεγαλύτερη από 10 mg πρεδνιζόνης για περισσότερους από 3-6 μήνες) μπορεί να προκαλέσουν ανεπιθύμητες ενέργειες. Αύξηση του σωματικού βάρους, συσσώρευση του λίπους σε συγκεκριμένες περιοχές του σώματος (πρόσωπο, τράχηλος και κοιλιά), οστεοπόρωση, γλαύκωμα, καταρράκτη, υπέρταση, σακχαρώδη διαβήτη, λέπτυνση του δέρματος, εκτεταμένες μελανιές (εκχυμώσεις) ακόμα και μετά από μικρούς τραυματισμούς, ακμή και δερματικές ραβδώσεις αποτελούν μερικές από τις πιθανές ανεπιθύμητες ενέργειες των κορτικοστεροειδών.

Η χορήγηση υψηλών δόσεων κορτικοστεροειδών (π.χ. περισσότερο από 20 mg πρεδνιζόνης) αυξάνει σημαντικά την ευαισθησία στις λοιμώξεις, γι' αυτό, οι γιατροί τα χορηγούν για μικρά μόνο χρονικά διαστήματα. Όταν όμως επιβάλλεται η μακροχρόνια χορήγησή τους, χρησιμοποιούνται σε συνδυασμό με άλλα φάρμακα – όπως είναι η μεθοτρεξάτη, η αζαθειοπρίνη, η κυκλοσπορίνη, η κυκλοφωσφαμίδη και η λεφλουνομίδη – τα οποία επιτρέπουν τη μείωση της δοσολογίας των κορτικοστεροειδών. Επομένως, εκτός από σπάνιες εξαιρέσεις καλό θα είναι να μη χορηγούνται δόσεις πρεδνιζόνης μεγαλύτερες από 10 mg/ημερησίως για περισσότερο από 2 με 3 μήνες.

Μια άλλη ανεπιθύμητη ενέργεια των κορτικοστεροειδών, που παρατηρείται κυρίως μετά από λήψη μεγάλων δόσεων για μεγάλο χρονικό διάστημα, είναι η νέκρωση της κεφαλής των μακρών οστών (μηριαίο, βραχιόνιο κ.λπ.), η οποία εκδηλώνεται με πόνο και λέγεται οστεονέκρωση.

Χορήγηση πρεδνιζόνης σε δόσεις που ξεπερνούν τα 5 mg/ημερησίως σε μετεμμηνοπαυσιακές γυναίκες ή που υπερβαίνουν τα 7,5-10 mg/ημερησίως σε προεμμηνοπαυσιακές γυναίκες για διαστήματα μεγαλύτερα των 3 μηνών μπορεί να προκαλέσουν ή να επιδεινώσουν την οστεοπόρωση. Οι ηλικιωμένοι άνδρες κινδυνεύουν και αυτοί να προσβληθούν από οστεοπόρωση αλλά σε μικρότερο βαθμό. Έτσι, τα άτομα που υποβάλλονται σε θεραπεία με κορτικοστεροειδή εκτός από τα γενικά μέτρα που πρέπει να εφαρμόζουν για την πρόληψη της οστεοπόρωσης (π.χ. σωματική άσκηση, βάδισμα 2 με 3 ώρες την εβδομάδα, διακοπή ή ελάττωση της κατανάλωσης του καφέ, μείωση του καπνίσματος, λήψη τροφών πλούσιων σε ασβέστιο π.χ. αποβουτυρωμένα τυροκομικά, ψάρια), καλό θα είναι να λαμβάνουν ασβέστιο και βιταμίνη D υπό μορφή δισκίων. Επίσης, συνιστάται η λήψη και άλλων φαρμάκων που προστατεύουν τον ασθενή από την οστεοπόρωση, όπως είναι π.χ. τα διφωσφονικά άλατα.

Επειδή τα κορτικοστεροειδή μπορεί να επιδεινώσουν το γλαύκωμα (αυξημένη πίεση του υγρού του ματιού) πρέπει να γίνεται οφθαλμολογική εξέταση πριν από τη λήψη τους. Είναι δυνατό η απότομη διακοπή των κορτικοστεροειδών, ιδίως όταν αυτά χορηγούνται για μεγάλο χρονικό διάστημα, να προκαλέσει προβλήματα (υπόταση, ζάλη, πόνους στις αρθρώσεις και στους μυς) τα οποία μπορεί να θέσουν σε κίνδυνο τη ζωή του ασθενούς. Για το λόγο αυτόν η διακοπή τους πρέπει να γίνεται σταδιακά υπό αυστηρή ιατρική παρακολούθηση.

▸ *Μεθοτρεξάτη (Methotrexate)*

Σήμερα η μεθοτρεξάτη (ΜΤΧ) χρησιμοποιείται για τη θεραπεία πολλών αυτοανόσων νοσημάτων, όπως είναι για παράδειγμα η Ρευματοειδής Αρθρίτιδα, η Ψωρίαση, η Ψωριασική Αρθρίτιδα, η Δερματομυοσίτιδα, ορισμένες μορφές Αγκυλοποιητικής Σπονδυλοαρθρίτιδας, η Κοκκιωμάτωση Wegener και η Νεανική Ρευματοειδής Αρθρίτιδα. Η δράση της αρχίζει μετά την παρέλευση 2 έως 3 εβδομάδων θεραπείας. Κατά κανόνα, χορηγείται από το στόμα, 1 φορά την εβδομάδα (συνήθως 4-6 δισκία των 2,5mg), σε μια ή δύο δόσεις ανά 8-12 ώρες, ή σε ειδικές περιπτώσεις παρεντερικά.

Η ΜΤΧ μπορεί να προκαλέσει ανεπιθύμητες ενέργειες που εκδηλώνονται στο αίμα (μακροκυττάρωση, λευκοπενία, θρομβοπενία), στο ήπαρ (ηπατοτοξικότητα), στο γαστρεντερικό σωλήνα (ναυτία-ανορεξία-στοματίτιδα) και στους πνεύμονες (πνευμονίτιδα) που εκδηλώνεται με βήχα, δύσπνοια και πυρετό. Η χορήγηση φυλλικού οξέως 1mg την ημέρα ή 5mg μια φορά την εβδομάδα, μειώνει σημαντικά τον κίνδυνο εμφάνισης παρενεργειών (κυρίως του γαστρεντερικού και του αίματος). Οι περισσότερες ανεπιθύμητες ενέργειες είναι ήπιες και δεν απαιτούν διακοπή του φαρμάκου. Ο κλινικός και εργαστηριακός έλεγχος πριν από την έναρξη χορήγησης του φαρμάκου και σε τακτά χρονικά διαστήματα κατά τη διάρκεια της θεραπείας (συνήθως κάθε 2-3 μήνες) είναι επιβεβλημένος. Η χρήση αλκοολούχων ποτών μπορεί να αυξήσει την πιθανότητα προσβολής του ήπατος, γι' αυτό καλό θα είναι ν' αποφεύγεται η υπερκατανάλωσή τους. Επειδή σπάνια έχει αναφερθεί τερατογόνος δράση, δε συνιστάται σε γυναίκες που πρόκειται να μείνουν έγκυες και σε άνδρες που πρόκειται να τεκνοποιήσουν.

▸ *Λεφλουνομίδη (Arava)*

Η λεφλουνομίδη είναι ανοσοκατασταλτικό τροποποιητικό της νόσου αντιρευματικό φάρμακο, το οποίο χρησιμοποιείται σε ασθενείς που πάσχουν από Ρευματοειδή Αρθρίτιδα και Ψωριασική Αρθρίτιδα, με σκοπό τη μείωση των συμπτωμάτων της φλεγμονής και των βλαβών στις αρθρώσεις. Ο τρόπος δράσης της είναι η καταστολή των κυττάρων του αίματος (των λεμφοκυττάρων, τα οποία θεωρούνται υπεύθυνα για την εμφάνιση φλεγμονής στη Ρευματοειδή Αρθρίτιδα). Το φάρμακο λαμβάνεται από το στόμα σε δόση συντήρησης 10-20 mg μια φορά ημερησίως. Η βελτίωση των συμπτωμάτων μπορεί να αρχίσει μετά την τέταρτη εβδομάδα λήψης του φαρμάκου. Η λεφλουνομίδη μπορεί να χορηγηθεί σε συνδυασμό και με άλλα φάρμακα, όπως κορτικοστεροειδή, μεθοτρεξάτη και άλλα.

Ενδέχεται να προκαλέσει ανεπιθύμητες ενέργειες, εκ των οποίων οι πιο συχνές είναι: δερματικά εξανθήματα, γαστρεντερικά ενοχλήματα (κοιλιακό άλγος, διάρροια, ναυτία), υπέρταση, αύξηση των ηπατικών ενζύμων και τριχόπτωση, η οποία όμως είναι αναστρέψιμη. Έτσι, άτομα που λαμβάνουν λεφλουνομίδη πρέπει να υποβάλλονται συχνά σε εξετάσεις, ώστε να ελέγχουν τις τυχόν παρενέργειες του φαρμάκου.

Η λεφλουνομίδη αντενδείκνυται στη διάρκεια της εγκυμοσύνης και σε γυναίκες της αναπαραγωγικής ηλικίας που θέλουν να κυοφορήσουν.

▸ *Κυκλοσπορίνη Α (Neoral)*

Η κυκλοσπορίνη Α (Cy-A) είναι ένα ακόμη ανοσοκατασταλτικό φάρμακο. Αρχικά χρησιμοποιήθηκε για να προληφθεί η απόρριψη μοσχεύματος σε ασθενείς που υποβάλλονταν σε μεταμόσχευση νεφρού ή άλλες μεταμοσχεύσεις. Από το 1985 και μετά άρχισε να χρησιμοποιείται στη θεραπεία της Ρευματοειδούς Αρθρίτιδας. Η Cy-A μπορεί να χορηγηθεί σε συνδυασμό και με άλλα φάρμακα, όπως είναι η μεθοτρεξάτη, οπότε στην περίπτωση αυτή η δοσολογία της είναι μικρότερη. Εκτός από τη Ρευματοειδή Αρθρίτιδα, η Cy-A χορηγείται για την αντιμετώπιση και άλλων αυτοανόσων νοσημάτων, όπως είναι ο Συστηματικός Ερυθηματώδης Λύκος, η Ψωρίαση και η Ψωριασική Αρθρίτιδα, η νόσος Αδαμαντιάδη – Behçet, η δερματομυοσίτιδα, οι οροαρνητικές αρθρίτιδες και τα φλεγμονώδη νοσήματα του εντέρου.

Λαμβάνεται από το στόμα σε δόση 3-5mg/kgr/ημερησίως και είναι δυνατό να προκαλέσει ανεπιθύμητες ενέργειες στο γαστρεντερικό, στο ήπαρ, στους νεφρούς και ν' αυξήσει την αρτηριακή πίεση. Γι' αυτόν το λόγο ο ασθενής πρέπει να παρακολουθείται στενά, ειδικά όταν η δόση υπερβαίνει τα 3mg/kg/ημέρα, πάσχει από υπέρταση ή έχει κάποιου βαθμού νεφρική ανεπάρκεια. Άλλες ανεπιθύμητες ενέργειες είναι η υπερκαλιαιμία και η υπερτρίχωση.

▸ *Κυκλοφωσφαμίδη (Endoxan, Cytoxan)*

Η κυκλοφωσφαμίδη υπάγεται στα ισχυρά ανοσοκατασταλτικά φάρμακα και έχει σημαντικές ανεπιθύμητες ενέργειες. Για το λόγο αυτόν, θα πρέπει να χορηγείται μόνο για τη θεραπεία των επιπλοκών που μπορεί να απειλήσουν τη ζωή του ασθενούς ή τη λειτουργία ζωτικών οργάνων, όπως είναι οι νεφροί, ο εγκέφαλος, οι πνεύμονες και το έντερο. Η μηνιαία λήψη κατά ώσεις (ενδοφλεβίως σε ενέσιμη μορφή) έχει λιγότερες ανεπιθύμητες ενέργειες απ' ό,τι η καθημερινή λήψη από το στόμα (συνήθης δόση 2mg/kg/ημερησίως). Στη θεραπεία κατά ώσεις 1000-2000 mg κυκλοφωσφαμίδης χορηγούνται ενδοφλεβίως μαζί με αντιεμετικά φάρμακα και φάρμακα που προστατεύουν την ουροδόχο κύστη. Η φαρμακευτική προστασία της ουροδόχου κύστης και η λήψη άφθονων υγρών είναι απαραίτητες, διότι η κυκλοφωσφαμίδη διασπάται στον οργανισμό σε ουσίες που μπορεί να ερεθίσουν την ουροδόχο κύστη προκαλώντας ενδεχομένως αιμορραγική κυστίτιδα ή ακόμα σπανιότερα και καρκίνο. Όταν η κυκλοφωσφαμίδη χορηγείται από το στόμα, θα πρέπει να λαμβάνεται το πρωί μαζί με άφθονα υγρά (συνολικά τουλάχιστον 2-3 λίτρα νερού την ημέρα).

Η κυκλοφωσφαμίδη μπορεί να προκαλέσει τριχόπτωση, η οποία όμως είναι αναστρέψιμη με τη διακοπή του φαρμάκου, μπορεί να ελαττώσει τον αριθμό των λευκών αιμοσφαιρίων, ν' αυξήσει τις τιμές των ηπατικών ενζύμων και να προκαλέσει πρόωρη διακοπή της εμμήνου ρύσεως και στείρωση. Οι τελευταίες παρενέργειες μπορεί να μειωθούν σημαντικά με τη χρήση ορμονών που καταστέλλουν τη λειτουργία των γονάδων (δηλαδή των ωοθηκών στις γυναίκες με την λεπρολίδη και των όρχεων στους άνδρες με την τεστοστερόνη). Όπως όλα τα ανοσοκατασταλτικά, μπορεί να αυξήσει την ευαισθησία του ασθενούς σε ανάπτυξη λοιμώξεων και ιδίως έρπητα ζωστήρα, ο οποίος εκδηλώνεται με φυσαλίδες σε διάφορα σημεία του δέρματος (πρόσωπο, κορμό, άκρα) και έντονο καυστικό πόνο.

▸ *Αζαθειοπρίνη (Immuran, Azathioprine)*

Η αζαθειοπρίνη χρησιμοποιείται συνήθως για τη θεραπεία του Συστηματικού Ερυθηματώδους Λύκου, της Πολυμυοσίτιδας, της Σκλήρυνσης κατά Πλάκας και της Ελκώδους Κολίτιδας. Καταστέλλει τη λειτουργία του ανοσοποιητικού συστήματος με αποτέλεσμα ο ασθενής να είναι πιο ευάλωτος σε λοιμώξεις. Η συνήθης δόση είναι 2-3 mg/kg/ημερησίως. Η πλέον συχνή ανεπιθύμητη ενέργεια είναι η ελάττωση των λευκών αιμοσφαιρίων. Σπανιότερα μπορεί να προκαλέσει πτώση του αιματοκρίτη και του αριθμού των αιμοπεταλίων, ενώ μπορεί να αυξήσει τις τιμές των ηπατικών ενζύμων. Για αυτόν το λόγο τα άτομα, στα οποία χορηγείται αζαθειοπρίνη πρέπει να υποβάλλονται τακτικά σε αιματολογικό έλεγχο. Ασθενείς που λαμβάνουν ταυτόχρονα εκτός της αζαθειοπρίνης και αλλοπουρινόλη (Zyloric) για θεραπεία ουρικής αρθρίτιδας ή υπερουριχαιμίας θα πρέπει να μειώνουν τη δόση της αζαθειοπρίνης τουλάχιστον κατά 50%, γιατί αυξάνονται οι παρενέργειες της αζαθειοπρίνης.

▶ *Μυκοφαινολικό οξύ (Cellcept, Myfortic)*

Είναι φαρμακευτική ουσία (μυκοφαινολικό οξύ) που «συγγενεύει» με την αζαθειοπρίνη και χρησιμοποιείται κυρίως στις μεταμοσχεύσεις νεφρού και σε ορισμένα αυτοάνοσα νοσήματα, ειδικά στη νεφρίτιδα του Λύκου, σε δόσεις συνήθως 1-3 gr/ημερησίως από το στόμα. Οι πιο συχνές ανεπιθύμητες ενέργειες που παρατηρούνται μετά τη λήψη μυκοφαινολικού οξέος αφορούν το γαστρεντερικό σύστημα και είναι: έμετος, διάρροια, ανορεξία και ναυτία. Σπανιότερα μπορεί να προκαλέσει παγκρεατίτιδα, ηπατική βλάβη, γαστρίτιδα, λευκοπενία (ελαττωμένος αριθμός λευκοκυττάρων), αναιμία και θρομβοπενία (ελαττωμένος αριθμός αιμοπεταλίων).

3. ΒΙΟΛΟΓΙΚΟΙ ΠΑΡΑΓΟΝΤΕΣ Με τον όρο αυτόν καλούνται φάρμακα που παράγονται με τη βοήθεια της Μοριακής Βιολογίας. Πρόκειται για αντισώματα ή ουσίες του οργανισμού που μπορούν να τροποποιούν την ανοσολογική του αντίδραση. Είναι ουσίες με μεγάλο μοριακό βάρο που χορηγούνται υποδορίως ή ενδοφλεβίως. Για τη θεραπεία των αυτοανόσων νοσημάτων χρησιμοποιούνται συνήθως η ιντερφερόνη β (INF-β), οι αναστολείς του παράγοντα νέκρωσης των όγκων (Tumor Necrosis Factor-α, TNFα) και της ιντερλευκίνης-1 (IL-1β) ή αναστολείς των Β-λεμφοκυττάρων.

▶ *Αναστολείς του παράγοντα νέκρωσης των όγκων (Enbrel, Humira, Remicade)*

Ο παράγοντας νέκρωσης των όγκων (Tumor Necrosis Factor-α, TNFα) είναι μια ουσία που παράγουν κύτταρα του οργανισμού που φλεγμαίνουν. Η ουσία αυτή ευθύνεται για την εμφάνιση πολλών συμπτωμάτων σε ασθενείς που παρουσιάζουν φλεγμονή σε διάφορα όργανα (αρθρώσεις, έντερο, καρδιά, πνεύμονες κ.λπ). Υπάρχουν δυο μορφές φαρμάκων που αναστέλλουν τη δράση του. Η πρώτη είναι αντίσωμα που χορηγείται είτε ενδοφλεβίως (Infliximab-Remicade) είτε υποδορίως (Adalimumab - Humira). Η δεύτερη, το Etanercept (Enbrel) είναι ένα μόριο που αποτελείται από συνθετικούς υποδοχείς του TNF, οι οποίοι τον δεσμεύουν, ώστε στη συνέχεια να μην μπορεί να προσδεθεί στους φυσιολογικούς υποδοχείς που υπάρχουν στον οργανισμό και συνεπώς να μην μπορεί να ασκήσει τη φλεγμονώδη δράση του. Χορηγείται με ενέσεις υποδορίως.

Οι αναστολείς του TNF είναι αποτελεσματικοί στο 60-70% περίπου των ασθενών που πάσχουν από Ρευματοειδή Αρθρίτιδα, Ψωριασική Αρθρίτιδα, Αγκυλοποιητική Σπονδυλοαρθρίτιδα και νόσο του Crohn (φλεγμονώδης νόσος του εντέρου). Η αποτελεσματικότητα του φαρμάκου είναι εμφανής συνήθως μετά την πάροδο 1 έως 2 εβδομάδων από την έναρξη χορήγησης της θεραπείας. Σε ασθενείς με θετική δερμοαντίδραση Mantoux επιβάλλεται η συγχορήγηση του αντιφυματικού φαρμάκου ισονιαζίδη επί 9 μήνες. Τα φάρμακα αυτά αντενδείκνυνται σε ασθενείς που πάσχουν από καρκίνο ή χρόνιες λοιμώξεις (π.χ. φυματίωση).

Παρόλο που η ασφάλειά τους έχει τεκμηριωθεί σε μεγάλες κλινικές μελέτες, είναι σημαντική η μακροχρόνια καταγραφή των ασθενών που λαμβάνουν τους αντί-TNF παράγοντες – αλλά και όλα τα νέα βιολογικά φάρμακα- σε οργανωμένα Αρχεία Καταγραφής (Registries), ώστε να ερευνηθεί η μακροχρόνια ασφάλειά τους. Σημαντικό ερώτημα που πρέπει να ερευνηθεί περισσότερο είναι εάν οι αντί-TNF παράγοντες αυξάνουν τον κίνδυνο εμφανίσης λεμφωμάτων. Από τα διαθέσιμα δεδομένα με ασθενείς υπό αντί-TNF, δεν μπορεί με βεβαιότητα να αποκλεισθεί η συσχέτισή τους με τη χρήση των αντί-TNF παραγόντων. Γιαυτό χρειάζεται επαγρύπνιση και έλεγχος σε περιπτώσεις που παρατηρηθεί αύξηση του μεγέθους ενός ή περισσοτέρων λεμφαδένων ή χρόνιος πυρετός και απώλεια βάρους. Ελειπή, επίσης, είναι τα στοιχεία σχετικά με την ασφάλεια των αντι-TNF παραγόντων στην κύηση. Τα δεδομένα από μικρές μελέτες εγκύων, οι οποίες λάμβαναν αντι-TNF κατά την περίοδο σύλληψης και γενικά διέκοψαν την αγωγή με την έναρξη της εγκυμοσύνης, δεν έδειξαν αύξηση των συμβαμάτων στη μητέρα ή στο έμβρυο.

Συγκριτικά με τα παραδοσιακά τροποποιητικά φάρμακα (μεθοτρεξάτη, λεφλουνομίδη, κυκλοσπορίνη), οι αναστολείς του TNF είναι πιο αποτελεσματικοί στην αναχαίτηση της αρθρικής καταστροφής, ιδίως όταν συνδυάζονται με τροποποιητικά φάρμακα. Έλλειψη αποτελεσματικότητας σε έναν αντί-TNF παράγοντα δεν προδικάζει αποτυχία και στα άλλα φάρμακα της κατηγορίας αυτής. 40-50% των ασθενών που δεν απαντούν στη χορήγηση του ενός αντι-TNF παράγοντα βελτιώνονται με άλλον και μπορούν να χρησιμοποιηθούν διαδοχικά.

▶ *Αναστολείς της ιντερλευκίνης-1 (Kineret)*
Το Anakinra (Kineret) αναστέλλει τη δράση της ιντερλευκίνης-1 και με αυτόν τον τρόπο ελαττώνει τη φλεγμονή που παρατηρείται στις αρθρώσεις ασθενών που πάσχουν από Ρευματοειδή Αρθρίτιδα. Χορηγείται υποδορίως με ενέσεις. Κυριότερες ανεπιθύμητες ενέργειες της ουσίας αυτής είναι ο πόνος στο σημείο της ένεσης και η αυξημένη τάση για λοιμώξεις. Οι ασθενείς πρέπει, επίσης, να υποβάλλονται σε τακτικό εργαστηριακό έλεγχο.

▶ *Ιντερφερόνη β (Avonex, Betaseron)*
Χρησιμοποιείται για τη θεραπεία ορισμένων μορφών Σκλήρυνσης κατά Πλάκας που χαρακτηρίζονται από εναλλαγή υποτροπών και υφέσεων. Η ιντερφερόνη β χορηγείται υποδορίως ή ενδομυϊκώς με ένεση. Τα συμπτώματα κοινού κρυολογήματος (αρθραλγίες, μυαλγίες, κακουχία, μικρή αύξηση της θερμοκρασίας), πονοκεφάλου, αναιμίας και διαταραχών των ηπατικών ενζύμων αποτελούν τις συχνότερες παρενέργειές της.

▶ *Μεγα-δόσεις ανοσοσφαιρινών (ενδοφλεβίως)*
Χορηγούνται μηνιαία, επί δυο ή πέντε μέρες κάθε φορά, σε συνολική δόση 2gr/kg, σε ασθενείς που πάσχουν από Αυτοάνοση Θρομβοπενία, σύνδρομο Kawasaki, βαριά Μυασθένεια, Αυτοάνοσες Πολυνευροπάθειες και Δερματομυοσίτιδα. Ασθενείς με ανεπάρκεια IgA ανοσοσφαιρίνης δεν μπορούν να λάβουν αυτή τη θεραπεία. Η εμφάνιση αλλεργικών αντιδράσεων, οι μυαλγίες, η νεφρική ανεπάρκεια (γι' αυτό και χορηγούνται σε συνδυασμό με πολλά υγρά) και η άσηπτος (μη μικροβιακή) μηνιγγίτιδα (δηλαδή φλεγμονή των μηνίγγων του εγκεφάλου) αποτελούν ορισμένες από τις ανεπιθύμητες ενέργειες της αγωγής.

▶ *Αναστολείς των Β-λεμφοκυττάρων*

Η θεραπεία που στρέφεται κατά των Β-λεμφοκυττάρων, όπως το Rituximab (Mabthera), έχουν πρόσφατα εγκριθεί για τη θεραπεία της Ρευματοειδούς Αρθρίτιδας ανθεκτικής στα τροποποιητικά της νόσου φάρμακα και τους αντι-TNF παράγοντες. Το Rituximab χρησιμοποιείται στη θεραπεία των λεμφωμάτων από Β-λεμφοκύτταρα, ενώ δεν εμφανίζει σημαντικές παρενέργειες ή ανοσοανεπάρκεια. Υπάρχουν δεδομένα που δείχνουν ότι το Rituximab έχει θεραπευτική δράση σε ορισμένες εκδηλώσεις του Συστηματικού Ερυθηματώδους Λύκου (θρομβοπενία, νεφρίτιδα) και Αγγειΐτιδας.

▶ *Αναστολείς της διέγερσης των Τ-λεμφοκυττάρων*

Τα Τ-λεμφοκύτταρα έχουν κεντρικό ρόλο στην παθογένεια των αυτοανόσων νοσημάτων διότι ενεργοποιούν άλλα παθογεννετικά κύτταρα. Τελευταία υπάρχουν βιολογικοί παράγοντες οι οποίοι αναστέλουν τη διέγερση (alefacept) ή τη σύνδιεγερση (abatacept) των Τ-κυττάρων.

Το Alefacept (Amevine) είναι μια διμερής πρωτεΐνη που αποτελείται από το αντιγόνο «leukocyte function antigen-3» (LFA-3) συνδεδεμένο Fc τμήμα της IgG1. Το alefacept αναστέλλει τη διέγερση των Τ-κυττάρων διότι συνδέεται στον υποδοχέα τους CD-2 και εμποδίζει έτσι τη σύνδεση του διεγερτικού αντιγόνου των Τ-κυττάρων. Χορηγείται ενδομυϊκά ή ενδοφλεβίως και έχει εγκριθεί από το 2003 για τη θεραπεία της ψωρίασης.

Το Abatacept (Orencia) αναστέλει τη διέγερση (και ειδικότερα τη συνδιέγερση) των Τ-λεμφοκυττάρων. Η δράση του οφείλεται στην αναστολή της μετάδοσης του συνδιεγερτικού σήματος στον υποδοχέα CD28 των Τ-κυττάρων από τα αντιγόνα επιφανείας Β7.1 και Β7.2 των αντιγονοπαρουσιαστών. Χορηγείται ενδοφλεβίως. Έχει εγκριθεί για χορήγηση σε ασθενείς με Ρευματοειδή Αρθρίτιδα που έχουν αποτύχει σε αγωγή με anti-TNFa παράγοντες με καλά αποτελέσματα σε ό,τι αφορά τον έλεγχο των συμπτωμάτων, ενώ δοκιμάζεται και σε ασθενείς με Συστηματικό Ερυθηματώδη Λύκο.

▶ *Αναστολείς της μετανάστευσης των λευκοκυττάρων*

Στα αυτοάνοσα νοσήματα στις περιοχές της φλεγμονής υπάρχει σημαντική διήθηση από λευκοκύτταρα. Το Natalizumab (Tysabri), ανήκει στην ομάδα των βιολογικών που αναφέρονται ως εκλεκτικοί αναστολείς των μορίων προσκόλησης (adhesion molecules). Είναι ανθρωποποιημένο αντίσωμα έναντι της α-1 ιντεγκρίνης και αναστέλλει την προσκόλληση και μετανάστευση των λευκοκυττάρων του αίματος στη φλεγμαίνουσα περιοχή. Είναι αποτελεσματικό σε ασθενείς με νόσο του Crohn και πολλαπλή Σκλήρυνση (υποτροπιάζουσα μορφή). Η χορήγησή του πρέπει να συνοδεύεται από στενή παρακολούθηση διότι αρχικά συσχετίσθηκε με εφάνιση μιας σοβαρής παρενέργειας από τον εγκέφαλο (προοδευτική πολυεστιακή λευκοεγκεφαλοπάθεια- PML).

▶ *Αναστολείς της Ιντερλευκίνης-6*

Η ιντερλευκίνη-6 (IL-6) είναι μια σημαντική φλεγμονώδης κυτταροκίνη που παράγεται από κύτταρα που συμμετέχουν στη φλεγμονώδη αντίδραση του οργανισμού (λεμφοκύτταρα, μονοκύτταρα, ινοβλάστες). Η IL-6 επηρεάζει τη λειτουργία μιας σειράς κυττάρων που ενεργοποιούνται σε παθήσεις όπως η Ρευματοειδής Αρθρίτιδα (Τ-λεμφοκύτταρα, Β-λεμφοκύτταρα, πολυμορφοπύρηνα, οστεοκλάστες) ενώ παίζει σημαντικό ρόλο στην παραγωγή από το ήπαρ πρωτεΐνών κατά τη φάση της οξείας ή της χρόνιας φλεγμονής (πρωτεΐνες οξείας φάσης π.χ CRP). Πρόσφατα έχει εγκριθεί η χορήγηση του μονοκλωνικού αντισώματος έναντι του υποδοχέα της ιντερλευκίνης-6 (Tocilizumab, RoACTEMRA) σε ασθενείς με Ρευματοειδή Αρθρίτιδα που έχουν αποτύχει σε θεραπεία με τα τροποποιητικά της νόσου φάρμακα (π.χ μεθοτρεξάτη, λεφλουνομίδη) ή anti-TNFa παράγοντα. Το φάρμακο χορηγείται ενδοφλεβίως ανά μήνα.

ΜΕΛΛΟΝΤΙΚΟΙ ΘΕΡΑΠΕΥΤΙΚΟΙ ΣΤΟΧΟΙ

Οι πρόοδοι των ερευνών στον κλάδο της Ανοσολογίας και Μοριακής Βιολογίας έχουν αποσαφηνίσει εν μέρει ορισμένους από τους μηχανισμούς που εμπλέκονται στην ανοσοπαθογένεια των χρόνιων αυτοάνοσων φλεγμονωδών νοσημάτων και έχουν αναγνωρίσει νέα πεδία θεραπευτικής παρέμβασης.

Η εξακρίβωση του ρόλου των φλεγμονωδών κυτταροκινών στα χρόνια φλεγμονώδη νοσήματα, οδήγησε στην ανακάλυψη των βιολογικών παραγόντων. Η χρήση τους στην κλινική πράξη είχε σαν αποτέλεσμα την ουσιαστική ύφεση των συμπτωμάτων, τη βελτίωση της λειτουργικότητας του μυοσκελετικού συστήματος, αλλά και την αναστολή της καταστροφικής αυτής διεργασίας.

Οι βιολογικοί παράγοντες έχουν το πλεονέκτημα ότι αναστέλλουν εκλεκτικά συγκεκριμένες κυτταροκίνες ή κύτταρα της ανοσολογικής απάντησης και όχι καθολικά το ανοσολογικό σύστημα του οργανισμού. Μεταβάλλουν το ανοσιακό σύστημα του οργανισμού έτσι ώστε να υπάρχει κλινικό όφελος, χωρίς να προκαλείται συστηματική βλάβη στους μηχανισμούς άμυνας του οργανισμού και επαγωγή παρεκκλίσεων της ανοσιακής αντίδρασης, οι οποίες θα οδηγούσαν στην εμφάνιση αυτοάνοσων νοσημάτων.

Οι μελλοντικές θεραπείες στοχεύουν στην εξουδετέρωση και άλλων κυτταροκινών, όπως π.χ. των ιντερλευκινών(IL)-6, IL-12, 15, 18. Παράλληλα οι έρευνες θα στραφούν στην εξέταση νέων μεθόδων αναστολής της IL-1 και του TNF, που θα είναι πιο ασφαλείς για τη θεραπεία των ασθενών.

Οι θεραπείες που στρέφονται κατά του συμπληρώματος, καθώς και η αυτόλογη μεταμόσχευση του μυελού των οστών ίσως αποδειχθούν στο μέλλον αποτελεσματικές, ειδικά για τη Συστηματική Σκληροδερμία.

Πιθανώς η ανακάλυψη νέων φαρμάκων με στόχο κάποιον παράγοντα των πυρήνων των κυττάρων ή κάποιο ένζυμο (π.χ. κινάση) που έχει αρκετές ρυθμιστικές λειτουργίες [όπως είναι για παράδειγμα η ρύθμιση των φλεγμονωδών κυτταροκινών (IL-1, -6, -18, TNF-α), η αγγειογενετική δράση, η αντιγονοπαρουσίαση, η δημιουργία του ενζύμου κυκλοοξυγενάση -2 και των ελευθέρων ριζών οξυγόνου] να αναχαιτίσει τελικά τις φλεγμονώδεις απαντήσεις και την περαιτέρω διαιώνιση της φλεγμονώδους διεργασίας των περισσότερων αυτοάνοσων νοσημάτων.

ΔΙΑΤΡΟΦΗ ΚΑΙ ΑΥΤΟΑΝΟΣΑ ΝΟΣΗΜΑΤΑ

Παίζει κάποιο ρόλο η διατροφή στην εμφάνιση των αυτοάνοσων νοσημάτων;

Έχει διατυπωθεί η άποψη ότι η μακροχρόνια κατανάλωση τροφίμων που μπορούν να πυρο-δοτήσουν τη φλεγμονή, όπως το κρέας, και η αποχή από τρόφιμα που καταστέλλουν τη φλεγ-μονή, όπως τα ψάρια, τα φρούτα και τα λαχανικά, μπορεί να ευοδώσουν την εμφάνιση των αυτοάνοσων νοσημάτων. Εντούτοις, τα μέχρι τώρα επιστημονικά δεδομένα δεν έχουν αναδείξει μία τέτοια συσχέτιση.

Πρέπει να προσέχω τη διατροφή μου όταν πάσχω από αυτοάνοσο νόσημα και γιατί;

Ναι, σε δύο αυτοάνοσα νοσήματα: την Κοιλιοκάκη, η θεραπεία της οποίας είναι ο πλήρης απο-κλεισμός από το διαιτολόγιο τροφίμων που περιέχουν γλουτένη (σιτάρι, κριθάρι, σίκαλη και πιθανόν βρώμη) και το Σακχαρώδη Διαβήτη τύπου 1, όπου η διατροφή πρέπει να προσαρμό-ζεται με βάση τη δόση της ινσουλίνης. Η αντιμετώπιση των υπόλοιπων αυτοάνοσων νοσημάτων δε στηρίζεται σε συγκεκριμένη διατροφική παρέμβαση, εντούτοις, ο ασθενής οφείλει να προ-σέχει και ενδεχομένως να τροποποιήσει τη διατροφή του, διότι:

1. Η διατήρηση ενός υγιούς σωματικού βάρους* είναι απαραίτητη. Τόσο η παχυσαρκία όσο και η απίσχνανση επιβαρύνουν την υγεία και συμβάλλουν στην εμφάνιση άλλων νοσημάτων. Επιπρόσθετα, η παχυσαρκία επιβαρύνει τη βλάβη των πασχουσών αρθρώσεων, ενώ η απί-σχνανση ευοδώνει την εμφάνιση οστεοπόρωσης.

2. Τόσο τα αυτοάνοσα νοσήματα όσο και η φαρμακευτική τους αγωγή συμβάλλουν στη ταχύτερη εμφάνιση νοσημάτων φθοράς, όπως η αθηρωματική νόσος και η οστεοπόρωση. Οι ασθενείς επομένως πρέπει να διατρέφονται με βάση τις οδηγίες που προλαμβάνουν τις νόσους αυτές.

3. Τα αυτοάνοσα νοσήματα προκαλούν βλάβες σε διάφορα όργανα, πολλές από τις οποίες εκδηλώνονται με διαταραχές που επιβάλλουν αλλαγή στη σύσταση της δίαιτας.

- Έτσι, σε περίπτωση υπέρτασης, ο ασθενής πρέπει να περιορίσει την πρόσληψη αλατιού, να αποκτήσει ένα υγιές σωματικό βάρος, να αυξήσει την κατανάλωση φρούτων και λαχανικών και να ελαχιστοποιήσει την πρόσληψη αλκοολούχων ποτών.

- Σε περίπτωση νεφρικής ανεπάρκειας, η δίαιτα πρέπει να τροποποιηθεί, περιορίζοντας την πρόσληψη πρωτεΐνης από τρόφιμα όπως το κρέας, το ψάρι και τα γαλακτοκομικά προϊόντα. Η προσβολή του νεφρού μπορεί όμως να εκδηλώνεται και με σημαντική απώλεια λευκω-μάτων (λευκωματουρία). Τότε, θα πρέπει να υπολογίζεται η απώλεια των λευκωμάτων και το έλλειμμα να αντικαθίσταται με πρωτεΐνες των τροφών.

- Η αύξηση του σακχάρου στο αίμα, που μπορεί να οφείλεται στη φαρμακευτική αγωγή, απαιτεί τροποποίηση της δίαιτας κυρίως ως προς την ποιότητα και την ποσότητα των προσλαμβανομένων υδατανθράκων και τον περιορισμό της πρόσληψης ζωικού λίπους.

- Η ξηροστομία που εμφανίζεται στο σύνδρομο Sjögren απαιτεί περιορισμό των γλυκών, την αποφυγή ξηρών ή αφυδατωμένων τροφίμων, καθώς και τροφίμων σε ακραίες θερμοκρασίες.

---

* Το υγιές σωματικό βάρος υπολογίζεται με τη βοήθεια του Δείκτη Μάζας Σώματος, ο οποίος είναι το πηλίκο του βάρους σε κιλά προς το τετράγωνο του ύψους σε μέτρα [βάρος (κιλά)/ύψος^2 (μέτρα^2)]. Όταν το πηλίκο αυτό έχει τιμές από 18,5 – 25, το άτομο έχει φυσιολογικό βάρος, όταν οι τιμές είναι από 25,1 – 30, το άτομο είναι υπέρβαρο, ενώ τιμές άνω του 30 υποδηλώνουν παχυσαρκία.

- Ασθενής με Σκληρόδερμα, με προσβολή του οισοφάγου, πρέπει να καταναλώνει υδαρείς και πολτοποιημένες τροφές, που διέρχονται ευκολότερα από τον οισοφάγο στο στομάχι.

- Τέλος, ασθενής με νόσο Crohn, η οποία έχει προσβάλει το λεπτό έντερο, όπου γίνεται η απορρόφηση των θρεπτικών συστατικών, πρέπει να τροποποιήσει τη διατροφή του βάσει των ελλειμμάτων που δημιουργεί η κακή απορρόφηση αυτών των συστατικών.

4. Η φαρμακευτική αγωγή και οι παρενέργειες αυτής επιβάλλουν τροποποιήσεις στο ημερήσιο διαιτολόγιο (π.χ. περιορισμός νατρίου στην περίπτωση της χρήσης κορτιζόνης).

Γενικά, ο ασθενής με αυτοάνοσο νόσημα πρέπει να ακολουθεί τις αρχές της υγιεινής διατροφής, όπως αυτές ορίζονται για τους υγιείς ενήλικες και οι οποίες συνοψίζονται ως εξής:

- Κατανάλωση ποικιλίας τροφίμων με μέτρο και ισορροπία.

- Ισορροπία ανάμεσα στην ενέργεια που προσλαμβάνεται με την τροφή και σε αυτήν που καταναλώνεται με τη σωματική δραστηριότητα, με στόχο τη διατήρηση ενός υγιούς σωματικού βάρους.

- Η ημερήσια διατροφή πρέπει να είναι πλούσια σε φρούτα, λαχανικά και προϊόντα δημητριακών ολικής άλεσης και φτωχή σε απλούς υδατάνθρακες (π.χ. ζάχαρη, μέλι, αναψυκτικά).

- Περιορισμός της κατανάλωσης ζωικών (κορεσμένων) λιπών και αντικατάσταση αυτών με ελαιόλαδο (μονοακόρεστα λιπαρά) και λίπος ψαριών (ω-3 λιπαρά οξέα).

- Επαρκής πρόσληψη νερού για σωστή ενυδάτωση και κατανάλωση αλκοολούχων ποτών με μέτρο.

Ποια από τα φάρμακα που χρησιμοποιούνται για τη θεραπεία των αυτοάνοσων νοσημάτων μπορεί να προκαλέσουν παρενέργειες ή αλληλεπιδράσεις με κάποια θρεπτικά συστατικά;

Η κορτιζόνη εκτός από την αντιφλεγμονώδη δράση της, επηρεάζει ποικιλοτρόπως το μεταβολισμό του οργανισμού . Ως εκ τούτου, ένας ασθενής που λαμβάνει χρονίως ή για μεγάλα διαστήματα κορτιζόνη πρέπει οπωσδήποτε να ακολουθεί ειδικές διατροφικές συστάσεις (βλέπε στην επόμενη ενότητα).

Η λήψη μη στεροειδών αντιφλεγμονοδών φαρμάκων προκαλεί κατακράτηση υγρών και συνεπώς απαιτεί περιορισμό στη λήψη νατρίου, κύρια πηγή του οποίου είναι το αλάτι και τα τρόφιμα που το περιέχουν σε μεγάλες ποσότητες.

Ο ασθενής που λαμβάνει μεθοτρεξάτη πρέπει να αποφεύγει τη κατανάλωση αλκοολούχων ποτών, γιατί ενισχύει τις παρενέργειες του φαρμάκου.

Η λήψη κυκλοσπορίνης με παράλληλη κατανάλωση χυμού γκρέιπφρουτ πρέπει να αποφεύγεται, διότι αυξάνεται η δραστικότητα και η τοξικότητα του φαρμάκου.

Η χρήση βιολογικών παραγόντων δεν απαιτεί διατροφικούς περιορισμούς.

Τι πρέπει να προσέχω όταν λαμβάνω συστηματικά κορτιζόνη;

Ο ασθενής που λαμβάνει κορτιζόνη μπορεί να έχει αυξημένη όρεξη και συνεπώς διατρέχει τον κίνδυνο ανάπτυξης παχυσαρκίας. Επομένως πρέπει να ακολουθεί ένα διαιτολόγιο που θα καλύπτει τις θρεπτικές ανάγκες του και θα είναι ανάλογο της δραστηριότητάς του.

Η λήψη κορτιζόνης επιβάλλει τον περιορισμό του νατρίου για την αποφυγή κατακράτησης υγρών και δημιουργίας οιδημάτων. Έτσι, το πρόσθετο αλάτι στα φαγητά, τα αλμυρά σνακ, οι αλατισμένοι ξηροί καρποί, οι ελιές, τα αλμυρά τυριά, η σάλτσα σόγιας, καθώς και τα παστά ή κονσερβοποιημένα τρόφιμα, θα πρέπει να αποκλειστούν από το διαιτολόγιο του ασθενούς.

Πολλές φορές η κορτιζόνη προκαλεί αύξηση του σακχάρου στο αίμα καθιστώντας απαραίτητο τον περιορισμό των απλών υδατανθράκων (ζάχαρης, μελιού, μαρμελάδας, γλυκών και αναψυκτικών), ενώ σε ορισμένες περιπτώσεις πρέπει να σχεδιαστεί ένα διαιτολόγιο με βάση τις αρχές της δίαιτας των διαβητικών.

Η κορτιζόνη επηρεάζει επίσης το μεταβολισμό των λιπιδίων και οδηγεί σε πρόωρη αθηρωματική νόσο. Η πρόσληψη λιπών θα πρέπει να είναι ελεγχόμενη και να συνίσταται σε κατανάλωση ακόρεστων λιπαρών οξέων, δηλαδή αποφυγή της χρήσης βουτύρου, μαργαρινών και γενικά των λιπών που σε θερμοκρασία δωματίου βρίσκονται σε στερεή κατάσταση.

Η λήψη κορτιζόνης προκαλεί επιπλέον, καταβολισμό της μυϊκής μάζας και αυξάνει τις ανάγκες του οργανισμού σε πρωτεΐνη. Ως εκ τούτου πρέπει να αυξάνεται η ημερήσια κατανάλωση πρωτεΐνης. Επειδή η κορτιζόνη παρεμβαίνει και στο μεταβολισμό των λιπιδίων προδιαθέτοντας σε αθηρωματική νόσο, η πρωτεΐνη πρέπει να προέρχεται από πηγές φτωχές σε ζωικά λίπη. Έτσι, η καθημερινή πρόσληψη πρωτεΐνης από γαλακτοκομικά φτωχά σε λιπαρά (έως 2%), το ασπράδι των αυγών, τα πουλερικά , τα ψάρια και κάποιες φορές το άπαχο κόκκινο κρέας θα εξασφαλίσουν στον ασθενή προστασία της μυϊκής μάζας, χωρίς να αυξάνουν τα επίπεδα της χοληστερόλης του αίματος.

Τέλος, η θεραπεία με κορτιζόνη για μεγάλα χρονικά διαστήματα οδηγεί σε μειωμένη απορρόφηση του ασβεστίου από το έντερο και σε αυξημένη αποβολή του από τα ούρα αυξάνοντας τον κίνδυνο οστεοπόρωσης και καταγμάτων. Οι ασθενείς που λαμβάνουν κορτιζόνη πρέπει να καταναλώνουν ημερησίως τρεις μερίδες γαλακτοκομικών χαμηλών σε λιπαρά (1 μερίδα= 1 ποτήρι γάλα ή 150 γρ. γιαούρτι ή 30-40 γρ. τυριού χαμηλό σε λιπαρά και αλάτι). Όλοι οι ασθενείς πρέπει να λαμβάνουν και συμπλήρωμα ασβεστίου και βιταμίνης D.

Ωφελεί η χρήση συμπληρωμάτων διατροφής τους ασθενείς με αυτοάνοσα νοσήματα;

Στο εμπόριο κυκλοφορούν πάρα πολλά σκευάσματα θρεπτικών συστατικών, βοτάνων ή συνδυασμού αυτών από έγκυρες και μη βιομηχανίες, που ισχυρίζονται ότι τα προϊόντα αυτά έχουν ανοσοκατασταλτικές ή ανοσοδιεγερτικές ιδιότητες. Εντούτοις, τα έως σήμερα επιστημονικά δεδομένα δεν υποστηρίζουν ότι η χρήση τέτοιων συμπληρωμάτων ωφελούν τους ασθενείς με αυτοάνοσα νοσήματα. Αντίθετα, χρειάζεται μεγάλη προσοχή, γιατί η αλόγιστη χρήση τους μπορεί να έχει σοβαρές παρενέργειες τόσο στην υγεία, όσο και στην πορεία της νόσου.

Ιδιαίτερα όσον αφορά στα ιχθυέλαια υπάρχουν κάποια πειραματικά δεδομένα. Εντούτοις, οι ασφαλείς ημερήσιες δόσεις τους δεν έχουν καθοριστεί. Αντίθετα, είναι γνωστό ότι οι υψηλές δόσεις με τη μορφή συμπληρωμάτων μπορεί να αυξήσουν τον κίνδυνο αγγειακών εγκεφαλικών επεισοδίων, ιδιαίτερα όταν λαμβάνονται μαζί με ασπιρίνη, ή με άλλα μη στεροειδή αντιφλεγμονώδη φάρμακα. Επιπρόσθετα, μπορούν να προκαλέσουν γαστρεντερικές διαταραχές, όπως διάρροια ή δυσπεπτικά ενοχλήματα. Συνεπώς, ασθενείς με αυτοάνοσα νοσήματα είναι προτιμότερο να καταναλώνουν δύο φορές την εβδομάδα λιπαρά ψάρια όπως τσιπούρα, μπαρμπούνια, κολιούς, σολομό, σαρδέλες, παρά να λαμβάνουν συμπληρώματα ιχθυελαίων.

Τα μόνα συστατικά που δίνονται συστηματικά με τη μορφή συμπληρωμάτων διατροφής σε ασθενείς με αυτοάνοσα νοσήματα είναι το ασβέστιο και η βιταμίνη D, διότι όπως προαναφέραμε τόσο τα ίδια τα νοσήματα, όσο και η χορήγηση κορτιζόνης αυξάνουν κατά πολύ τις ανάγκες του οργανισμού στα συστατικά αυτά.

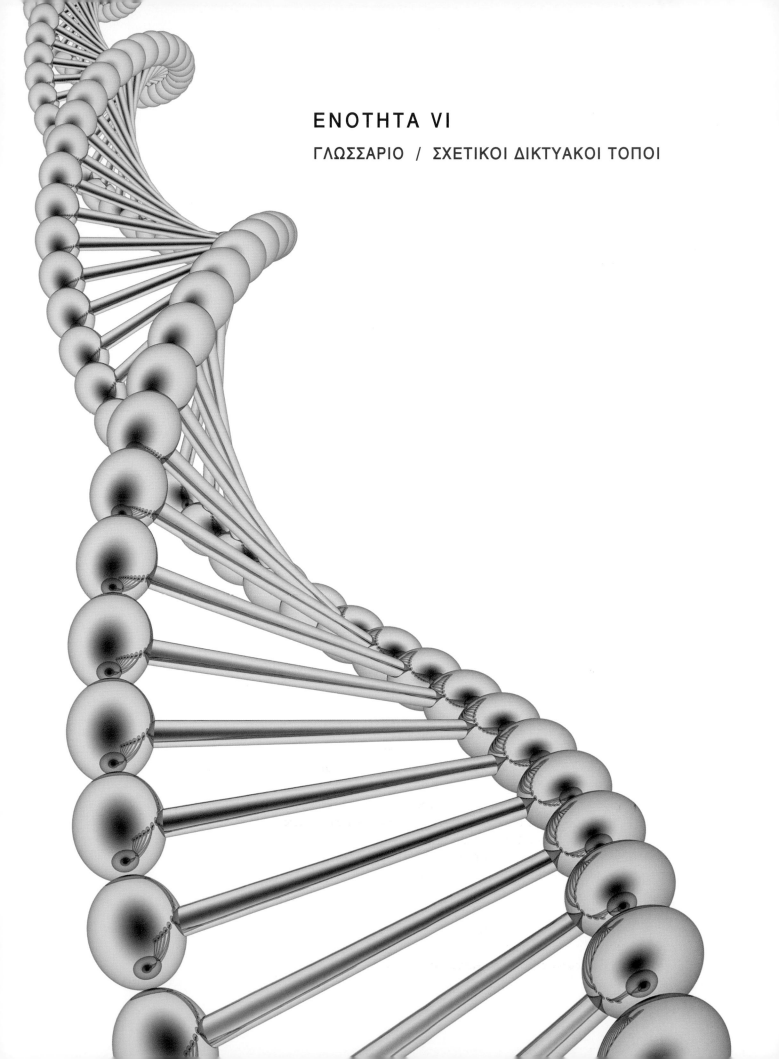

ENOTHTA VI

ΓΛΩΣΣΑΡΙΟ / ΣΧΕΤΙΚΟΙ ΔΙΚΤΥΑΚΟΙ ΤΟΠΟΙ

ΓΛΩΣΣΑΡΙΟ

A

Αγγειίτιδα: Φλεγμονή των αιμοφόρων αγγείων του σώματος. Μπορεί να αφορά μεγάλα, μεσαίου ή μικρού μεγέθους αγγεία.

Αγγειογραφία: Εξέταση που απεικονίζει τα αγγεία των εσωτερικών οργάνων (εγκέφαλος, κοιλιά, καρδιά, θώρακας) και που είναι ιδιαίτερα χρήσιμη για τη διάγνωση διαφόρων μορφών αγγειίτιδας (οζώδης πολυαρτηρίτιδα, αγγειίτιδα κεντρικού νευρικού συστήματος).

Αδαμαντιάδη-Behçet, νόσος: Τύπος Αγγειίτιδας που εκδηλώνεται με εξελκώσεις του στόματος (άφθες) και των γεννητικών οργάνων, εξανθήματα δέρματος και φλεγμονή των ματιών.

Αιμάτωμα: Εντοπισμένη συλλογή αίματος, που έχει βγει από τα αγγεία και βρίσκεται στο μεσοκυττάριο χώρο οργάνων ή ιστών.

Αιμολυτική αναιμία: Αναιμία που προκύπτει από μειωμένη επιβίωση των ερυθρών αιμοσφαιρίων λόγω κληρονομικής βλάβης (π.χ. αιμοσφαιρινοπάθειες: μεσογειακή αναιμία, δρεπανοκυτταρική αναιμία) ή εξωγενών βλαπτικών παραγόντων (π.χ. αυτοαντισώματα που στρέφονται κατά των ερυθρών αιμοσφαιρίων).

Αιμοπετάλια: Απύρηνα, δισκοειδή κύτταρα που βρίσκονται στο αίμα των θηλαστικών, υπεύθυνα για τον έλεγχο της πήξης του αίματος.

Αιμορροφιλία: Κληρονομική αιμορραγική διάθεση, λόγω έλλειψης ενός παράγοντα πήξης του αίματος.

Αλλεργιογόνο: Ξένη ουσία (κυρίως πρωτεΐνη) που επάγει αλλεργικές αντιδράσεις (π.χ. κνίδωση, αγγειοοίδημα, καταπληξία).

Αλωπεκία: Απώλεια τριχών σε περιοχές του δέρματος όπου φυσιολογικά είναι παρούσες (γυροειδής αλωπεκία) ή σε όλο το σώμα (γενικευμένη).

Άμυλο: Μεγάλο μόριο (υδατάνθρακας) που αποτελείται από πολλά μικρότερα μόρια σακχάρων

Αμυλοείδωση: Νόσος κατά την οποία περίσσεια γλυκοπρωτεΐνης, το αμυλοειδές (κηρώδες, διαφανές υλικό που παρουσιάζει επιφανειακή ομοιότητα με το άμυλο), συσσωρεύεται γύρω από τα κύτταρα διαφόρων οργάνων και ιστών του οργανισμού.

Αμφιβληστροειδής χιτώνας: Εσωτερικός χιτώνας του οφθαλμού, ο οποίος περιέχει κυρίως αγγεία και απολήξεις νευρικών ινών, που χρησιμεύουν για την όραση και την αντίληψη των χρωμάτων.

ANCA, αντισώματα: Αντισώματα έναντι των λευκών αιμοσφαιρίων του αίματος που ανευρίσκονται σε ασθενείς με Αγγειίτιδες (κοκκιωμάτωση Wegener, μικροσκοπική πολυαγγείτιδα, σύνδρομο Churg-Strauss).

Αναιμία: Κατάσταση που χαρακτηρίζεται από χαμηλή ποσότητα αιμοσφαιρίνης (ουσία που μεταφέρει το οξυγόνο στον οργανισμό) στο αίμα με αποτέλεσμα τη μείωση της παροχής οξυγόνου στους ιστούς.

Αναλγητικά (παυσίπονα): Φάρμακα που ανακουφίζουν τον ασθενή από τον πόνο. Μπορούν να δράσουν και ως αντιπυρετικά.

Αναστολέας της αντλίας πρωτονίων: Φάρμακα που δρουν στα κύτταρα του στομάχου και ελαττώνουν την έκκριση του γαστρικού οξέος. Χρησιμοποιούνται για την προφύλαξη του στομάχου από έλκη και αιμορραγίες, όταν ο ασθενής λαμβάνει φάρμακα που προκαλούν ερεθισμό του στομάχου, όπως τα κορτικοστεροειδή και τα άλλα αντιφλεγμονώδη.

Αναστολείς διαύλων ασβεστίου: Φαρμακευτικές ουσίες που χαμηλώνουν την αρτηριακή πίεση, καταπραΰνουν το στηθαγχικό πόνο και σταθεροποιούν την καρδιακή συχνότητα εμποδίζοντας τη μετακίνηση του ασβεστίου στον καρδιακό μυ και στις λείες μυϊκές ίνες.

Ανασυνδυασμένοι παράγοντες πήξης: Παράγοντες πήξης, που παρασκευάζονται στο εργαστήριο.

Ανδρογόνα: Φυλετικές ορμόνες (π.χ. ανδροστερόνη και τεστοστερόνη) που ευθύνονται για τα ανδρικά χαρακτηριστικά.

Ανθελονοσιακά φάρμακα: Φάρμακα που χρησιμοποιούνται για τη θεραπεία της ελονοσίας π.χ. η υδροξυχλωροκίνη. Χορηγούνται σε ασθενείς με Ρευματοειδή Αρθρίτιδα, δερματικό Λύκο, ή με Συστηματικό Ερυθηματώδη Λύκο ήπιας μορφής.

Ανοσία: Ικανότητα του οργανισμού να αντιστέκεται σε λοιμώξεις ή σε παθογόνους παράγοντες.

Ανοσία έμφυτη ή φυσική: Ανοσία που καθορίζεται από τη γενετική σύσταση του ατόμου.

Ανοσία επίκτητη ή ειδική: Ανοσία έναντι συγκεκριμένου αντιγόνου λοιμογόνου παράγοντα ή αντιγόνων ξένου οργάνου (μόσχευμα) ή άλλου αντιγόνου όπως π.χ. των εμβολίων.

Ανοσοανεπάρκεια (ανοσολογική ή ανοσιακή ανεπάρκεια): Μειωμένη ή ανεπαρκής ανοσολογική απάντηση του οργανισμού λόγω ελαττωματικής ή μειωμένης λειτουργίας ή ελαττωμένου αριθμού των λεμφοκυττάρων.

Ανοσοθεραπεία: Η θεραπευτική παρέμβαση που σκοπό έχει την ενίσχυση του αμυντικού συστήματος. Επιτελείται είτε με χορήγηση έτοιμων αντισωμάτων κατά κάποιου μικροβιακού παράγοντα (π.χ. αντισώματα κατά των στοιχείων του μικροβίου του τετάνου) είτε με διέγερση του ανοσολογικού συστήματος με κάποιο αντιγόνο ή αλλεργιογόνο σε συνδυασμό με χορήγηση ειδικών ουσιών που ενισχύουν το ανοσολογικό σύστημα.

Ανοσοκατασταλτικά φάρμακα: Φάρμακα που ασκούν κατασταλτική δράση στο ανοσολογικό σύστημα (π.χ. μεθοτρεξάτη, αζαθειοπρίνη).

Ανοσολογικό σύστημα: Αμυντικό σύστημα του οργανισμού με το οποίο αντιμετωπίζονται ξένοι εισβολείς, όπως οι λοιμογόνοι παράγοντες. Σε αυτό περιλαμβάνονται ο θύμος αδένας, ο μυελός των οστών, οι λεμφαδένες, ο σπλήνας, οι αμυγδαλές, διάχυτες λεμφικές πλάκες στο γαστρεντερικό σωλήνα καθώς και τα λευκά αιμοσφαίρια.

Ανοσοπροσρόφηση: Αντιγόνο που έχει την ιδιότητα να προσροφά το αντίστοιχο αντίσωμα από μείγμα ανοσοσφαιρινών.

Ανοσοσυμπλέγματα: Μεγάλα μόρια που σχηματίζονται από την ένωση αντισωμάτων με ουσίες ιστών ή κυττάρων (αντιγόνα) του ιδίου του οργανισμού ή ξένου οργανισμού, όπως των μικροβίων.

Ανοσοσφαιρίνες: Αντισώματα (πρωτεΐνες του ορού του αίματος). Παράγονται από τα πλασματοκύτταρα (εξελιγμένη μορφή λεμφοκυττάρων) και συνδέονται με συγκεκριμένο αντιγόνο, το οποίο προκάλεσε την παραγωγή τους.

Ανοχή: Κατάσταση κατά την οποία τα λεμφοκύτταρα δεν μπορούν να αντιδράσουν κατά του συγκεκριμένου αντιγόνου.

Αντιγόνα του στρεπτόκοκκου: Πρωτεΐνες της μεμβράνης του μικροβίου που είναι γνωστό ως στρεπτόκοκκος. Οι στρεπτόκοκκοι είναι μικρόβια που εμφανίζονται κατά ζεύγη ή αλύσους. Διακρίνονται στην ομάδα των πυρετογόνων (παθογόνες μορφές για τον άνθρωπο), στην ομάδα των πρασινιζόντων (παρασιτικές μορφές που συναντώνται στη φυσιολογική χλωρίδα του ανώτερου αναπνευστικού συστήματος), στην ομάδα των εντεροκόκκων (παρασιτικές μορφές που συναντώνται στη φυσιολογική χλωρίδα του εντέρου) και στην ομάδα των γαλακτικών (σαπροφυτικές μορφές που σχετίζονται με την οξινοποίηση του γάλακτος).

Αντιγόνο: Ουσία ή μόριο που αναγνωρίζεται από το ανοσοποιητικό σύστημα και προκαλεί την αντίδρασή του με αποτέλεσμα την παραγωγή αντισωμάτων ή την ενεργοποίηση των λεμφοκυττάρων.

Αντιγονοπαρουσιαστικό κύτταρο: Κύτταρο (π.χ. μακροφάγο) που παρουσιάζει το αντιγόνο σε άλλα ανοσολογικά κύτταρα π.χ. στα λεμφοκύτταρα.

Αντίδραση Mantoux (αντίδραση φυματίνης): Αντίδραση που χρησιμεύει για τη διάγνωση της φυματίωσης. Γίνεται με ένεση φυματίνης (στείρου διαλύμματος που περιέχει προϊόντα του μυκοβακτηριδίου της φυματίωσης) στο δέρμα (ενδοδερμική).

Αντίδραση μοσχεύματος εναντίον ξενιστή: Αντίδραση των λεμφοκυττάρων του λήπτη μοσχεύματος λόγω παρουσίας λεμφοκυττάρων στο μόσχευμα που είναι ασύμβατα προς αυτόν. Τότε τα λεμφοκύτταρα ενεργοποιούνται και δρουν εναντίον του λήπτη (ξενιστή) προκαλώντας βλάβη στο δέρμα, στο ήπαρ, στο γαστρεντερικό σύστημα και άλλα όργανα.

Αντιπυρηνικά αντισώματα (ANA): Αυτοαντισώματα που στρέφονται κατά δομικών συστατικών των κυττάρων.

Αντισώματα: Πρωτεϊνικά μόρια (ανοσοσφαιρίνες) που αναγνωρίζουν τους ξένους εισβολείς, δηλαδή τα αντιγόνα. Παράγονται από το ανοσοποιητικό σύστημα του οργανισμού για να καταπολεμούν και να καταστρέφουν τους ξένους εισβολείς π.χ. μικρόβια και άλλους ξένους παράγοντες που εισβάλλουν στον οργανισμό.

Αντισώματα κατά φωσφολιπιδίων: Αντισώματα που αναγνωρίζουν φωσφολιπίδια.

Αντισώματα κατά καρδιολιπίνης: Αντισώματα που αναγνωρίζουν τύπο φωσφολιπιδίων που ονομάζεται καρδιολιπίνη.

Αξονική τομογραφία: Μέθοδος απεικόνισης του ανθρώπινου σώματος με ακτίνες Χ.

Αρθρικό υγρό: Υγρό που παράγεται από τον αρθρικό υμένα και δρα κυρίως ως λιπαντικό των αρθρώσεων.

Αρθρικός υμένας: Εσωτερική μεμβράνη που επενδύει την άρθρωση και παράγει το αρθρικό υγρό.

Αρθρίτιδα: Φλεγμονή της άρθρωσης που στην τυπική της μορφή χαρακτηρίζεται από πόνο, διόγκωση, ερυθρότητα και θερμότητα.

Αρτηριοσκλήρυνση: Πάθηση κατά την οποία παθολογικά λιπίδια συσσωρεύονται στους χιτώνες των αρτηριών με αποτέλεσμα τη σκλήρυνση και στένωση του αυλού των αγγείων και την παρεμπόδιση της παροχής αίματος στους ιστούς που αρδεύουν τα αγγεία αυτά.

Ασβέστωση (μαλακών μορίων): Συσσώρευση ασβεστίου στους ιστούς. Οι ασβεστώσεις μπορεί να εμφανιστούν κάτω από το δέρμα σε δάχτυλα, χέρια, πέλματα και γόνατα προκαλώντας πόνο και φλεγμονή.

Άσηπτη νέκρωση οστών: Νέκρωση τμήματος του οστού, ιδίως της κεφαλής του (συνήθης εντόπιση είναι η κεφαλή του μηριαίου οστού) λόγω ισχαιμικής απόφράξης του αγγείου που το αιματώνει με αποτέλεσμα το τμήμα αυτό του οστού να μην τρέφεται και να νεκρώνεται. Διακρίνεται σε α) ιδιοπαθή (δεν υπάρχει κάποιο συγκεκριμένο αίτιο) και β) δευτεροπαθή (από κάταγμα, δρεπανοκυτταρική αναιμία, ακτινοβολία). Άλλα αίτια πρόκλησής της είναι ο Λύκος, το αντιφωσφολιπιδικό σύνδρομο, η χρήση κορτικοστεροειδών φαρμάκων, η χημειοθεραπεία, ο καρκίνος του παγκρέατος και ο πολύ υψηλός αιματοκρίτης

Αυτοάνοσα νοσήματα: Νοσήματα που χαρακτηρίζονται από στροφή του αμυντικού (ανοσολογικού) συστήματος κατά ιστών ή και οργάνων του σώματος με αποτέλεσμα φλεγμονή και βλάβη τους.

Αυτοανοσία: Ανοσολογική απάντηση του οργανισμού έναντι συστατικών των ιστών του ιδίου σώματος.

Αυτοαντιγόνο: Συστατικό του οργανισμού που διεγείρει την αντίδραση του ανοσολογικού συστήματος εναντίον του.

Αυτοαντισώματα: Αντισώματα τα οποία αναγνωρίζουν αυτοαντιγόνα.

Άφθα: Έλκος κυρίως στη στοματική κοιλότητα με λευκωπή βάση και ερυθρή περιφέρεια, επώδυνα ή ανώδυνα.

Β

Βασεόφιλα: Τύπος πολυμορφοπυρήνων κυττάρων, που αποτελεί το λιγότερο από το 0.5% των λευκών αιμοσφαιρίων του αίματος. Τα κοκκία τους περιέχουν μεσολαβητές της φλεγμονής.

Β-λεμφοκύτταρα: Τύπος λεμφοκυττάρων που παράγονται στο μυελό των οστών και ευθύνονται κυρίως για την παραγωγή των αντισωμάτων.

Βλεννογόνος: Μεμβράνη (υμένας) που επενδύει τα χείλη, το στόμα, το έντερο, τα έξω γεννητικά όργανα και εκκρίνει παχύ έκκριμα (υγρό) πλούσιο σε προστατευτικές ουσίες.

Βρογχοκήλη: Διόγκωση του θυρεοειδούς αδένα.

C - Γ

C-αντιδρώσα πρωτεΐνη: Πρωτεΐνη οξείας φάσης, ενδεικτική φλεγμονής, λοίμωξης ή καταστροφής των ιστών από νέκρωση (έμφραγμα) ή άλλα αίτια.

Γενετικά προδιατεθειμένοι: Τα γονίδια που κληρονομούν οι άνθρωποι μπορούν να επηρεάσουν το ανοσοποιητικό τους σύστημα και τις αντιδράσεις του σε ξένα αντιγόνα ή κύτταρα του ίδιου του οργανισμού, και κατ᾽επέκταση την προδιάθεσή τους για κάποιο αυτοάνοσο νόσημα. Εντούτοις, η εκδήλωση κάποιου αυτοάνοσου νοσήματος εξαρτάται όχι μόνο από τη γενετική προδιάθεση αλλά και από διάφορους άλλους παράγοντες.

Γλαύκωμα: Αύξηση της ενδοφθάλμιας πίεσης με απώτερη επιπλοκή την βλάβη του οπτικού νεύρου.

Γλιαδίνη: Πρωτεΐνη των σιτηρών που προκαλεί σε μερικά άτομα τη νόσο κοιλιοκάκη.

Γλυκοπρωτεΐνη: Πρωτεΐνη που περιέχει πολλά σάκχαρα.

Γονίδιο: Αυτοτελής κληρονομήσιμη μονάδα γενετικού υλικού (DNA). Περιέχει τις οδηγίες που χρησιμοποιεί το κύτταρο για την παραγωγή συγκεκριμένης πρωτεΐνης.

Δ

Δακρυϊκοί αδένες: Εξωκρινείς Αδένες, «υπεύθυνοι» για την παραγωγή της υδάτινης στιβάδας των δακρύων. Βρίσκονται κάτω από το άνω βλέφαρο του ματιού.

Διαταραχή κινητικότητας του οισοφάγου: Παθολογική λειτουργία του οισοφάγου (του σωλήνα που συνδέει το φάρυγγα με το στομάχι), η οποία μπορεί να οδηγήσει σε πόνο πίσω από το στέρνο και δυσκολία στην κατάποση στερεάς ή υγρής τροφής.

Δοκιμασία Coombs: Διακρίνεται σε άμεση και έμμεση. Η άμεση χρησιμοποιείται για την ανίχνευση αντισωμάτων πάνω στην επιφάνεια των ερυθροκυττάρων, ενώ η έμμεση για την ανίχνευση αντισωμάτων στην κυκλοφορία του αίματος.

Ε

Εκχύμωση: Αιμορραγική κηλίδα στο δέρμα, μεγαλύτερη από την πετέχεια, που σχηματίζει πλάκα που δεν ψηλαφείται, στρογγυλή ή ακανόνιστη, κυανή ή ιώδη.

Ελεύθερες ρίζες οξυγόνου: Τοξικά μόρια που απελευθερώνονται από φαγοκύτταρα και βοηθούν στην καταστροφή μικροβίων. Τα μόρια αυτά μπορούν μερικές φορές να καταστρέψουν και τους ιστούς του σώματος, όπως αυτό συμβαίνει στα αυτοάνοσα νοσήματα.

Ελκώδης κολίτιδα: Φλεγμονώδης νόσος του παχέος εντέρου που εκδηλώνεται με κοιλιακό πόνο και διαρροϊκές κενώσεις που περιέχουν βλέννα και αίμα. Χαρακτηρίζεται από οίδημα, φλεγμονή και ανάπτυξη ελκών του βλεννογόνου του εντέρου.

Ενδαγγειακή αιμόλυση: Καταστροφή των ερυθροκυττάρων εντός των αγγείων.

Ενδοκρινείς αδένες: Όργανα οι εκκρίσεις των οποίων (ορμόνες) απελευθερώνονται κατευθείαν εντός του κυκλοφορικού συστήματος. Περιλαμβάνουν την υπόφυση, το θυρεοειδή αδένα, τους παραθυρεοειδείς αδένες, τα επινεφρίδια, το κωνάριο, τις γονάδες και το πάγκρεας. Σχετίζονται με το μεταβολισμό και τη λειτουργία κυττάρων και ιστών.

Ενδομύιο: Υμένας- μεμβράνη από λεπτά ινίδια συνδετικού ιστού που καλύπτει κάθε μυϊκή ίνα.

Ενθεσίτιδα (ενθεσοπάθεια): Φλεγμονή στα σημεία όπου οι σύνδεσμοι και οι τένοντες προσφύονται στα οστά.

Εξαγγειακή αιμόλυση: Καταστροφή των ερυθροκυττάρων στο σπλήνα.

Ερύθημα: Ερυθρότητα του δέρματος λόγω αυξημένης αιμάτωσης της περιοχής.

Ερυθρά αιμοσφαίρια (ερυθροκύτταρα): Έμμορφα στοιχεία του αίματος, απύρηνα, σαν αμφίκοιλοι ωχροί δίσκοι που παράγονται στο μυελό των οστών. Περιέχουν αιμοσφαιρίνη και χρησιμεύουν για τη μεταφορά του οξυγόνου στους ιστούς.

Ερυθροποιητίνη: Γλυκοπρωτεΐνη που παράγεται στους νεφρούς. Ρυθμίζει την παραγωγή των ερυθρών αιμοσφαιρίων στο μυελό των οστών.

Η

Ηωσινόφιλα: Τύπος πολυμορφοπυρήνων που αποτελεί το 2-5% των λευκών αιμοσφαιρίων. Έχουν κοκκία τα οποία περιέχουν κάποια πρωτεΐνη που όταν απελευθερωθεί, μπορεί να προκαλέσει βλάβη σε πολλά παθογόνα μικρόβια, ιδιαίτερα σε παράσιτα.

Ηωσινοφιλική περιτονιίτιδα: Διήθηση της περιτονίας (της λεπτής μεμβράνης του συνδετικού ιστού που καλύπτει τους μυς) από ηωσινοφιλικά κύτταρα και φλεγμονή της.

Θ

Θρομβοπενία (θρομβοκυτταροπενία): Ελάττωση του αριθμού των αιμοπεταλίων που κυκλοφορούν στο αίμα.

Θύλακας (αρθρικός): Σκληρός, ινώδης, σαν θήκη σχηματισμός που περιβάλλει την άρθρωση. Η εσωτερική του στιβάδα ονομάζεται υμένας.

Θύμος αδένας: Όργανο του λεμφικού συστήματος πλούσιο σε λεμφοκύτταρα αποτελούμενο από δύο λοβία. Εντοπίζεται στο πρόσθιο άνω μεσοθωράκιο και είναι ο τόπος ωρίμανσης και ανοσολογικής εκπαίδευσης των Τ-λεμφοκυττάρων. Αναπτύσσεται κυρίως στην εφηβική ηλικία, στη συνέχεια βαθμιαία υποπλάσσεται και ατροφεί στην ενήλικη ζωή.

Ι

Ιερολαγονίτιδα: Φλεγμονή των ιερολαγονίων αρθρώσεων, οι οποίες ενώνουν το ιερό οστό με τα λαγόνια οστά στις περιοχές των γλουτών.

Ινοβλάστες: Κύτταρα διάσπαρτα κατανεμημένα στον οργανισμό που είναι υπεύθυνα για τη δημιουργία του στηρικτικού (συνδετικού) ιστού.

Ινομυαλγία (ινοσίτιδα ή ινομυοσίτιδα): Προσβάλλει πιο συχνά αγχώδεις γυναίκες. Χαρακτηρίζεται από διάχυτο οστικό και μυϊκό πόνο καθώς και από ευαισθησία στην πίεση σε συγκεκριμένες περιοχές του σώματος, όπως στους ώμους, δίπλα στη σπονδυλική στήλη, στους γοφούς, στα ισχία και στα γόνατα.

Ιντερφερόνες (IFNs): Ομάδα μορίων που περιορίζει την επέκταση της λοίμωξης από ιούς και αποτελούν κύρια μόρια διέγερσης του ανοσολογικού συστήματος. Υπάρχουν τρεις κύριοι τύποι ιντερφερόνης: η α- και η β-, που παράγονται από τα λευκοκύτταρα και τους ινοβλάστες, και η γ-, που παράγεται από τα ενεργοποιημένα Τ-λεμφοκύτταρα.

Ίνωση: Υπερβολική ανάπτυξη ινώδους στηρικτικού ιστού μεταξύ των κυττάρων διαφόρων οργάνων ή ιστών, που βαθμιαία αντικαθιστά τα κύτταρα, προκαλώντας ανεπάρκεια των οργάνων.

Ιός: Ενδοκυττάριος μικροοργανισμός, αποτελούμενος από νουκλεϊκά οξέα και περίβλημα από πρωτεΐνη (καψίδιο). Πολλαπλασιάζεται μόνο εντός των ζωντανών κυττάρων του ξενιστή.

Ιριδοκυκλίτιδα: Φλεγμονή της ίριδας και του ακτινωτού σώματος (πρόσθια ραγοειδίτιδα).

Ιρίτιδα: Φλεγμονή της ίριδας του οφθαλμού. Εκδηλώνεται συνήθως με άλγος, κνησμό και διαταραχή της όρασης.

Ισομετρικές ασκήσεις: Ασκήσεις σύσπασης του μυός, χωρίς κίνηση της άρθρωσης.

Ισοτονικές ασκήσεις: Ασκήσεις ισχυροποίησης του μυός με αντίστοιχη κίνηση της άρθρωσης.

Ισότοπο: Χημικό στοιχείο, το οποίο έχει τον ίδιο ατομικό αριθμό (δηλαδή ίδιο αριθμό πρωτονίων στον πυρήνα) με άλλο στοιχείο, αλλά διαφορετική ατομική μάζα (διαφορετικό αριθμό νετρονίων στον πυρήνα).

Κ

Καρδιολιπίνη: Αρνητικά φορτισμένο φωσφολιπίδιο.

Καταρράκτης: Θολερότητα του κρυσταλλοειδούς φακού του ματιού.

Kawasaki, νόσος: Τύπος Αγγειίτιδας που προσβάλλει κυρίως μικρά παιδιά και εκδηλώνεται με πυρετό, φαρυγγίτιδα, λεμφαδενοπάθεια, εξάνθημα και σπάνια με προσβολή των αγγείων της καρδιάς (στεφανιαία αγγεία).

Κερατίτιδα: Φλεγμονή του κερατοειδούς χιτώνα (το πρόσθιο διαφανές τμήμα του οφθαλμού. Μαζί με το σκληρό χιτώνα αποτελούν το κύριο εξωτερικό περίβλημα του βολβού του οφθαλμού).

Κληρονομικότητα: Απόκτηση από τους απογόνους ιδιοτήτων ή χαρακτηριστικών των γονέων τους.

Κνησμός: Φαγούρα, η οποία προκαλεί στον άνθρωπο αίσθημα για ξύσιμο του δέρματος ή του τριχωτού της κεφαλής.

Κοκκίωμα: Χρόνια φλεγμονώδης βλάβη που περιέχει διάφορα κύτταρα, όπως π.χ. λεμφοκύτταρα, μακροφάγα και κοκκιώδη ιστό.

Κοκκιωμάτωση Wegener: Βαριά μορφή Αγγειίτιδας που εκδηλώνεται με φλεγμονή του ανώτερου (αυτιά, μύτη, ιγμόρεια) και κατώτερου αναπνευστικού (πνεύμονες) καθώς και των νεφρών.

Κολλαγόνο: Υλικό από ινώδεις έλικες που υφαίνονται μεταξύ τους σχηματίζοντας πλέγματα. Αποτελεί το κύριο συστατικό του συνδετικού ιστού του σώματος.

Κορτικοστεροειδή: Στεροειδείς ορμόνες με ισχυρή αντιφλεγμονώδη δράση που παράγονται από το φλοιό των επινεφριδίων.

Κροταφική αρτηρίτιδα: Τύπος Αγγειίτιδας που προσβάλλει συνήθως τις κροταφικές αρτηρίες και εκδηλώνεται με έντονη κεφαλαλγία, πόνο στους ώμους και τη λεκάνη και σπάνια με τύφλωση σε άτομα ηλικίας μεγαλύτερης άνω των 50 ετών.

Κρυοσφαιριναιμική αγγειίτιδα: Τύπος Αγγειίτιδας των μικρών αγγείων που εκδηλώνεται με δερματικό εξάνθημα (πορφύρα), πόνο στις αρθρώσεις και προσβολή των νεύρων και νεφρών. Οφείλεται στην παρουσία κρυοσφαιρινών στο αίμα και την εμφανίζουν κυρίως ασθενείς με χρονία ηπατίτιδα C.

Κρυοσφαιρίνες: Ανοσοσφαιρίνες οι οποίες καθιζάνουν και σχηματίζουν ένα είδος γέλης (στερεό κολλοειδές) σε χαμηλές θερμοκρασίες. Διαλύονται ξανά όταν αυξηθεί η θερμοκρασία.

Κυάνωση: Κυανός χρωματισμός του δέρματος και των βλεννογόνων, λόγω αυξημένης συγκέντρωσης αιμοσφαιρίνης που έχει χάσει το οξυγόνο.

Κύτταρα: Τα βασικά δομικά «υλικά» από τα οποία αποτελούνται οι ιστοί και τα όργανα.

Κύτταρα μνήμης: Πληθυσμοί κυττάρων (Τ και Β λεμφοκυττάρων) του ανοσολογικού συστήματος που διατηρούν στη μνήμη τους την πρώτη διέγερση που είχαν μετά τη συνάντησή τους με αντιγόνο. Επιταχύνουν την ανοσολογική απάντηση στο αντιγόνο αυτό, όταν έλθουν σε δεύτερη επαφή μαζί του.

Κυτταρική απόπτωση: Προγραμματισμένη διαδικασία κατά την οποία ο οργανισμός αποβάλλει /θανατώνει τα κύτταρα που ολοκληρώνουν την αποστολή τους και πρέπει να αντικατασταθούν.

Κυτταροκίνες: Μικρά πρωτεϊνικά μόρια που παράγονται από τα Τ-λεμφοκύτταρα ή άλλα κύτταρα και ρυθμίζουν τη λειτουργία άλλων κυττάρων.

Κυτταροτοξικά αντισώματα: Αντισώματα που στρέφονται εναντίον κυτταρικών αντιγόνων. Όταν συνδεθούν με αυτά, ενεργοποιούν το συμπλήρωμα προκαλώντας καταστροφή των κυττάρων.

Λ

Λεμφαγγεία: Αγγεία του σώματος μέσα στα οποία κυκλοφορεί η λέμφος.

Λεμφαδένας (λεμφογάγγλιο): Λεμφικός ιστός που χρησιμεύει ως προστατευτικός φραγμός απομακρύνοντας τους βλαπτικούς παράγοντες του οργανισμού, όπως ξένα σώματα, τοξίνες, αντιγόνα κ.λπ. Στο λεμφαδένα επιτελείται η ειδική ανοσολογική απόκκριση. Λεμφαδένες υπάρχουν σε όλο το σώμα.

Λεμφικό σύστημα: Ανοσολογικό σύστημα του οργανισμού. Αποτελείται από τους λεμφαδένες και δίκτυο αγγείων (λεμφαγγεία), με τα οποία μεταφέρεται η λέμφος από τους ιστούς στο αίμα.

Λεμφοκύτταρα: Τύπος λευκών αιμοσφαιρίων του ανοσολογικού συστήματος. Υπάρχουν τουλάχιστον δύο κατηγορίες λεμφοκυττάρων. Τα Τ- λεμφοκύτταρα, που είναι υπεύθυνα για την κυτταρική ανοσία και τα Β-λεμφοκύτταρα, που είναι υπεύθυνα για τη χυμική ανοσία και την παραγωγή αντισωμάτων.

Λέμφος: Διαυγές έως κιτρινωπό υγρό, που αποτελείται από νερό με διαλυμένα άλατα και πρωτεΐνες, εξέρχεται από τα τριχοειδή αγγεία στα μεσοδιαστήματα των ιστών, συγκεντρώνεται στα λεμφαγγεία και επιστρέφει στο κυκλοφορικό σύστημα απομακρύνοντας τα άχρηστα προϊόντα του μεταβολισμού.

Λευκά αιμοσφαίρια: Έμμορφα, εμπύρηνα κύτταρα του αίματος που χρησιμεύουν για την προστασία του οργανισμού από τους παθογόνους μικροοργανισμούς. Διακρίνονται σε πολυμορφοπύρηνα, λεμφοκύτταρα, μονοκύτταρα, ηωσινόφιλα και βασεόφιλα.

Λοιμογόνοι παράγοντες: Παθογόνοι μικροοργανισμοί που προκαλούν λοίμωξη ή λοιμώδες νόσημα.

Λοίμωξη: Είσοδος και πολλαπλασιασμός μικροβίων στους ιστούς του οργανισμού, η οποία λόγω τοξινών του μικροβίου ή λόγω αντίδρασης αντιγόνου-αντισώματος συνήθως προκαλεί τοπική κυτταρική βλάβη ή γενικευμένη αντίδραση φλεγμονής με πυρετό και άλλα ενοχλήματα.

Μ

Μαγνητικός συντονισμός: Απεικονιστική μέθοδος που χρησιμοποιεί υψηλής συχνότητας ραδιοκύματα τα οποία «φωτογραφίζουν» λεπτομερώς τους ιστούς και τα όργανα του σώματος.

Μακροφάγα: Κύτταρα που βρίσκονται στους περισσότερους ιστούς και κυκλοφορούν στο αίμα. Είναι υπεύθυνα για την αναγνώριση των εισβολέων και την καταστροφή τους.

Μετάγγιση παραγώγων αίματος: Χορήγηση παραγώγων αίματος (ερυθροκυττάρων, αιμοπεταλίων, πλάσματος) σε ασθενείς που έχουν την ανάγκη τους.

Μη στεροειδή αντιφλεγμονώδη φάρμακα: Κατηγορία φαρμάκων με αντιφλεγμονώδη, αναλγητική και αντιπυρετική δράση.

Μήνιγγες: Μεμβράνες (υμένες) που καλύπτουν τον εγκέφαλο και το νωτιαίο μυελό. Υπάρχουν τριών ειδών μήνιγγες από μέσα προς τα έξω: η χοριοειδής (εσωτερική), η αραχνοειδής (μεσαία) και η σκληρή (εξωτερική).

Μηνορραγία: Αυξημένη αιμορραγία από τη μήτρα κατά τη διάρκεια της εμμήνου ρύσεως (περιόδου).

Μικρόβιο: Κάθε μονοκύτταρος ιδιαίτερα παθογόνος μικροοργανισμός που μπορεί να προκαλέσει νόσο.

Μικροσκοπική πολυαγγειίτιδα: Σοβαρή μορφή Αγγειίτιδας που εκδηλώνεται κυρίως με προσβολή των πνευμόνων (δύσπνοια, αιμόπτυση) και των νεφρών (αιματουρία, νεφρική ανεπάρκεια).

Μονοζυγωτικά δίδυμα: Δίδυμα, γενετικά ταυτόσημα, που προέρχονται από το ίδιο γονιμοποιημένο ωάριο.

Μονοκλωνικά αντισώματα: Παρόμοια ομοιογενή αντισώματα, που παράγονται από ένα είδος κυττάρων (κλώνο).

Μονοκύτταρα: Κύτταρα που κυκλοφορούν στο αίμα αποτελώντας το 5% των λευκών αιμοσφαιρίων. Μπορούν να μεταναστεύουν στους ιστούς και να μετατραπούν σε μακροφάγα κύτταρα.

Μόρια μείζονος συμπλέγματος ιστοσυμβατότητος: Μόρια που κληρονομούνται από το γονέα και είναι χαρακτηριστικά για κάθε άτομο. Βρίσκονται σε επιφάνειες κυττάρων του σώματος και παρουσιάζουν αντιγόνα στο ανοσολογικό σύστημα.

Μοριακή μίμηση: Φαινόμενο κατά το οποίο το αυτοαντιγόνο μοιάζει δομικά με κάποιο αντιγόνο του μικροοργανισμού με αποτέλεσμα η ανοσολογική απόκριση που παράγεται κατά του ξένου αντιγόνου να στρέφεται και εναντίον του οργανισμού.

Μόριο: Μικρή φυσική μονάδα από την οποία αποτελούνται οι χημικές ουσίες, όπως πρωτεΐνες, σάκχαρα ή λίπη. Τα μόρια είναι τα βασικά «υλικά» των κυττάρων.

Μυασθένεια Gravis (βαριά μυασθένεια): Νόσος που εκδηλώνεται με μυϊκή αδυναμία λόγω βλάβης της μετάδοσης του ερεθίσματος από τα νεύρα στους μυς. Προκαλείται από αυτοαντισώματα που στρέφονται κατά των υποδοχέων που προσλαμβάνουν το ερέθισμα από τη χημική ουσία ακετυλχολίνη.

Μυελός των οστών: Μαλακό οργανικό υλικό που γεμίζει τις κοιλότητες των οστών και είναι υπεύθυνο για την παραγωγή του αίματος.

Μύκητες: Μικροοργανισμοί που βρίσκονται εν αφθονία στο περιβάλλον και οι οποίοι μπορεί να προκαλέσουν νόσο στον άνθρωπο.

Μυοσίτιδα: Φλεγμονή των μυών. Εκδηλώνεται με πόνο, κράμπες ή μυϊκή αδυναμία.

Μυοσκελετικό σύστημα: Όλα τα μέρη του σώματος που συμμετέχουν στην κίνηση. Απαρτίζεται από τα οστά, τις αρθρώσεις, τους μυς και το συνδετικό ιστό.

Ν

Νοσήματα συνδετικού ιστού: Σύνολο κλινικών συμπτωμάτων και ευρημάτων που χαρακτηρίζουν μια ή και περισσότερες κλινικές οντότητες.

Ο

Οζώδες ερύθημα: Φλεγμονώδης αντίδραση του δέρματος, κυρίως του υποδόριου ιστού, η οποία χαρακτηρίζεται από ερυθρά και συνήθως, επηρμένα επώδυνα οζίδια. Τα οζίδια αυτά παρατηρούνται συνήθως στην πρόσθια επιφάνεια της κνήμης.

Οζώδης πολυαρτηρίτιδα: Αγγειίτιδα που προσβάλλει πολλά όργανα και εκδηλώνεται συνήθως με πυρετό, πόνο στις αρθρώσεις και στη κοιλιά, εξάνθημα, αυξημένη πίεση και μυϊκή αδυναμία των άκρων (νευροπάθεια).

Οίδημα: Παθολογική συσσώρευση υγρού στο μεσοκυττάριο χώρο του σώματος.

Οιστρογόνα: Ομάδα ορμονών (οιστραδιόλη, οιστριόλη και οιστρόνη) του οργανισμού που παράγονται κυρίως στις ωοθήκες και ευθύνονται για την ανάπτυξη των δευτερευόντων χαρακτήρων του φύλου στη γυναίκα.

Ομάδα Rhesus: Γενετικά καθορισμένα αντιγόνα της επιφάνειας των ερυθροκυττάρων.

Οροαρνητικές σπονδυλαρθροπάθειες: Χρόνια φλεγμονώδη νοσήματα που προσβάλλουν κυρίως τη σπονδυλική στήλη και τις ιερολαγόνιες αρθρώσεις, στα οποία δεν ανιχνεύεται ο ρευματοειδής παράγοντας.

Οροαρνητική αρθρίτιδα: Φλεγμονώδης αρθρίτιδα τύπου Ρευματοειδούς Αρθρίτιδας, στην οποία δεν ανιχνεύεται στο αίμα ο ρευματοειδής παράγοντας.

Οστεοπόρωση: Κατάσταση κατά την οποία τα οστά γίνονται λιγότερο πυκνά με αποτέλεσμα να είναι πιο εύθραυστα και να σπάζουν ευκολότερα. Παρατηρείται κυρίως σε γυναίκες μετά την εμμηνόπαυση, αλλά και σε ασθενείς που λαμβάνουν κορτιζόνη για πολύ μεγάλο χρονικό διάστημα.

Ουδετερόφιλα: Τύπος λευκών αιμοσφαιρίων του αίματος. Είναι η πρώτη γραμμή άμυνας του οργανισμού κατά των μικροβίων.

Ουλώδης ιστός: Είναι ο ιστός που σχηματίζεται στο δέρμα μετά μια επέμβαση ή τραύμα. Στο δέρμα ο ουλώδης ιστός (ή απλά ουλή) αναγνωρίζεται εύκολα. Όταν δημιουργείται στα εσωτερικά όργανα (π.χ. πνεύμονα) ο ουλώδης ιστός είναι γνωστός σαν ίνωση επειδή εναποτίθεται με τη μορφή ινών οι οποίες σχηματίζουν δίκτυο.

Ουρική αρθρίτιδα: Υποτροπιάζουσα οξεία ή χρόνια φλεγμονώδης αρθρίτιδα των περιφερικών αρθρώσεων, λόγω εναπόθεσης στην άρθρωση και στους τένοντες κρυστάλλων ουρικών αλάτων. Οι συνήθεις αρθρώσεις που προσβάλλονται είναι το μεγάλο δάκτυλο του άκρου ποδός (ποδάγρα), το γόνατο (γονάγρα) κ.ά.

Π

Παθητικές κινήσεις: Οι κινήσεις που γίνονται από τον εξεταστή χωρίς τη συμμετοχή του ασθενούς.

Παράσιτο: Ζωντανός μικροοργανισμός που συμβιώνει και συνυπάρχει με άλλο ζώντα οργανισμό (ξενιστή), τον οποίο χρησιμοποιεί για να επιβιώσει και να πολλαπλασιαστεί.

Περικάρδιο: Μεμβράνη που περιβάλλει την καρδιά σαν σάκος.

Περικαρδίτιδα: Φλεγμονή του περικαρδίου. Στην οξεία μορφή της εμφανίζεται με πυρετό και θωρακικό πόνο και ορισμένες φορές με δύσπνοια.

Περιτονία: Λεπτός συνδετικός ιστός που καλύπτει τους μυς.

Πετέχεια: Ερυθρή (αιμορραγική) κηλίδα του δέρματος μικρότερη από 2 χιλιοστά λόγω εξόδου αίματος από τα αγγεία.

Πλάσμα: Υγρό στοιχείο του αίματος, το οποίο περιέχει κυρίως λευκώματα, παράγοντες πήξης, ηλεκτρολύτες και ιχνοστοιχεία.

Πλασματοκύτταρα: Τα τελικώς διαφοροποιημένα κύτταρα της Β-λεμφικής σειράς που παράγουν και εκκρίνουν αντισώματα. Τα πλασματοκύτταρα υπάρχουν συνήθως στο σπλήνα, στους λεμφαδένες και σε μικρό αριθμό σε περιοχές της φλεγμονής.

Πλασμαφαίρεση: Απομάκρυνση του πλάσματος από το αίμα και επαναμετάγγιση των κυττάρων του αίματος στον ασθενή.

Πλευρίτιδα: Φλεγμονή του υμένα που καλύπτει τους πνεύμονες και την έσω πλευρά του θώρακα.

Πνευμονική ίνωση: Αυξημένη ανάπτυξη διάμεσου συνδετικού ιστού στον πνεύμονα. Χαρακτηρίζεται από διήθηση από φλεγμονώδη κύτταρα και υπερπλασία του συνδετικού ιστού στο διάμεσο χώρο του πνεύμονα, δηλαδή μεταξύ των κυψελίδων. Προκαλεί καταστροφή του πνεύμονα και ελάττωση της αναπνευστικής λειτουργίας.

Πνευμονική υπέρταση: Παθολογικά υψηλή πίεση του αίματος στις πνευμονικές αρτηρίες.

Πορφύρα: Ομάδα διαταραχών που χαρακτηρίζονται από πορφυρό ή καστανέρυθρο χρωματισμό του δέρματος, που οφείλεται σε αιμορραγία εντός αυτού.

Πορφύρα, ψηλαφητή: Δερματικό εξάνθημα που εμφανίζεται ως ψηλαφητές μικρές κόκκινες κηλίδες στο δέρμα των κάτω άκρων που δεν υποχωρούν με τη πίεση και είναι ενδεικτικό φλεγμονής των μικρών αιμοφόρων αγγείων (αγγειίτιδα).

Πορφύρα, Henoch-Schönlein: Τύπος Αγγειίτιδας των μικρών αγγείων που προσβάλλει κυρίως μικρά παιδιά και εκδηλώνεται με εξάνθημα των κάτω άκρων (ψηλαφητή πορφύρα), πόνο στη κοιλιά και τις αρθρώσεις και φλεγμονή των νεφρών (αιματουρία, σπάνια νεφρική ανεπάρκεια).

Προγεστερόνη: Ορμόνη υπεύθυνη για την προετοιμασία της μήτρας να υποδεχθεί το γονιμοποιημένο ωάριο.

Πρωτεΐνες οξείας φάσης: Μόρια του ορού του αίματος τα οποία αυξάνουν ταχέως με την έναρξη της λοίμωξης, τη φλεγμονή ή τη νέκρωση των οστών. Η πιο σημαντική είναι η C- αντιδρώσα πρωτεΐνη (CRP).

Πρωτεΐνη (λεύκωμα): Πολύπλοκη οργανική ένωση που περιέχει άζωτο, άνθρακα, οξυγόνο και συνήθως και θείο. Αποτελείται από αμινοξέα που ενώνονται μεταξύ τους με πεπτιδικούς δεσμούς. Υπάρχουν 20 διαφορετικά αμινοξέα. Οι πρωτεΐνες είναι το κύριο συστατικό του πρωτοπλάσματος των κυττάρων. Βρίσκονται στους ιστούς των οργάνων και στο πλάσμα του αίματος και χρησιμεύουν ως ένζυμα, ορμόνες, ανοσοσφαιρίνες, δομικά στοιχεία κ.ά.

Ρ

Ραγοειδίτιδα: Φλεγμονή του ραγοειδούς χιτώνα του οφθαλμού.

Ρευματικός: Επίθετο που χρησιμοποιείται για να περιγράψει ομάδα παθολογικών καταστάσεων οι οποίες χαρακτηρίζονται από φλεγμονή ή πόνο των μυών, των αρθρώσεων και του συνδετικού ιστού.

Ρευματοειδή οζίδια: Ογκίδια που εμφανίζονται κάτω από το δέρμα, κοντά στις αρθρώσεις και σε εκτατικές επιφάνειες ασθενών με βαριάς μορφής Ρευματοειδή Αρθρίτιδα.

Σ

Σακχαρώδης διαβήτης: Μεταβολικό νόσημα που χαρακτηρίζεται από αύξηση της τιμής του σακχάρου στο αίμα λόγω μειωμένης έκκρισης ή ανεπαρκούς δράσης ινσουλίνης.

Σαρκοείδωση: Πολυσυστηματική κοκκιωματώδης νόσος άγνωστης αιτιολογίας που χαρακτηρίζεται ιστολογικά από μη τυροειδοποιημένο επιθηλιοειδές κοκκίωμα. Προσβάλλει διάφορα όργανα και ιστούς (πνεύμονα, λεμφαδένες, ήπαρ, οφθαλμό, δέρμα).

Σκληρίτιδα: Φλεγμονή του σκληρού χιτώνα του οφθαλμού (το οπίσθιο αδιαφανές εξωτερικό περίβλημα του οφθαλμού).

Σκληροδακτυλία: Σκλήρυνση του δέρματος των δακτύλων που οφείλεται στη συσσώρευση περίσσειας συνδετικού ιστού και δίνει στιλπνή όψη στην προσβεβλημένη περιοχή.

Σκληροίδημα: Διάχυτο και συμμετρικό οίδημα [πρήξιμο που δεν αφήνει εντύπωμα (βαθούλωμα) όταν το πιέζουμε] και σκλήρυνση του δέρματος. Παρατηρείται στον κορμό, στα άκρα, στο κεφάλι, στο πρόσωπο και στον τράχηλο.

Σουλφοναμίδες: Ομάδα αντιμικροβιακών ή χημειοθεραπευτικών ουσιών που μπορούν να προκαλέσουν σοβαρές αλλεργικές αντιδράσεις.

Σπειραματονεφρίτιδα: Φλεγμονή των νεφρικών σπειραμάτων, των λειτουργικών μονάδων του νεφρού όπου καθαρίζεται το αίμα από τοξικές ουσίες.

Σπιρομέτρηση: Ειδική πνευμονική εξέταση με την οποία μετριέται η ροή του αέρα που εισέρχεται και εξέρχεται των πνευμόνων. Για τη μέτρηση αυτή ο ασθενής εκπνέει βίαια και απότομα σε ένα σωλήνα που συνδέεται με τη συσκευή μέτρησης της ροής του αέρα (σπιρόμετρο).

Σπληνεκτομή: Χειρουργική αφαίρεση του σπληνός.

Σπονδυλίτιδα: Φλεγμονή των σπονδύλων. Εκδηλώνεται με πόνο και πρωινή δυσκαμψία.

Συμπλήρωμα: Ομάδα πρωτεϊνών του αίματος που υποστηρίζει τη λειτουργία των αντισωμάτων. Το σύστημα του συμπληρώματος βοηθά στην κινητοποίηση και απομάκρυνση των ανοσοσυμπλεγμάτων και στην καταστροφή των ξένων κυττάρων.

Συνδεσμόφυτα: Αποτιτανώσεις συνδέσμων που συνενώνουν τα σπονδυλικά σώματα.

Συνδετικός ιστός: Εξειδικευμένοι σχηματισμοί όπως οι τένοντες, οι σύνδεσμοι και οι χόνδροι, που υποστηρίζουν και συνδέουν μεταξύ τους τα διάφορα μέρη του σώματος. Κύριο συστατικό του συνδετικού ιστού είναι το κολλαγόνο.

Σύνδρομο Goodpasture: Νόσημα στο οποίο παρατηρείται εναπόθεση αυτοαντισωμάτων που στρέφονται κατά της βασικής μεμβράνης των νεφρικών σπειραμάτων και των πνευμόνων, με αποτέλεσμα την εμφάνιση βαριάς σπειραματονεφρίτιδας και πνευμονικής αιμορραγίας.

Σύνδρομο Churg-Strauss: Σπάνια μορφή Αγγειίτιδας που εμφανίζεται σε άτομα με ιστορικό αλλεργικής ρινίτιδας και άσθματος και εκδηλώνεται με προσβολή των πνευμόνων (δύσπνοια), δέρματος (εξανθήματα), νεύρων (νευροπάθεια) καθώς και αυξημένο αριθμό ηωσινοφίλων στο αίμα (τύπος λευκών αιμοσφαιρίων).

Σύνδρομο CREST: Ονομασία του προέρχεται από τα αρχικά γράμματα αγγλικών όρων οι οποίοι χρησιμοποιούνται για την περιγραφή των διαταραχών που εμφανίζονται σε ασθενείς με σκληρόδερμα. Ασβέστωση (Calcinosis), φαινόμενο Raynaud (Raynaud phenomenon), διαταραχές κινητικότητας του οισοφάγου (esophageal dysmobility), σκληροδακτυλία (sclerodactyly) και τηλαγγειεκτασίες (telangiectasia).

Σύνδρομο χρόνιας κόπωσης: Κατάσταση που χαρακτηρίζεται από χρόνια κόπωση με αποτέλεσμα οι ασθενείς να μην μπορούν να εκτελέσουν τις συνήθεις δραστηριότητές τους. Το σύνδρομο μπορεί να συνοδεύεται και από άλλες εκδηλώσεις, όπως η ινομυαλγία.

Συστηματική νόσος: Τύπος νοσήματος που προσβάλλει ταυτόχρονα περισσότερα από ένα όργανα, σε αντίθεση με τις εντοπισμένες νόσους που αφορούν συγκεκριμένα όργανα.

Συστηματικός Ερυθηματώδης Λύκος: Συστηματικό αυτοάνοσο νόσημα που προσβάλλει κυρίως γυναίκες και χαρακτηρίζεται από δερματικό εξάνθημα, φαινόμενο Raynaud, αρθρικό πόνο και οίδημα, πυρετό, θωρακικό πόνο, τριχόπτωση και άλλα συμπτώματα.

Τ

Takayasu, αρτηρίτιδα: Σπάνια μορφή Αγγειίτιδας που προσβάλλει μεγάλες αρτηρίες του σώματος (αορτή, υποκλείδιες) και εμφανίζεται κυρίως σε γυναίκες ηλικίας μικρότερης των 40 ετών.

Τ-λεμφοκύτταρα: Τα κεντρικά κύτταρα του ανοσολογικού συστήματος. Συγχρονίζουν την αντίδραση του ανοσολογικού συστήματος και μπορούν να δώσουν «εντολές» σε άλλα κύτταρα για την παραγωγή κυτταροκινών και χημειοκινών.

Ταχύτητα καθίζησης των ερυθρών αιμοσφαιρίων: Στηρίζεται στη μέτρηση της ταχύτητας με την οποία τα ερυθρά αιμοσφαίρια καθιζάνουν μέσα σε βαθμονομημένο σωληνάριο.

Τηλεαγγειεκτασίες: Μικρές ερυθρές κηλίδες συχνότερα στο πρόσωπο και στα χέρια, που οφείλονται στα δυσπλαστικά αιμοφόρα αγγεία του δέρματος.

Τροποποιητικά της νόσου αντιρευματικά φάρμακα: Φάρμακα που αναστέλλουν τη φλεγμονή και προλαμβάνουν τις μόνιμες βλάβες των αρθρώσεων.

Υ

Υπεζωκότας: Λεπτή μεμβράνη που περιβάλλει τους πνεύμονες.

Υπερηχοτομογράφημα: Απεικονιστική μέθοδος που χρησιμοποιεί υψηλής συχνότητας ηχητικά κύματα. Διερευνά και απεικονίζει τα συμπαγή όργανα του εσωτερικού τμήματος του οργανισμού.

Υπερθυρεοειδισμός: Αυξημένη λειτουργία του θυρεοειδούς αδένα.

Υπερουριχαιμία: Αύξηση των επιπέδων του ουρικού οξέος στο αίμα πέραν των φυσιολογικών ορίων.

Υποδοχέας Τ- Λεμφοκυττάρου: Μόριο (σχηματισμός) που βρίσκεται στην επιφάνεια των Τ- λεμφοκυττάρων. Μέσω του μορίου αυτού το Τ-λεμφοκύτταρο αναγνωρίζει το αντιγόνο.

Υποδοχείς: Μόρια στην επιφάνεια των κυττάρων που αναγνωρίζουν και μπορούν να συνδεθούν με άλλα μόρια ειδικά προς αυτά.

Υποθυρεοειδισμός: Μειωμένη λειτουργία του θυρεοειδούς αδένα.

Υπόπυο: Συλλογή φλεγμονώδους υλικού (πύου) στον πρόσθιο θάλαμο του οφθαλμού, το οποίο καθιζάνει στο κάτω τμήμα του πρόσθιου θαλάμου, λόγω βαρύτητας.

Υποτροπιάζουσες θρομβώσεις: Οι θρομβώσεις στο αντιφωσφολιπιδικό σύνδρομο χαρακτηρίζονται από τάση για υποτροπές, δηλ. εμφάνιση νέων θρομβώσεων. Οι θρομβώσεις που συνέβησαν σε αρτηρίες ακολουθούνται συνήθως από θρομβώσεις πάλι σε αρτηρίες, και οι θρομβώσεις σε φλέβες από νέες φλεβικές θρομβώσεις.

Φ

Φαγοκυττάρωση: Πρόσληψη και καταστροφή ξένου εισβολέα ή νεκρών κυττάρων από ειδική κατηγορία κυττάρων, τα φαγοκύτταρα.

Φαινόμενο Raynaud: Διαταραχή που χαρακτηρίζεται από επεισόδια αλλαγής του χρώματος (λευκό, ερυθρό, κυανό) του δέρματος των άκρων.

Φλεγμονή: Απάντηση του οργανισμού στη βλάβη των ιστών με σκοπό την καταστροφή ή τη διάλυση του βλαπτικού παράγοντα (μικροβιακού, τραυματικού κλπ) αλλά και των ιστών που έχουν υποστεί την καταστροφική βλάβη. Στην κλασική της μορφή η οξεία φλεγμονή χαρακτηρίζεται από πόνο, θερμότητα, ρυθρότητα, οίδημα και απώλεια της λειτουργικότητας του ιστού ή οργάνου που φλεγμαίνει.

Χ

Χημειοκίνες: Πρωτεΐνες που εμπλέκονται στη μετανάστευση των κυττάρων του ανοσολογικού συστήματος, όπως των φαγοκυττάρων και των λεμφοκυττάρων.

Χόνδρος: Σκληρό ευσυμπίεστο υλικό που βρίσκεται στις άκρες των οστών και λειτουργεί ως μέσο για την απορρόφηση των κραδασμών της άρθρωσης. Η λεία του επιφάνεια επιτρέπει την εκτέλεση κινήσεων μεταξύ των οστών

Χοριοειδίτιδα: Οπίσθια Ραγοειδίτιδα.

Ψ

Ψυχροσυγκολλητίνες: Αντιερυθροκυτταρικά αντισώματα που δρουν μόνο σε θερμοκρασίες κοντά στους 0-4° C.

Ω

Ωχρά κηλίδα: Η περιοχή της ευκρινούς όρασης που εντοπίζεται στο κέντρο του αμφιβληστροειδούς.

ΣΧΕΤΙΚΟΙ ΔΙΚΤΥΑΚΟΙ ΤΟΠΟΙ

http://www.lupusny.org/

http://www.lupus.org/newsite/index.html

http://www.apsfa.org/

http://www.sjogrens.org/

http://www.scleroderma.org/

http://www.mayoclinic.com/health/dermatomyositis/DS00335

http://www.mayoclinic.com/health/polymyositis/DS00334

http://www.mayoclinic.com/health/mixed-connective-tissue-disease/DS00675

http://www.vasculitisfoundation.org/

http://www.nras.org.uk/

http://www.itpfoundation.org/home.htm

http://www.ccfa.org/

http://www.nvfi.org/

http://www.pemphigus.org/

http://www.diabetes.org/

http://www.pbcfoundation.org.uk/

http://www.liverfoundation.org/education/info/aihep/

http://www.msfocus.org/

http://www.stopsarcoidosis.org/

Πηγές εικόνων

Εξώφυλλο, σελ. 11, 22-23, 28-29, 167:

www. istockphoto.com

www.dreamstime.com

www. webstockpro.com

Η φωτογραφία στις σελίδες 114-115 είναι ευγενική παραχώρηση του National Cancer Institute, Δρ. Triche.

ΚΑΛΛΙΤΕΧΝΙΚΗ ΕΠΙΜΕΛΕΙΑ: Ραχήλ Μισδραχή-Καπόν

ΚΑΛΛΙΤΕΧΝΙΚΟΣ ΣΥΜΒΟΥΛΟΣ: Μωυσής Καπόν

ΕΠΙΜΕΛΕΙΑ ΚΕΙΜΕΝΩΝ: Ζέτα Λιβιεράτου

DTP: Ελένη Βαλμά, Μίνα Μαντά, Μαρία Σπαθάρου

ΕΠΕΞΕΡΓΑΣΙΑ ΕΙΚΟΝΩΝ: Μιχάλης Τζαννετάκης

ΦΙΛΜΟΓΡΑΦΗΣΕΙΣ: Eurograph - Αφοί Μιχαηλίδη

ΕΚΤΥΠΩΣΗ: Escalina Ε.Π.Ε.

ΒΙΒΛΙΟΔΕΣΙΑ: Αφοί Άνδροβικ & Σια Ο.Ε.

ΧΑΡΤΙ: GARDA MAT 135 GR